Susan McConnell

Die Somatische Systemische Therapie mit der inneren Familie

Susan McConnell

Die Somatische Systemische Therapie mit der inneren Familie

Gewahrsein, Atmung, Resonanz, Bewegung und Berührung in der Praxis

Mit einem Vorwort von Richard C. Schwartz

Aus dem amerikanischen Englisch von Pascal Frank

arbor

Arbor Verlag
Freiburg im Breisgau

Die Originalausgabe erschien 2020 unter dem Titel: *Somatic Internal Family Systems Therapy. Awareness, Breath, Resonance, Movement and Touch in Practice,* bei North Atlantic Books, Berkeley, CA, USA.

Deutsche Erstausgabe
1. Auflage 2022

Lektorat: Usha Swamy
Titelgrafik: ©DrAfter123 / istockphoto.com
Umschlaggestaltung und Satz: mediengenossen.de
Druck und Bindung: Memminger MedienCentrum AG, Memmingen

Dieses Buch wurde auf 100 % Altpapier gedruckt und ist alterungsbeständig.
Weitere Informationen über unser Umweltengagement finden Sie unter
www.arbor-verlag.de/umwelt

www.arbor-verlag.de

ISBN 978-3-86781-377-8

Inhalt

Vorwort

Ich fühle mich äußerst geehrt und freue mich sehr, dass Susan McConnell endlich dieses Buch geschrieben hat. Es bündelt all ihre Weisheit aus Jahren des somatischen Studiums und der Praxis des Modells der Systemischen Therapie mit der inneren Familie (IFS), das ich mit großer Hilfe von Susan entwickelt habe.

Ich erinnere mich gern an diese frühen Jahre zurück. Ich hatte die Grundlagen der IFS zu der Zeit ausgearbeitet, als Susan und ich uns um das Jahr 1993 herum trafen. Sie trat einer kleinen Gruppe von Therapeuten bei, die ich in Chicago anleitete und die mit ihren Klienten wie auch untereinander experimentierten, um mir zu helfen, die Grundlagen zu erweitern und zu vertiefen. Das waren aufregende Zeiten, und wir alle wurden miteinander sehr vertraut. Während ich davon begeistert bin, wie die IFS nun in den USA und überall in der Welt geradezu explodiert ist, sehne ich mich auch nach diesen frühen Tagen zurück, als wir wie eine kleine, eingeschworene Familie waren, die nach dem Weg suchte, die IFS dahin zu bringen, wo sie heute ist.

Bevor ich auf Susan traf, hatte ich mit Ron Kurtz, dem Entwickler von Hakomi, einer körper- und achtsamkeitsbasierten Psychotherapiemethode, die IFS gut ergänzt, zusammengearbeitet. Ron und andere in der Hakomi-Gemeinschaft hatten bereits meinen Ansatz hinsichtlich der

Teile beeinflusst, indem sie mir bewusst machten, wie wichtig es ist, sie im Körper zu lokalisieren und die Kommunikation von Teilen mit diesen Körperstellen herzustellen. Ich lernte auch, wie wertvoll es ist, manchmal einen Teil die Kontrolle übernehmen und zeitweise einen Körper bewegen zu lassen, sodass er sich vollständig bezeugt fühlt.

Susan war Hakomi-Trainerin und befürwortete sehr, dass IFS noch mehr somatische Komponenten miteinbezieht – was jetzt der Fall ist. Sie nahm auch eine führende Position in der wachsenden IFS-Gemeinschaft ein, als eine der ersten leitenden Ausbilderinnen und Mentorin für viele der folgenden (sie war unsere erste Direktorin der Personalentwicklung). Sie hatte eine Leidenschaft dafür zu helfen, die Dinge zum Laufen zu bringen, und war bei vielen Ausbildungen an meiner Seite, wobei sie meine Reden aufnahm und mir half, aus dem Stegreif erlebnisorientierte Übungen zu entwickeln. Sie war in dieser Zeit meine zuverlässige Beraterin, und sie erstellte die erste Ausbildungsanleitung aus all dem Material, das sie aufgenommen hatte. Dafür bin ich ewig dankbar.

Sie hatte auch den Mut, mich wissen zu lassen, wenn ich mich falsch verhielt. Die Teile von mir, auf die ich mich verließ, um meine Schüchternheit zu überwinden und zu beginnen, IFS in eine skeptische und manchmal feindliche Welt der Psychotherapie zu bringen, waren nicht diejenigen Teile, die am besten geeignet waren, eine Gemeinschaft zu führen. Ich brauchte jemanden, der mich darauf hinwies, wenn ich mich arrogant oder unbedacht verhielt. Susan wie auch einige andere übernahmen oft diese Aufgabe. Weil ich ihr vertraute und wusste, wie sehr ich und die Zukunft von IFS ihr am Herzen lagen, konnte ich ihr zuhören und mit den entsprechenden Teilen arbeiten.

Im Laufe der Jahre habe ich in wachsendem Maße die Beziehung zwischen dem, was ich das Selbst – die unversehrte, heilende Essenz in uns allen – nenne, sowie Teilen und dem Körper erforscht. Es ist wirklich faszinierend, wie Teile das Selbst aus dem Körper ausschließen können und wie es, wenn du auf diese Weise entkörpert bist, für dein Selbst schwieriger ist, dein System zu führen. Auf diese Weise bin ich zu der Überzeugung gelangt, dass die Verkörperung des Selbst ein wichtiges Ziel in der IFS ist. Das Selbst muss sich im Körper befinden, um genug Einfluss zu haben, gut führen zu können, und es ist schwer für die Teile, die beruhigende Präsenz des Selbst wahrzunehmen, wenn es nicht verkörpert ist. Ist das der Fall, sind Teile gleich elternlosen Kindern in ständiger Angst und werden zunehmend extrem. Wenn das Selbst verkörpert ist, ist es, als ob der Elternteil nach Hause gekommen wäre, sodass sich die Kinder entspannen und Kind sein können.

Niemand hat diese Themen tiefer erforscht als Susan, und dieses Buch enthält die Praktiken, die sie entdeckt hat, um die Verkörperung des Selbst zu erreichen sowie den Körper zu nutzen, um Teile zu finden und zu heilen. Wie sie oft sagte, können wir in dieser Welt nur dann gewalttätig zueinander sein, wenn wir nicht in unserem Körper sind. Aus diesem Grund hat Verkörperung Implikationen für gesellschaftliches Handeln und Wandel.

IFS ist ein großer konzeptueller Schirm geworden, unter dem sich viele Ansätze und Perspektiven stimmig einfügen, solange sie die Heiligkeit der Teile respektieren und an die Existenz des Selbst glauben. Ich habe im Laufe der Jahre das große Glück erfahren, dass so viele talentierte Menschen ihre Leidenschaften unter diesem Schirm untergebracht haben. (Bei der IFS-Konferenz des vergangenen Jahres zählte ich 22 derartige Workshops: IFS EMDR, Yoga, 12-Schritte, Meditation, Atemarbeit, Antirassismus, Konstellationstherapie etc.) Die Somatische IFS-Therapie steht an der Spitze dieser Liste wertvoller Integrationen, und ich bin Susan so dankbar, dass sie uns dieses enorm wichtige Geschenk macht.

RICHARD C. SCHWARTZ, PHD,
Gründer der Systemischen Therapie der inneren Familie und des IFS-Instituts

EINLEITUNG

Meine Reise zur Integration von Geist und Körper

Die Geschichte des Körpers neben der verbalen Geschichte in die Therapie miteinzubeziehen beleuchtet und erweckt das, was in der Dunkelheit verborgen liegt. Das ungezähmte Tier unseres Körpers kann, vom Licht aufgeschreckt, zurückhuschen, um sich in den dunklen Ecken zu verstecken. Die Berührung, die Nahrung und die Bewegung, nach denen sich unser Körper sehnt, können unter einer Geschichte von Vernachlässigung und Trauma begraben sein. Vielleicht fühlen wir uns, als hätte uns unser Körper betrogen. Wir können eine objektive Einstellung gegenüber unserem Körper internalisiert haben. Unsere individuellen Verletzungen und kollektiven gesellschaftlichen Lasten, die sich in unser Gewebe eingelagert haben, erwarten das Licht unseres Mutes und unseres Mitgefühls, die in die Tiefen unseres Innenlebens scheinen und uns zu der Essenz unseres Seins führen.

Als IFS-Therapeutin und -Ausbilderin widme ich mich der Erhellung der somatischen Aspekte der Bewohner unserer inneren Welt der Psyche. Ich habe die Somatische IFS-Therapie entwickelt, sie besteht aus fünf Elementen, die, in Kombination mit dem IFS-Modell, mit dem inneren Körper-Geist-System arbeiten, um die verkörperte Selbstenergie zu befreien. Dieses Buch beginnt mit meiner Reise, die mich an der Schnittstelle dessen platziert hat, was die westliche Kultur getrennt zu halten versuchte. Es erforscht die fünf Praktiken der Somatischen IFS, die als ein Zweig des IFS-Baums beschrieben wurden. Nicht nur andere IFS-Therapeuten zog es hin, die Früchte dieses Zweiges zu erforschen, sondern ebenso Therapeuten und Erzieher, Körpertherapeuten, Yoga-Praktizierende und alle, die sich für körperliches und emotionales Wohlbefinden interessieren. Die Praktiken der Somatischen IFS – Gewahrsein, Atmung, Resonanz, Bewegung und Berührung – stellen für uns alle, die wir uns nach Ganzheit sehnen, eine Karte zur Verfügung, um sicher in den erfüllenden Bereich des Körpergeists einzutreten.

Auf meinem beruflichen Weg war ich mit einem Bein in der Welt des Geists und einem in der Welt des Körpers unterwegs. Er begann damit, dass ich Kinder mit körperlichen Behinderungen – Muskeldystrophie, Zerebralparese, Spina bifida sowie Hör- und Sehschäden – unterrichtete; Kinder, deren Bewegungseinschränkungen ihre kognitive und emotionale Entwicklung beeinträchtigt hatten. Mein Eintritt in die Welt der Beratung und Therapie begann, als sich die Türen der ersten Unterkunft für Opfer häuslicher Gewalt in Chicago öffneten und Frauen dort Schutz vor Misshandlung suchten. Jede mit einer einzigartigen Geschichte von Mut und Niederlage, viele mit ihren jungen Kindern im Schlepptau, deren Gesichter erstarrt waren. Ihren Geschichten von den körperlichen und seelischen Verletzungen lauschend, hoffte ich, dass die Schutz bietende Hausgemeinschaft es den Frauen erlauben würde, ein neues Leben für sich und ihre Kinder aufzubauen. Als ich sah, wie die meisten von ihnen nach Hause zu ihren Peinigern zurückkehrten, kam ich mir, im Angesicht dessen, wie wenig ich von den lähmenden Folgen körperlichen und emotionalen Traumas verstand, klein vor. Ich wurde von der Komplexität der Situationen der Frauen, dem Papierkram und dem Machtkampf innerhalb der Belegschaft überwältigt. Als sich mysteriöse neuromuskuläre Symptome in meinem Körper zeigten, ignorierte ich sie zunächst. Die Symptome wurden schlimmer. Die verschiedenen allopathischen und alternativen Heilpraktiker, die ich aufsuchte, boten keine schnelle Linderung. Mit der Zeit begriff ich, dass das, was mein Körper brauchte, ein anderes Verhältnis zu mir selbst war. Wie die Frauen in der Unterkunft war auch ich in einer passiven, objektivierenden Beziehung zu meinem Körper gefangen. Mein Körper konnte nicht wie ein Auto behandelt werden, das man in die Werkstatt bringt, um die Folgen von Überarbeitung und Vernachlässigung zu reparieren.

Mein Verhältnis zu den Symptomen meines Körpers wechselte von Angst und Frustration zu neugieriger, zarter Beachtung. Ich ging es langsamer an. Ich hörte zu. Ich hörte auf, so viel zu denken. Ich wurde vertraut mit den Pulsationen, Klängen und Schwingungen meines Gewebes. Ich experimentierte. Ich entdeckte Atem- und Bewegungsübungen, die sich für meinen Körper gut anfühlten. Meine körperlichen Bewegungen und Empfindungen führten mich zu Ängsten, Trauer und Wut. Ich zitterte und schluchzte. Ich begann zu verstehen, wie meine Wahrnehmungen, Verhaltensweisen und Überzeugungen die Struktur meines Körpers und seine Funktion formten. Wie bei den Frauen der Unterkunft waren meine körperlichen und emotionalen Narben nicht voneinander zu trennen. Sie zu umarmen führte zur Heilung, sowohl meiner Seele als auch meines Körpers. Ich kam zur Erkenntnis, dass ich mein Körper *bin*, statt einen Körper zu *haben*.

Mir wurde klar, dass unsere Kultur uns geprägt hatte, unseren Körper »von außen her« zu sehen. Ich vertiefte mich in die Geschichte und erfuhr, dass diese dualistische Sichtweise auf Geist und Körper durch die kulturellen Überzeugungen der letzten vierhundert Jahre geformt wurde. Einer Sicht, die den Geist und die Seele als heilig und erhaben und den Körper als eine dienende sterbliche Hülle ansieht. Es schien, als ob ein Paradigmenwechsel für uns fällig wäre.

Auf der Suche nach Quellen, die Geist und Körper integrierten, stieß ich auf ein Buch, das mittlerweile als Klassiker gilt: *Bodymind.*[1] Es gab nicht einmal ein Leerzeichen zwischen den Wörtern! Ich erfuhr auch etwas über den Philosophen und Erzieher Thomas Hanna, der ein Pionier auf dem Feld der Somatik war.[2] Er prägte den Begriff *Somatik*, indem er ihn vom antiken griechischen Wort *soma* ableitete, was »Körper« bedeutet. Vieles von dem, was ich in Erfahrung brachte, wie auch meine eigene Erforschung, überzeugten mich davon, dass es möglich ist, die mechanistische Sichtweise des Körpers, die in westlichen Kulturen seit der Aufklärung vorherrscht, zu überwinden. Es ist möglich, dass wir die Objektivierung unseres Körpers als den lateinischen *corpus* loslassen und dieses *soma*, diese eher subjektive Sicht unseres Körpers, umarmen. Wir könnten unseren Körper »verkehrt herum« betrachten und ihn als Quelle der Führung und Gefäß für die Seele oder Lebenskraft ehren. Uns selbst zu wandeln kann die Kultur verändern!

Unter der Führung verschiedener Lehrer und Meister lernte ich, auf mein Inneres zu hören – meine Knochen, Muskeln und Eingeweide. Tanz und andere Formen der Bewegung wie Kampfkünste und Yoga, unterschiedliche Arten der Körperarbeit und andere Formen alternativer Heilung halfen mir, meinen Körper wieder in einen Zustand der Gesundheit zu versetzen. Ich entschied mich, Körpertherapeutin zu werden, um diese Form der Heilung anderen zugänglich zu machen.

Beim Besuch eines Körpertherapie-Kurses, der von Vickie Dodd geleitet wurde, war ich die einzige Anfängerin inmitten vieler fortgeschrittenen Körpertherapeuten Chicagos. Vickie, die wusste, dass ich nicht nur Beraterin, sondern auch Töpferin war, versicherte mir, dass ich meinen Händen trauen konnte, die gelernt hatten, dem Ton zuzuhören, wie auch meinem Herzen, das gelernt hatte, den Frauen in der Unterkunft zuzuhören, als ich in dieses neue Feld einstieg. Anstatt uns Striche oder Techniken beizubringen, lernten wir etwas über Reziprozität. Wir entdeckten, dass, wenn wir unseren Kiefer und unsere Gesäßmuskulatur anspannten, während wir unseren Partner am Tisch berührten, sein Körper der Berührung Widerstand leistete. Wenn wir geerdet, zentriert und entspannt waren, öffnete sich dagegen der Körper unseres Partners für unsere Berührung, und unsere Hände waren besser in der Lage, auf die Haut und die darunterliegenden Muskeln und Faszien zu hören.

Meine Ausbilderinnen in struktureller Körpertherapie brachten mir bei, wie man mit dem Bindegewebe arbeitet, um das Gewahrsein der Klienten dafür zu stärken, wie sich ihr Körper zur Schwerkraft verhält, und um mehr Kohärenz in den Körper zu bringen. Sie betonten das Verhältnis zwischen körperlicher Struktur, Funktion und Grundüberzeugungen. Veränderungen in den Faszien führten häufig zur Freisetzung von Gefühlen. Wenn die Gefühle noch nicht bereit waren, ausgedrückt zu werden, leisteten die Faszien dem Wandel Widerstand.

Die Craniosacral-Therapie bot eine sanftere Berührung an, die in die tiefe Arbeit mit den Faszien integriert werden konnte. Während ich mit meinen Händen den subtilen Rhythmen der zerebralen Spinalflüssigkeit lauschte, entspannten sich meine Klienten tiefgehend. Anstatt Korrekturen etwaiger Unstimmigkeiten im Rhythmus vorzunehmen, folgte ich ihnen und spiegelte sie. Ich lernte, dass man die inhärenten Heilkräfte, die sich im inneren System befinden, erreichen kann, wenn man sich auf die tieferen Schichten einstimmt. Die körpereigene Intelligenz stellt die natürlichen Körperrhythmen wieder her, was sich auf das Gehirn, Rückenmark und autonome Nervensystem auswirkt. Als Praktizierende trat ich während der Sitzungen in einen ähnlichen Zustand wie meine Klienten ein und erfuhr eine tiefe Verbindung mit ihnen, die sich bisweilen mystisch anfühlte.

Das erdartige Fundament der strukturellen Therapie mit den wässrigen Bereichen der Craniosacral-Therapie zu kombinieren war so ähnlich, wie Ton auf der Töpferscheibe zu platzieren, während das Wasser ihm ermöglichte, eine bestimmte Form anzunehmen. Wie ich es mit dem Ton gemacht hatte, stimmte ich mich auf die Körper ein, um die Formen freizulegen, die enthüllt werden wollten. Diese beiden gegensätzlichen, aber komplementären Methoden der Körperarbeit führten zu vielen befriedigenden, manchmal profunden und anhaltenden Resultaten, sowohl körperlich als auch emotional. Die Klienten, die zu mir kamen, hatten auch einen Punkt in ihrem Leben erreicht, an dem sie die Botschaft ihres Körpers nicht länger ignorieren konnten. Ihr Schmerz fand – wie tief verwurzeltes Unkraut, über das gepflastert worden war – die Risse und brach durch die Oberfläche. Der Schmerz, der sie überwältigt hatte, war in ihren Körpern gefangen, und ihre Symptome, ob körperlich, mental oder im Verhalten, waren die Versuche des Schmerzes, Gehör zu finden und verdaut zu werden. Als meine Klienten von ihren Gefühlen und Gedanken sprachen, die aufkamen, als ich ihr Gewebe berührte, erfuhr ich, dass die beeinträchtigenden Stellen eingefrorene Gefühle und Erinnerungen beinhalteten. Auf meiner Körpertherapieliege fanden viele emotionale Befreiungen statt, die mit den Freisetzungen unter meinen Händen zu korrelieren schienen. Wenn der Körper losließ, was er jahrelang gehalten hatte, tat der Geist es ihm gleich.

So viel ich auch über Heilung lernte – ich hatte immer mehr Fragen. Während meine Hände mit zunehmender Fähigkeit und Sensibilität das Gewebe erkundeten und die flüssigen Rhythmen wahrnahmen, fragte sich mein Geist, wie man helfen könnte, um optimale Erleichterung und Heilung zu erzielen. Wie kann Veränderung geschehen? Und wie kann Veränderung dauerhaft »haften« bleiben? Ist Timing, die Bereitschaft des Klienten für eine Veränderung, der wesentliche Faktor? Ist es eine Technik – eine Dehnung, eine Bewegung oder eine bestimmte Art der Berührung –, die die blockierten Bereiche öffnen, die Spannung lösen und einen Wandel in der Struktur bewirken wird? Geht es darum, manuell Faszien zu befreien oder Energie zu senden? Oder ist die therapeutische

Beziehung der wesentliche Faktor der Transformation? Ist Gewahrsein der Schlüssel? Umgeht Craniosacral-Therapie das Gewahrsein des Klienten? Ist mein Gewahrsein allein ausreichend, oder ist es wichtig, das Gewahrsein meines Klienten miteinzubeziehen? Ist strukturelle Therapie invasiv?

Zusätzlich zu den Fragen zur Heilung des Körpers konnte ich die emotionalen und kognitiven Aspekte meiner Körpertherapie-Klienten nicht außer Acht lassen. Unglücklicherweise trugen, aufgrund der weitverbreiteten Gewalt in unserer Kultur, viele, die Hilfe für ihren Körper suchten – insbesondere meine Klientinnen –, Narben von sexuellem, körperlichem und emotionalem Missbrauch. Ihre Muskeln, Faszien, Gelenke und Organe zu berühren bedeutete, wie mir bewusst war, ihr Trauma zu berühren. Das Gewebe konnte den Schmerz offenbaren, während meine Klienten mir ihre Geschichten in Worten und Tränen anvertrauten. Oder der Schmerz war in der Verkürzung und in der Abwehr ihrer Myofaszien eingeschlossen, oder der rhythmische Fluss ihrer Energie behindert. Oftmals waren meine Klienten nicht fähig, für meine Berührung vollständig präsent zu sein.

Manchmal fühlte ich mich unsicher, während ich das emotionale Leben meiner Klienten wie auch ihre körperlichen Erfahrungen in meinem Gewahrsein hielt. In einer Kultur, in der man therapeutische Hilfe im Umgang mit Gefühlen und Gedanken sucht und anschließend einen Körpertherapeuten für Probleme mit dem Körper, fühlte ich mich mit meinem Ansatz nicht unterstützt. Die kulturelle Trennung von Geist und Körper mit ihren getrennten institutionellen, regulatorischen Vertretungen verstärkt die innere Spaltung, an der die meisten von uns leiden, ob sie auf Konditionierung, Trauma oder beides zurückgeht.

Den Weg, nach dem ich suchte für eine Integration von Geist und Körper, fand ich, als die Hakomi-Ausbildung nach Chicago kam. Diese von Ron Kurtz entwickelte somatische psychotherapeutische Methode wurzelt in buddhistischen Achtsamkeitspraktiken. Gewahrsein in das zu bringen, was wir im gegenwärtigen Augenblick in unserem Körper und unseren Gefühlen erfahren, enthüllt sanft und sicher das, was unser Verhalten, unsere Wahrnehmung und unsere Gefühle organisiert. Gewahrsein bringt die Möglichkeit zu wählen mit sich. Ich lernte erfahrungsorientierte Methoden, die die Transformation und Reorganisierung dieses Kernmaterials ermöglichen. Die Art und Weise unserer Haltung und wie wir uns bewegen enthüllt unsere impliziten Überzeugungen und Gefühle und erlaubt einen direkten Dialog mit ihnen. Ich lernte, Gesten, Gang, Haltung, Stimmqualität, Veränderungen in Energie und Atemmustern genauso wie dem gesprochenen Wort zuzuhören. Die Prinzipien der Hakomi-Methode wurden grundlegend in meinem Leben und meiner Arbeit. Ich wurde Hakomi-Ausbilderin. Mehr über die Arbeit mit Trauma durch den Körper erfuhr ich von Pat Ogden, die damals Hakomi-Ausbilderin war und später die Sensomotorische Psychotherapie entwickelte. Ich integrierte und adaptierte Prinzipien und Methoden von Hakomi in meine Körpertherapiepraxis, und ich entwickelte und unterrichtete eine Hakomi-Schulung für Körpertherapeuten.

Der Achtsamkeitsansatz von Hakomi führte mich zum Buddhismus, um meine Achtsamkeitspraxis zu vertiefen. Zen-Buddhismus steigerte das Gewahrsein meines Körpers, meiner Empfindungen und meiner inneren Welt. Obwohl der Körper im Buddhismus in einem ähnlichen Ausmaß wie in anderen Religionen ignoriert und geleugnet werden kann, schließt die Achtsamkeitspraxis, wie sie von Buddha gelehrt wurde, den Körper mit ein. Eine meiner liebsten Anekdoten über den Buddha ist die, wie er, als er dabei war, Erleuchtung zu erlangen, noch einmal herausgefordert wurde. Seine Antwort bestand darin, mit seiner rechten Hand die Erde zu berühren. Ich kann mir vorstellen, wie zutiefst präsent er in seinem Körper gewesen war, während er auf der Erde saß. Sein Gewahrsein war kraftvoller als eine eloquente Exegese oder eine überzeugende Verteidigung. Mit dieser Geste löste sich sein letztes Hindernis zur Erleuchtung auf, und Siddhartha wurde zum Buddha, dem Erwachten.

Zenmeister Bobby Rhodes, auch bekannt als Soeng Hyang von der Kwan Um Schule des Zen, wurde mein Lehrer. Mehrere Tage lang still sitzend, konnte ich weder die Empfindungen von Taubheit und Schmerz in meinen Beinen und im Rücken vermeiden noch die zahlreichen Urteile und Bewertungen, die meinen Geist überfluteten. Meine mentalen und körperlichen Hindernisse lösten sich schließlich auf, und ich empfand ein Gefühl überraschender Verbundenheit zu den Menschen, die mit mir in Stille saßen. In jedem Gespräch präsentierte mir Bobby ein Koan, eine rätselhafte, paradoxe Geschichte oder Situation, die eine Antwort verlangte. Von mir wurde erwartet, dass ich auf die Frage antwortete, indem ich auf den Boden schlug und sagte: »Ich weiß es nicht.« Diese Handlung hielt meinen Geist davon ab zu versuchen, die richtige Antwort herauszufinden. Meine Hand auf den Boden zu schlagen wie auch die Worte, die durch die jahrelange Konditionierung schnitten – beides sollte mir helfen, in das Herz des Koans einzudringen, sodass eine intuitivere Antwort aufsteigen konnte. Wie bei der Anekdote über Buddhas Erleuchtung nahmen die Antworten auf die Koans häufig die Form einer Körperbewegung oder Geste an, die meine direkte persönliche Beziehung zu der präsentierten Situation zum Ausdruck brachte.

Während dieser Jahre, in denen ich forschte, lernte, lehrte und damit beschäftigt war, mich und andere zu heilen, war Richard Schwartz damit beschäftigt, seinen Doktortitel in Paar- und Familientherapie zu erlangen, Professuren an der University of Illinois und der Northwestern University anzutreten und über Familientherapie zu schreiben. Da er mit offenem Herzen, neugierigem Geist und dem Ohr eines ausgebildeten systemischen Familientherapeuten zuhörte, wie seine Klient:innen ihre inneren Kämpfe und Konflikte beschrieben, erschienen ihm ihre inneren Welten so ähnlich, wie er die Beziehungen innerhalb einer Familie sah. Er hörte, wie Klienten von einem »Teil« von ihnen sprachen, der Gefühle, Wahrnehmungen und Glaubenssysteme besaß.

Während Schwartz diesen Aspekten ihrer Psyche zuhörte, schienen sie vielmehr zu sein als bleiche unverkörperte Zwischensubjekte, vereinzelte Archetypen oder internalisierte Repräsentationen externer Figuren. Wenn diese Subpersönlichkeiten sich gesehen, gehört und als Individuum wahrgenommen fühlten, ließen sie ihn wissen, dass sie sich danach gesehnt hatten, gesehen und gehört zu werden. Indem er den Beschreibungen seiner Klienten – ihrer inneren Welten – zuhörte, erkannte er, dass diese Teile das ganze Spektrum von Gefühlen, Geschichten, Absichten, Perspektiven, Überzeugungen und Verhaltensweisen enthüllen wie tatsächliche Menschen. Sie erscheinen am häufigsten als junge Menschen jeglichen Geschlechts, unabhängig vom Geschlecht des Klienten.

Das Konzept der Vielfalt der Persönlichkeit ist nicht neu, weder für psychotherapeutische Modelle noch für Dichter oder Politiker. Aber Schwartz fügte seinem sich entwickelnden Modell einen systemischen Aspekt hinzu, denn er erfuhr, dass diese Teile Beziehungen mit anderen Teilen im System des Klienten hatten, die ebenso komplex waren wie Beziehungen in Familien. Die Teile konnten beschützend und kritisch, abhängig und rebellisch oder sorgend und nachtragend sein. Als er sich diesen Teilen auf dieselbe Weise wie den Mitgliedern einer Familie näherte, entdeckte er, dass ihre Verhaltensweisen schließlich weniger extrem und ihre Beziehungen untereinander partnerschaftlicher wurden. Seine Klienten erfuhren häufig eine tiefe Auflösung der Symptome, die sie in die Therapie geführt hatten.

Ein weiteres zentrales Element seines Modells kam hinzu, als die Teile sich in der Atmosphäre von Sicherheit und Respekt entspannten und Raum schafften, sodass sich ein anderer Persönlichkeitsaspekt entfalten konnte. Schwartz' Klienten beschrieben diesen Zustand als verschieden von den Teilen, die sie entdeckt hatten – einen Zustand, der von Weisheit und Mitgefühl geprägt war. Sie benannten diesen Zustand nicht als Teil, sondern einfach als »mein Selbst«, also übernahm Schwartz dieses

Wort für den Wesenskern in jedem Menschen. Als er seinen einzigartigen Therapieansatz durch seine Arbeit, Studien und Schriften weiterentwickelte, übernahm er die Terminologie seiner Klienten von »Teilen« und »Selbst« – und nannte sein Modell *Systemische Therapie der inneren Familie*, kurz IFS.

Sollte das Konzept der Vielfalt von Persönlichkeiten herausfordernd für manche sein – die Annahme, dass *jeder* ein Selbst hat, ist eine ziemlich radikale Vorstellung. Im Kern eines jeden Individuums, wenn alles Zusätzliche weggeschält ist, befindet sich dieser liebevolle, kreative, weise und mutige Zustand. Diese Annahme selbst ist eine Intervention in der Therapie. Sie ändert die Rolle des Therapeuten vom Interpretierenden, Analysierenden oder Problemlösenden hin zu einem, der dieses essenzielle Selbst in seinem Klienten freilegt. Die Selbstenergie des Therapeuten und Klienten ist das Mittel der Transformation. Das Ziel der IFS wurde es, diesen inhärenten Zustand freizulegen und die rechtmäßige Führungsposition des Selbst wiederherzustellen, indem es mit den isolierten, leidenden und nicht vertrauenden Teilen Freundschaft schließt, die die dem Selbst innewohnende Güte und Weisheit verdecken. Wenn das Vertrauen der Teile in das Selbst wiederhergestellt ist, kann allen Teilen des Systems geholfen werden, ihre extremen, auf das Überleben ausgerichteten Rollen loszulassen und sich in partnerschaftlichen, harmonischen Beziehungen zu reorganisieren. Ist das Selbst des Klienten einmal im inneren System verfügbar, ist der Klient nicht länger ausschließlich auf das Selbst des Therapeuten angewiesen.

Schwartz vergleicht den natürlichen, partnerschaftlichen Führungsstil des Selbst mit dem eines guten Orchesterdirigenten. Manchmal eine beobachtende, bezeugende Rolle einnehmend, manchmal mit aktiver, mitfühlender Präsenz, ähnelt die Selbstenergie Photonen, die sich sowohl als Teilchen als auch als Welle manifestieren können. Er beschreibt beide Aspekte des Selbst: »Als eine Entität ist es fähig, rivalisierende Perspektiven zu hören, zu nähren und Probleme zu lösen. Als Welle ist es eins mit dem Universum und anderen Menschen, als ob sich auf dieser Stufe alle Wellen in einer ultimativen Gemeinsamkeit überlappten.«[3] Er sah seine Aufgabe zunehmend darin, aus dem Weg zu gehen, wenn das Selbst des Klienten erschien, und es als Mittel zur Heilung im System des Klienten zu unterstützen. Mit der exponenziellen Kraft des Selbst im Therapieraum gelang ein Quantensprung in den Heilprozessen.

Im Plenum einer Konferenz, die ich kürzlich zusammen mit der IFS-Therapeutin Jan Mullen besucht habe, teilte Jan ihre Gedanken über die Anfänge von IFS mit: »Das IFS-Modell entstand in einer Zeit, als Therapie von der kognitiven Analyse des Therapeuten abhängig war, die auf Theorien wie der Psychoanalyse und Tiefenpsychologie basierte. Es bereitete den Weg für eine ganzheitlichere, mehr auf direkter Erfahrung basierende Therapie. Es war anstrengend, die vorherrschende monolithische Sichtweise herauszufordern und die natürliche Vielfältigkeit des menschlichen Geistes geltend zu machen.«

Obwohl Schwartz ein eher stiller, bescheidener Mann ist, war seine Leidenschaft für sein Modell ansteckend. Wie ein Magnet zog er ähnlich denkende Menschen an, die von seinem Modell fasziniert und begierig waren, eine Möglichkeit zu finden, zu der Entwicklung von IFS beizutragen. Da Schwartz in der Nähe von Chicago wohnte und einige Übereinstimmungen zwischen IFS und Hakomi sah, trafen sich schließlich unsere Wege. Ich konnte nicht voraussehen, dass diese Verbindung mein berufliches Leben in den nächsten 25 Jahre neu gestalten würde. Ich wurde anfangs von seiner Ehrlichkeit, Bescheidenheit, Offenheit und auch seinem Engagement für seinen eigenen Heilungsprozess angezogen. Ich schätze besonders, dass er den Mut hatte, seine strukturelle Familientherapieausbildung hintanzustellen und sein Modell sich entwickeln ließ, indem er seinen Klienten zuhörte. Schwartz wird in seinem Freundes- und Kollegenkreis Dick genannt, und mir wurde die Ehre zuteil, dazuzugehören.

Das IFS-Modell und seine Organisation wurde in diesen frühen Tagen von den Menschen geprägt, die auf dem Boden meines Büros saßen und von Dick und seinem neuen Ansatz angezogen worden waren.

Es war mein Bedürfnis nach Beratung und nicht so sehr eine Suche nach einem neuen Therapiemodell, das mich auf diesen lebensverändernden Weg brachte. Ich hatte mit Hakomi substantielle Ergebnisse erreicht, und es machte mir Freude, diese Methode sowohl Psycho- als auch Körpertherapeuten näherzubringen. Ich trat Dicks Supervisionsgruppe bei, als eine meiner Klientinnen versuchte, sich selbst mit einer Überdosis umzubringen, was ihr beinahe gelungen wäre. Die Gruppe unterstützte mich nicht nur, sondern gab mir darüber hinaus die Möglichkeit, seinen im Entstehen begriffenen Therapieansatz kennenzulernen.

In dieser Gruppe lernte ich, dass manche unserer Teile – sie werden »Verbannte« genannt – die schmerzhaften Gefühle von unserem Verlassenwerden oder Trauma halten, während andere dazu gezwungen werden, diese verletzlichen Teile oder das System vor weiteren Verletzungen zu schützen. Diese schützenden Teile, die »Manager« genannte werden, zeigen vielfältige Verhaltensweisen wie etwa kritische, kontrollierende Strategien, während die als »Feuerbekämpfer« bezeichneten Teile impulsiv reagieren, wenn die verletzlichen Gefühle aufzusteigen drohen. Die meisten dieser Teile sind viel jünger als das chronologische Alter der jeweiligen Person. Diese innere Familie aus Teilen verwendet gegensätzliche Strategien, die das System in starren, dysfunktionalen Beziehungen einrasten lassen. Die Beschützer sind überarbeitet, isoliert, bedrängt und belagert. Die verletzlichen Teile sind typischerweise verbannt. Sie sind verzweifelt, einsam und bedürftig. Sie werden weiterhin sowohl äußerlich als auch innerlich verletzt von den Teilen, die sie zu beschützen versuchen. Das innere System ist in einer Zwickmühle gefangen. Die Beschützer können ihren Posten nicht verlassen, bis die verletzlichen Teile sicher umsorgt werden, aber um sie kann sich nicht gekümmert werden, bis die Beschützer loslassen.

Als IFS-Therapeut ist man ein wenig wie ein Archäologe, der die Schichten alter Überreste durchsiebt und herausfindet, wie sie zusammenpassen und welche Geschichten sie offenbaren. Wer sind diese Teile? Was machen sie? Wie lange machen/fühlen/glauben sie das schon? Sind sie Freunde oder Feinde? Bilden sie Gruppen, verstecken sie sich, dominieren oder beschützen sie? Meine Aufgabe bestand darin, dem Klienten zu helfen, diese Teile zu finden und die Selbstenergie, die unter diesen Teilen verschüttet ist, ans Licht zu bringen.

IFS bot eine mitfühlende Sicht auf die beschützenden Teile meiner Klienten. Ob sie kritisch, kontrollierend, wütend, manipulativ oder einfach unauthentisch waren – es kann schwer sein, mit den Beschützern vertraut zu werden. Teile, die der Therapie »widerstehen«, sind der Fluch der Therapiewelt, und das Label »Borderline« lässt viele von uns zurückweichen. Obwohl ihr Verhalten oftmals katastrophale und herzzerreißende Auswirkungen hat, verstand ich schließlich, dass diese schützenden Teile in extreme Rollen gezwungen worden waren, gewöhnlich in einem sehr jungen Alter. Der Tatsache zum Trotz, dass ihr Verhalten zu sehr tragischen Ergebnissen führt – ironischerweise häufig zu genau dem Ergebnis, das sie zu vermeiden suchten –, meinen es alle gut. Ihre schädlichen Handlungen basieren auf ihren verzerrten Wahrnehmungen, die wiederum von den Lasten und dem Druck ihrer inneren und äußeren Systeme gefärbt sind. Die Beschützer glauben, dass allein sie dafür verantwortlich sind, alles im Griff zu behalten. Fast alle meine Klienten wurden früh in ihrem Leben in einem Ausmaß verletzt, das dazu führte, dass ihre Beschützer extrem fleißig sind. Ich verstand nun, dass die selbstzerstörerischen Handlungen meiner Klienten Verhaltensweisen dieser jungen, fehlgeleiteten, aber wohlmeinenden Teile waren. Diese tapferen Beschützer werden sich nur dann wirklich transformieren, wenn ihnen versichert wird, dass diejenigen, die sie beschützen, sicher sind – sicher von innen wie von außen.

Bei der Geburt hat die Selbstenergie, obwohl sie inhärent präsent ist, noch nicht die körperlichen, neurologischen oder erfahrungsmäßigen Fähigkeiten entwickelt, um Verletzungen zu vermeiden oder zu heilen. In manchen Fällen wurde die Selbstenergie zum eigenen Schutz aus dem System gedrückt, ähnlich einem Herrscher, der ins Exil gedrängt wird, bis die Ordnung wiederhergestellt ist. Aber dieser Wesenskern, das Selbst, hat nun die Klarheit, den Mut, die Weisheit und das Selbstvertrauen, und die Beschützer sehnen sich tatsächlich danach, ihre belastenden Rollen aufzugeben. Es ist normal für Klienten, sich zunächst auf die Selbstenergie des Therapeuten zu verlassen, bis ihre Teile mehr Vertrauen haben. Die Selbstenergie fühlend – jene des Therapeuten und/oder des Klienten –, teilen die Beschützer mit, warum sie taten, was sie taten, und sogar, was sie lieber täten, wenn es nur möglich wäre.

Während die Beschützer ihre Seite der Geschichte erzählen, werden die verletzlichen Teile, die sie beschützt hatten, enthüllt. Diese jungen Teile halten überall auf verzweifelte und tragische Weise Ausschau nach Bestätigung und Erlösung, außer bei der einzigen wirklich verlässlichen Quelle – dem Selbst. Wie kleine Kinder, die mit ans Fenster gepressten Nasen nach Rettung Ausschau halten, müssen sie sich einfach nur umdrehen, um zu erkennen, dass die Rettung mit ihnen im Raum ist. Sie können von dort zurückgeholt werden, wo und wann sie eingefroren oder eingesperrt worden sind. Sie finden Sicherheit und Heilung in ihrer Beziehung zum Selbst. Wenn ihre unterdrückte Geschichte gehört wird, sind sie bereit, ihre Lasten – die Gefühle, Wahrnehmungen, Gedanken und Verhaltensweisen – loszulassen, die sie durch ihre Verletzungen auf sich geladen haben. Sie finden häufig einen kreativen Weg, ihre Lasten loszulassen: sie ins Licht zu schicken, tief in der Erde zu vergraben, über eine Klippe zu schleudern oder sie in einem heiligen Becken aufzulösen. Die Last ist gegangen, während der Teil zurückbleibt, wobei seine inhärente Rolle im System wiederhergestellt ist.

Wenn auch nur ein Teil fähig ist, dem Selbst ausreichend zu vertrauen, um die einschränkenden Glaubensmuster loszulassen, die ihn in seine Rolle drängten, dann sind auch andere Teile im inneren System fähig, sich zu verändern. Die Ausstattung unseres inneren Raums kann sich neu ordnen – komfortabler und harmonischer. Teile, die den Teil vor weiteren Schäden zu bewahren suchten, und Teile, die versuchten, einen Schein von Balance im System zu wahren, erkennen, dass sie endlich ihre jahrzehntelangen Bemühungen einstellen können. Sie erinnern sich an ihre bevorzugten Rollen oder entdecken diese wieder. Manchmal erschaffen sie sie auch. Manager, die in die Elternrolle gedrängt worden waren, sind fähig, sich auszuruhen, in dem sicheren Wissen, dass das Selbst die Führung innehat. Dissoziierende oder impulsive, reaktive Feuerbekämpfer können spielerisch und kreativ werden. Ich erhaschte einen Blick auf den Weg, es allen Teilen zu ermöglichen, sich mit dem Selbst und untereinander in harmonischen und gemeinschaftlichen Beziehungen zu verbinden.

Ich lernte die Kraft dieses Modells persönlich kennen, als ich die Geschichte meiner suizidgefährdeten Klientin in der Supervisionsgruppe teilte. Ich hatte erwartet, dass Dick mir zeigen würde, wie sein Modell in dieser Situation anzuwenden sei. Stattdessen forderte er mich auf, in mein Inneres zu schauen und ihm zuzuhören, um zu sehen, was in mir hochkam. Ich spürte in meinen Körper, meine inneren Bilder, Gedanken und Gefühle hinein und fand einen Beschützer, der mich dafür kritisierte, bei meiner Klientin versagt zu haben. Und einen anderen, der nach einer Möglichkeit suchte sicherzustellen, dass meine Klientin nicht nochmals versuchen würde, ihr Leben zu beenden. Meine verletzlichen Teile hielten Angst und Ohnmacht. Dick leitete mich an, diesen Teilen respektvoll und wertschätzend zuzuhören. Ich erkannte, dass diese Teile jung waren – zu jung, um meinen Therapeutinnenplatz zu übernehmen und zu versuchen, dieser jungen Frau zu helfen. Sie waren mehr als glücklich, mir zu erlauben, meinen Sitz wieder einzunehmen.

Als ich das nächste Mal meine Klientin sah, war ich fähig, tiefgehend und ruhig den Teilen von ihr zuzuhören, die ihr Leben beenden wollten. Ich hatte gewusst, dass sie ihre alkoholkranke Mutter bis zu deren Tod betreut hatte. Ab dem Alter von acht Jahren wurde sie von ihrer älteren Schwester und deren Ehemann aufgezogen. Letzterer erschlich ihr Vertrauen und zwang sie, seine »Geliebte« zu sein. Als sie ihrer Familie von diesem Missbrauch erzählte, wandten sie sich gegen sie, gaben ihr die Schuld und mieden sie. Ihr suizidaler Teil sah den Tod als die einzige Möglichkeit an, ihr Leiden zu beenden. Als ich ihrem suizidalen Teil Mitgefühl entgegenbrachte, statt zu versuchen, ihn zu managen, öffnete sich der Teil dafür, zu überlegen, ob es andere Wege geben könnte, ihr Leiden zu verringern. Das schaffte Raum, um den Teilen Gehör zu verschaffen, die nicht sterben wollten, wie auch denjenigen, die zahlreiche Lasten aufgrund des sexuellen Missbrauchs hielten.

Ich integrierte IFS direkt in meine therapeutische Arbeit. Das Modell ergab intuitiv wie auch intellektuell Sinn für mich. Viele meiner Klienten erforschten achtsam ihre innere Welt. Einige von ihnen nutzten bereits das Wort »Teil«, da dies im Sprachgebrauch relativ geläufig ist. Ein Klient sagte mit Erleichterung: »Ich bin nicht das wütende, böse Monster, das ich zu sein glaubte. Ich habe nur einen Teil, der wütend ist.« Er sagte, es sei, als ob der Teil einen wütenden Virus in ihm eingebettet hätte, wie einen Computervirus. Die schwierigen Erlebnisse in seinem Leben hatten die Unschuld seines jungen Teils zerstört, und dieser Virus war wie Schadenssoftware, die sein Verhalten änderte. Er war erleichtert zu hören, dass wir diesen Virus entfernen und sein inneres Betriebssystem wiederherstellen konnten.

IFS stellte mir auch ein anderes Mittel für meine eigene Heilung zur Verfügung und half mir, eine mitfühlendere Therapeutin zu werden. Im Angesicht eines Klienten, der in der Agonie extremen Verhaltens und extremer Gefühle steckte, konnte ich mich daran erinnern, dass die

Selbstenergie einfach wie die Sonne an einem wolkigen Tag verdeckt war, wenn sie nicht offensichtlich war. Und meine distanzierenden Teile, meine überempathischen Teile und rettenden und sorgenden Teile entspannten sich. Ich verschob meine Verantwortung: Anstatt die Quelle der Heilung meiner Klienten zu sein, bemühte ich mich, in der Selbstenergie zu bleiben, sodass meine Klienten ihre eigene freilegen konnten. Ich wurde immer sicherer im IFS-Modell, selbst als ich begann, meine Erfahrungen aus der Körpertherapie und Hakomi miteinzubeziehen. Diese Methoden zu integrieren, half mir, meine Klienten mit Fürsorge durch ihre profunden persönlichen Reisen zu leiten, indem ich mit meinen eigenen Teilen – und denen des Klienten – arbeitete, um eine Umgebung zu schaffen, in der die Führung des Selbst willkommen war.

Kurz nachdem sein erstes Buch *Systemische Therapie mit der inneren Familie*[4] erschienen war, ermutigte mich Dick, an der Ausbildung teilzunehmen, die bald in Chicago beginnen sollte. Ich war noch nicht entschieden, als ich diesen Traum hatte: Ich saß an einem langen Tisch mit einigen Hakomi-Kollegen an einem Ende und Dick am anderen. Ich näherte mich ihm, mich daran erinnernd, dass ich ihn zu der IFS-Ausbildung in Chicago fragen wollte. Er antwortete mir, dass es zwei Ausbildungsgruppen gebe – die eine mit etwa 30 Menschen sei bereits ausgebucht. In der anderen Gruppe seien bislang vier, und er wollte mich in dieser kleineren dabeihaben. Als das feststand, begann Musik zu spielen, und Dick und ich fingen an zu tanzen. Ich führte. Er schenkte mir ein großes Lächeln und sagte mir: »Ich mag es, nicht die ganze Zeit über führen zu müssen.« Als ich Dick diesen Traum erzählte, sagte er mir, dass er verstehe, was die Vierergruppe bedeute. Sein Plan für die Ausbildung sei, die ganze Gruppe die ganze Zeit über anzuleiten, bis auf die letzten zwei Stunden des Tages. Dann sollten vier Assistenten kleinere Gruppen führen, das Modell demonstrieren und erfahrungsorientierte Übungen und Diskussionen anleiten. »Das kann ich machen!«, antwortete ich. »Okay, du bist dabei«, sagte er. Wir lachten zusammen, als er auch zugab, dass er es mochte, beim Tanzen mit seiner Frau nicht immer die Führung übernehmen zu müssen.

Schon bald begann ich zu verstehen, wie prophetisch das Ende des Traums gewesen war. Das Modell erwies sich als äußert erfolgreich! Aus allen Gegenden der USA erkundigten sich Therapeuten nach IFS-Ausbildungen. Es wurde bald klar, dass Dick nicht alle Menschen ausbilden konnte, die IFS lernen wollten. Ich fing an, all seine Vorträge zu dokumentieren, zusammen mit den erfahrungsorientierten Komponenten, die ich und andere Assistentinnen entwickelt hatten, um die didaktischen Elemente zu ergänzen. Ich erkannte, dass einige von uns bald eine Rolle in der Ausbildungsleitung übernehmen müssten. Durch diesen Traum und meine Bereitschaft, die Führung im Tanz zu übernehmen, entwickelte ich einen Lehrplan, der teilweise auf dem basierte, was ich aufgenommen hatte. In das erste IFS-Ausbildungshandbuch webte ich einen mehr auf Erfahrung und den Körper basierenden Ansatz in den Lehrplan ein.

Dieser stärker körperzentrierte Ansatz begann aus der Verbannung aufzusteigen und zurück in meine Arbeit mit Klienten zu fließen. Das Geflüster von der potenziellen Kraft, den Körper stärker in jeden Schritt des Modells einzubeziehen, lauerte an den Rändern meiner Imagination. Wie etwas, was in der Dunkelheit darauf wartet, geboren zu werden, wollte der somatische Ansatz, dass ich ihm Leben einatmete und ihn mehr in Richtung des Lichts drückte. Ich verband das, *was* meine Klienten sagten, mit dem, *wie* sie es sagten. Ich begann, bei den Empfindungen zu verweilen, die sie erlebten. Die Empfindungen waren der Kern. Die Worte, Bilder und Gefühle entsprangen den Empfindungen. Bei den körperlichen Empfindungen zu bleiben und ihnen dorthin zu folgen, wohin sie uns führten, enthüllte die Geschichten hinter oder neben den verbalen Worten – die Körpergeschichten. Wir begannen, sie mit den verbalen Geschichten zu *inkorporieren*. Ich erkannte für mich, dass

Psychotherapie Physiologie ist. Mich mit meinen Klienten im Prozess der Psychotherapie auseinanderzusetzen bedeutet, in einen somatischen Zustand der Bezogenheit einzutreten, der nicht weniger körperlich ist als zu atmen, geboren zu werden oder zu sterben. Ich konnte nicht ausschließlich mit meinen Ohren zuhören. Ich hörte mit meinen Augen zu und verfolgte die Gesten meiner Klienten, ihre Haltung, ihre Gesichtsausdrücke und ihre Bewegung. Ich hörte mit meinem Körper zu – und auf meinen Körper – und nahm Spannungen, fließende Energie, Prickeln, Zittern, Wärme, Schwere und Wechsel in der Atmung wahr. Ich hörte mit meinen Händen Klienten zu, die offen für körperlichen Kontakt waren. Informationen über die inneren Welten meiner Klienten strömten über meine Augen, meinen Körper und meine Hände in mich ein.

Dick war für einen stärker körperzentrierten Therapieansatz offen. Obwohl er zugab, dass sein Körpergewahrsein hauptsächlich auf seiner Erfahrung auf dem Football- oder Basketballfeld beruhte, erkannte er den Wert an, den Körper in die Arbeit mit der inneren Familie zu integrieren. IFS schließt den Körper in einigen Schritten des Prozesses ein. Wenn ein Klient beispielsweise einen Teil identifiziert, unabhängig davon, ob er als Gedanke, Gefühl oder Bild erscheint, fragen wir den Klienten, wo er ihn in seinem Körper fühlt. Wir können auch das belastete Gefühl oder die Überzeugung im Körper lokalisieren. Das IFS-Modell, so wie wir es in den USA und international unterrichtet haben, ist also nicht unvollständig oder weniger effektiv ohne einen größeren Einbezug des Körpers. Es hat seinen Status als evidenzbasiertes Modell verdient. Mir wurde die Ehre zuteil, das Modell zu lehren und über die Jahre zu seiner Evolution beizutragen. Es ist, als ob das IFS-Modell von meinem Knochenmark absorbiert worden wäre und sich in all meinen Körperflüssigkeiten aufgelöst hat.

Meine IFS-Schüler spürten, dass bei meiner IFS-Methode etwas anders war, wenn sie mich bei meiner Arbeit beobachteten. Sie beschrieben sie als »weiblicheren« Ansatz – mit Betonung auf der rechten Gehirnhemisphäre, zwar immer noch strukturiert, aber nicht so linear, in mancher Hinsicht relationaler und intuitiver. Viele von ihnen fühlten eine Übereinstimmung mit diesem Ansatz und fragten nach einer Ausbildung. Viele Klienten, Schüler und Therapeuten waren daran interessiert, den Körper stärker in die IFS-Therapie einzubeziehen. Körperliche Übungswege wie beispielsweise Yoga, Tanz und Körperarbeit spielten im Leben einiger eine große Rolle. Andere verarbeiteten hauptsächlich kinästhetisch. Viele waren in körperzentrierten Ansätzen wie Somatic Experiencing, Hakomi oder Sensomotorische Psychotherapie ausgebildet. Sie wandten sich der Somatischen IFS-Therapie zu, um sie mit diesen wertvollen Ansätzen zusammenzubringen, oder vielleicht wollten sie nur ein Grundlagenverständnis von IFS, um es in ihre Methoden integrieren zu können. Andere spürten, dass sie Teile besaßen, die ihre Körperlichkeit aufgrund von Trauma oder kulturellen und religiösen Einflüssen verbannt hatten. Sie sagten, dass sie »zu viel in ihren Köpfen« seien und suchten nach Hilfe, um dieses Ungleichgewicht zu korrigieren. Diese Menschen waren mit der Bitte an mich herangetreten, die Vorzüge zu erforschen, wenn der Körper stärker in das IFS-Modell einbezogen würde.

Meine Erfahrung hat mich davon überzeugt, dass jedes therapeutische Problem davon profitieren kann, wenn wir die somatischen Aspekte unseres inneren Systems miteinbeziehen. Die körperbasierten Interventionen helfen uns an Stellen, an denen wir nicht weiterkommen. Die Somatische IFS-Therapie betont, dass das Selbst verkörpert werden muss, um ganz zum Ausdruck zu kommen. Sie bietet hierfür einen Weg an. Wenn Individuen ihr verkörpertes Selbst befreien, schlägt die Transformation Wellen nach außen und wirkt sich auf die verschiedenen Institutionen unserer Kultur aus, die von der vierhundertjährigen Trennung von Körper und Geist geprägt sind. Vielleicht kann die Transformation sogar auch gegen die gesellschaftlichen Kräfte wirken, die unsere Fähigkeit zur Verkörperung eingeschränkt haben, wie etwa religiöse Institutionen, die den Körper entwerten und sogar dämonisieren, Schulen, die von kleinen Kindern verlangen, stundenlang still zu sitzen und in Reihen zu laufen, und unsere konsumorientierte, mediengesteuerte Kultur, die uns von unserem Körpergewahrsein ablenkt. Somatisches IFS verbindet sich mit anderen Körper-Geist-Ansätzen als Heilmittel gegen diese kulturellen Einflüsse.

Von Dick Schwartz' inspiriert, der IFS entwickelte, indem er seinen Klienten zuhörte, entwickelte sich die Somatische IFS-Therapie, indem ich meinem Körper und den Körpern meiner Klienten zuhörte, während wir unser inneres System erforschten.[5] Diese Entwicklung wurde auch von der Arbeit vieler Pioniere im Feld der körperzentrierten Psychotherapie genährt wie auch von somatischen Praktiken, die mir halfen, die verkörperte Selbstenergie zum Vorschein zu bringen und zu erhalten. Statt ein separates Modell zu erschaffen, ist das, was aus meinen Studien und meiner Erfahrung hervorging, ein Zweig dieses robusten und wachsenden Baums oder, wie andere vorgeschlagen haben, ein Hybridbaum, der im selben Feld wächst. Ich nenne diesen Zweig (oder diesen Baum) »Somatisches IFS«. Sie wurzelt in denselben Annahmen der Vielfältigkeit, im Rückgriff auf die transformative Energie des Selbst.

Indem ich diese Synthese verschiedener Methoden, Modelle und Ansätze lehrte, fokussierte ich mich auf fünf zentrale, ineinandergreifende Praktiken, die – integriert in das IFS-Modell – zu einem Zustand des verkörperten Selbst führen. Jede dieser Praktiken wird ausführlich in diesem Buch beschrieben und erforscht. Die grundlegende Praxis ist Körpergewahrsein. Das Gewahrsein des Körpers führt auf natürliche Weise zur Praxis der Bewussten Atmung. Der Atem ist die Brücke zum relationalen Bereich durch die Praxis der Radikalen Resonanz. Durch die Praxis der Achtsamen Bewegung bringen wir Gewahrsein in spontane Bewegungen und initiieren bestimmte Bewegungen, um jeden Schritt des

Modells zu erleichtern. All diese Übungen unterstützen die Einfühlsame Berührung, die eine sichere und häufig vernachlässigte Kommunikationsbahn zwischen Teilen und dem Selbst zur Verfügung stellt.

Die Struktur dieses Buchs könnte mit der Organisation des Körpers verglichen werden. Wenn das IFS-Modell das Skelett der Somatischen IFS-Therapie ist, das das Gerüst für die Praktiken bereitstellt, könnten die fünf Praktiken als getrennte, aber in Wechselbeziehung stehende Systeme des Körpers, die an den Knochen angebracht sind, gesehen werden. So wie Fleisch, Eingeweide, Nervensystem und Blutkreislauf als getrennte Körpersysteme betrachtet, jedoch als in Wechselbeziehung stehende und voneinander abhängige Aspekte des Körpers verstanden werden, funktioniert jede der fünf Praktiken des Somatischen IFS in ähnlicher Weise.

Das erste Kapitel bietet eine Übersicht und illustriert, wie ein somatischer Ansatz in jeden Schritt des IFS-Modells integriert werden kann. Die folgenden Kapitel erforschen die einzelnen Praktiken der Somatischen IFS-Therapie. Jede der Praktiken eingehend zu beleuchten ermöglicht den Lesenden ein wachsendes Verständnis darüber, wie die somatischen Praktiken in die klinische und berufliche Tätigkeit einbezogen werden können. Übungen und Fallgeschichten sind durchgehend in die theoretischen Aspekte jeder Praxis eingewoben, um erfahrungsorientierte und klinische Anwendungen zu bieten. Bestimmte Körpersysteme sind mit jeder Praxis verbunden, um dabei zu helfen, das konzeptuelle Material zu verkörpern und die systemische Natur des Körpergeists wertzuschätzen. Während die Somatische IFS-Therapie von der jüngeren wissenschaftlichen Forschung profitiert, bezieht sie sich auch auf viele religiöse und Heiltraditionen. Jede Praxis ist mit einem klassischen Element verbunden. Erde, Luft, Wasser und Feuer in die Erforschung jeder Praxis einzubeziehen, verbindet Somatisches IFS mit diesen Traditionen und verknüpft den menschlichen Organismus – Geist, Körper und Seele – mit dem kosmischen Körper, der aus diesen Elementen besteht.

Da die Somatische IFS-Therapie den Körper einlädt, aus seinem verbannten Zustand als *corpus* zu einer lebenden, atmenden, transformativen Entität zu werden, arbeiten wir mit dem Körper so vorsichtig wie mit jedem Verbannten. Wir prüfen, ob die äußere Realität wirklich sicher genug ist, um eine Rückkehr zur Verkörperung zu erlauben. Während wir mit unseren eigenen Teilen als auch denen des Klienten arbeiten, bereiten wir eine Umgebung vor, in der die somatischen Aspekte unserer inneren Systeme willkommen geheißen werden können. Ich hoffe, dass meine lebenslange Erforschung von Übungen für Geist und Körper, die in diesem Buch kulminiert, eine Einladung und Anleitung für andere sein kann, die einen ähnlichen Weg der Heilung beschreiten. Meine Erfahrung hat gezeigt, dass diese somatischen Praktiken die Arbeit mit allen möglichen therapeutischen Themen erleichtern, darunter chronische Krankheiten, Suchterkrankungen, Trauma, in der Kindheit erlittene Bindungstraumata sowie sexuelle und Beziehungsprobleme. Meine Klienten haben ihre Körper und die Beziehung sowohl zum Körper als auch zu anderen transformiert. Die Somatische IFS-Therapie ist dem IFS-Modell wie auch den Pionieren auf dem Feld der körperzentrierten Psychotherapie großen Dank schuldig.

Mir ist die Ironie bewusst, dass ich mich darum bemühe, die rechten Worte zu finden, um das auszudrücken, was häufig ohne Worte ist, und was durch den Versuch, es zu verbalisieren, zu erklären oder zu beschreiben, wieder davoneilen kann, um sich in dunklen Ecken zu verstecken. Ich habe gelernt, dass ich diese Somatischen IFS-Praktiken anwenden muss, wenn ich stundenlang an meinem Rechner sitze, tippe und auf den Monitor starre. Als sich mein Rücken mit Nachdruck zu beschweren begann, wandte ich mich Thomas Hannas Buch *Beweglich sein – ein Leben lang* zu. Die Übungen halfen mir, die Gesundheit meines Körpers und seine Leichtigkeit wiederherzustellen. Ich lege mich regelmäßig auf den Boden und wende mich nach innen, um zu erfahren, worüber ich schreibe – und darüber zu schreiben, was ich erfahre. Ich lade Sie ein, die Ideen und Praktiken, die in diesem Buch vorgestellt werden, auszuprobieren, um zu entdecken, wie sie für Sie und Ihre Klienten funktionieren.

Dieses Buch ist eine Anleitung für alle, die an der Schnittstelle von Körper und Geist arbeiten und in einer gesunden und heilsamen Beziehung mit anderen sein möchten. Ich hoffe, dass die Ideen und Praxispotenziale, die in dieses Buch eingebettet sind, zu den profunden Veränderungen führen werden, die auf jeder Stufe des Systems benötigt werden. Das folgende Kapitel bietet eine eingehende Einführung in die Somatische IFS-Therapie.

1

Einführung in die Somatische IFS-Therapie und die Praktiken, die zum verkörperten Selbst führen

Im frühen 20. Jahrhundert erstaunte ein besonderes Pferd namens Kluger Hans die Öffentlichkeit mit seiner Intelligenz. Es konnte alle möglichen mathematischen Berechnungen durchführen, die Uhrzeit benennen, lesen, buchstabieren und Deutsch verstehen. Es antwortete korrekt auf Fragen, indem es mit seinem Huf klopfte. Eine spezielle Hans-Kommission wurde ins Leben gerufen, um dieses Phänomen zu erforschen. Die Wissenschaftlerinnen erkannten schließlich, dass Hans auf die unbewusst übertragenen nonverbalen Zeichen des Fragenden – seine Bewegungen, Spannungen und Gesichtsausdruck – antwortete. Der Kluge Hans war mathematisch nicht so begabt, wie man angenommen hatte, aber seine ungewöhnliche Empfindlichkeit half Forscherinnen, die kognitive Verzerrung zu verstehen, die bei Nichtdoppelblindtests aufgrund unbewusster Hinweise besteht.

Was ermöglichte diesem bestimmten Pferd, fähig zu sein, die nonverbalen Hinweise seines Besitzers wahrzunehmen? Hatte es eine besonders resonante Beziehung zu seinem Besitzer, die sein sensorisches Gewahrsein des Gesichtsausdruck, der Körperspannungen, subtilen Veränderungen in der Atmung oder Bewegung von letzterem schärfte? Spielte der Tastsinn eine Rolle? Übertrug der Besitzer die korrekte Antwort, ohne es zu wissen, durch eine subtile Veränderung der Weise, wie er das Zaumzeug hielt? Seitdem dieses Pferd in der Öffentlichkeit Bewunderung hervorrief, hat es Tiere anderer Spezies gegeben, die aus irgendeinem Grund eine außergewöhnliche Fähigkeit zeigten, mit Menschen zu kommunizieren. Ihre Geschichten erinnern uns an die uns angeborene Fähigkeit, die wir mit anderen Tieren teilen: große Mengen an Information zu empfangen, die nonverbal und großteils unbewusst übertragen werden. Das Leben unserer Jäger-Sammler-Vorfahren hing von dieser Fähigkeit ab, und sie nutzten sie ausschließlich, bevor die gesprochene Sprache sich entwickelte. Heute verlassen wir uns viel stärker darauf, *was* gesagt wird, statt *wie* es gesagt wird.

Die fünf Praktiken der Somatischen IFS-Therapie

Somatische IFS-Therapeutinnen verfeinern ihre Sensibilität und stärken ihren »Pferdesinn« durch somatische Praktiken, alles im Dienst der Heilung ihrer Klientinnen. Eine tiefe, aufrichtige Verbindung zu ihren Klientinnen aufbauend, hören sie ihnen zu, *wie* sie sagen, was sie sagen. Sie beachten kleine Veränderungen der Stimmqualität, des Gesichtsausdrucks und des Muskeltonus. Sie sind sich ihrer Atmung bewusst wie auch ihrer unwillkürlichen Bewegungen. Wenn Berührung ein Aspekt der Beziehung ist, dann hören sie auch auf die Information, die durch sie übertragen wird – selbst bei einem Handschlag oder einer Umarmung.

Die Somatische IFS-Therapeutin entwickelt die Praktiken Körpergewahrsein, Bewusste Atmung, Radikale Resonanz, Achtsame Bewegung und Einfühlsame Berührung – und bezieht diese Praktiken in jeden Schritt des IFS-Modells ein. In den folgenden Kapiteln wird jede dieser Praktiken detailliert vorgestellt, mit Beispielen, wie sie in IFS integriert werden können. Die Praktiken sind zu einem gewissen Grad sequenziell: Wie vollständig man eine Praxis erfährt, hängt davon ab, ob man die vorige durchgeführt hat. Sie sind auch wechselseitig abhängig. Beispielsweise hängt Bewusste Atmung von Somatischem Gewahrsein ab, da man sich ohne Gewahrsein nicht über seine Atmung bewusst sein kann. Bewusste Atmung stützt sich auf Gewahrsein und kann auch die Fertigkeit in der Praxis des Körpergewahrseins verbessern. Resonanz ist von Gewahrsein abhängig, wird durch Atmung erleichtert und kann Bewegungen spiegeln oder Berührung nutzen, um Resonanz zu steigern. In diesem Buch werden wir erkunden, wie jede Praxis und alle zusammen zu einer Erfahrung von verkörperter Selbstenergie führen und wie alle zur Ausübung ein bestimmtes Maß an verkörperter Selbstenergie benötigen.

Obwohl die Worte unserer Klientinnen wichtig sind, haben auch ihre Haltungen, Bewegungen und Stimmfarben eine Auswirkung auf uns – und unsere wirken sich auf sie aus. Wir beeinflussen uns gegenseitig über unsere Körpersprache auf vielfältige und größtenteils unbewusste Art und Weise. Indem wir auf die Sprache des Körpers achten, verstärken wir unser Gewahrsein der Kommunikation im Therapieraum, die zu 70 Prozent nonverbal stattfindet. Einfach gesagt, entwickeln und schulen diese fünf Praktiken der Somatischen IFS-Therapie, die den Inhalt dieses Buches darstellen, unsere Aufmerksamkeit und unsere Wahrnehmungsgewohnheiten, und helfen uns, als Therapeutinnen so herausragend zu werden, wie der Kluge Hans es als Pferd war.

Die Somatische IFS-Therapie entstand unter anderem auch deshalb, weil viele Therapeutinnen und Praktizierende einen Weg suchten, die

Spaltung zwischen Körper und Geist im Feld der Psychotherapie zu überwinden. Während der Körper in der IFS-Ausbildung zu einem gewissen Grad einbezogen wird, ist es die Absicht der Somatischen IFS-Therapie, den Körper und die somatischen Praktiken in jeden Schritt des therapeutischen Prozesses einzubeziehen, um mit jedem klinischen Problem zu arbeiten. Wir inkorporieren nicht nur somatische Praktiken in jeden Schritt, sondern wir vertiefen und erweitern unser Gewahrsein, wie der Körper bei jedem Schritt teilnimmt. Das kraftvolle und ermächtigende IFS-Modell wird dreidimensionaler – ein kognitiver, emotionaler, spiritueller und körperlicher Prozess, der lebt und atmet. Wie Dick Schwartz mich in seiner vollständig überarbeiteten Neuauflage von Systemische Therapie mit der inneren Familie zitiert hat:

> »Wie Teile über den Zeitraum eines Lebens Lasten aufnehmen, werden das Körpergewahrsein, Atemmuster, die Fähigkeit, mit anderen in Resonanz zu gehen, sich mit Leichtigkeit, Schönheit und Freiheit zu bewegen und Berührungen zu geben und zu erhalten, beeinträchtigt, (aber) psychische als auch physische Verletzungen, die im Körper auftreten … können im Körper geheilt werden.«[6]

Die Somatische IFS-Therapie inkorporiert die fünf Praktiken, um im Körper die Lasten der Teile zu heilen, wobei sie das IFS-Modell nutzt. Beim Unterrichten von IFS haben wir festgestellt, dass es hilfreich ist, den Therapieprozess in sequenziellen Schritten zu beschreiben. Als Beispiel folgt eine Sitzung mit meinem Klienten Tim, an der wir sehen können, wie die Somatische IFS-Therapie sich in jeden Schritt des IFS-Modells einfügt.

DIE SCHRITTE DER SOMATISCHEN IFS-THERAPIE

Die Therapeutin schätzt die externe Situation der Klientin ein

Der erste Schritt besteht für die Therapeutin darin, einzuschätzen, ob die externe Situation der Klientin es ihnen ermöglicht, in einen Prozess der inneren Arbeit einzutreten. Die Sicherheit der Klientinnen hängt häufig von den grundlegenden physischen Bedürfnissen des Körpers ab. Verfügen sie über Nahrung, ein Zuhause und eine angemessene medizinische Versorgung? Sind sie sicher vor körperlichem Schaden? Verfügt die Klientin über adäquate soziale Ressourcen, um die innere Arbeit zu unterstützen? Wenn nicht, kümmert sich die Therapeutin zunächst um diese grundlegenden Bedürfnisse und stabilisiert die äußerliche physische Umgebung der Klientin.

> Tim betritt das Büro für seine erste Sitzung. Der Kragen seiner Sportjacke ist bis zu seinen Ohren hochgezogen. Er lässt sich in den Stuhl mir gegenüber fallen, schaut auf seine Hände und reibt seine Finger aneinander. Ich erinnere mich daran, dass er mir am Telefon sagte, er habe kürzlich seine erfolgreiche Karriere in der Geschäftswelt an den Nagel gehängt und gehe nun Gelegenheitsjobs nach, um seine Abfindung aufzupolstern, während er über seine nächsten Schritte nachdenke. Es scheint also, als gäbe es keine offensichtlichen äußerlichen Einschränkungen, die unsere gemeinsame Arbeit betreffen. Tim scheint sich unsicher zu fühlen, aber ich nehme an, dass dies mehr damit zu tun hat, was in seinem Inneren vor sich geht.

Die Therapeutin verkörpert Selbstenergie

In der Therapeutenrolle zu sein kann unsere verletzlichen Teile hochkommen lassen. Obwohl die Therapeutin in der therapeutischen Beziehung über mehr Macht verfügt und die Klientin in einer verletzlicheren Position ist, können wir Therapeutinnen angstvolle Teile haben, insbesondere bei einem neuen oder herausfordernden Klienten. Wir finden die Ängste in unserem Körper. Anstatt zu *versuchen*, uns zu entspannen, wobei eine zusätzliche Schicht an Teilen auf den angespannten Teil aufgebracht wird, beginnen wir damit, die Spannung zur Kenntnis zu nehmen. Dann bringen wir dem angstvollen Teil einen kurzen Moment Mitgefühl und Beruhigung entgegen. Die Spannung lässt genug nach, sodass wir einen Ort in unserem Körper finden können, von dem aus wir arbeiten können – unsere Wirbelsäule, unser Herz oder jeder andere Ort, der sich offen genug anfühlt, um sich mit der Klientin uns gegenüber zu verbinden.

> Ich nehme die Empfindung des Gewichts meiner Schuhe auf dem Boden wahr. Ich atme ein und aus, während ich meine Wirbelsäule strecke und Tim anschaue. Ich fühle eine kleine Erschütterung im oberen Teil meiner Brust. Mein Herz schlägt schneller als gewöhnlich. Ich atme noch einige weitere Male ein und aus, um den leeren Raum in meiner Brust zu füllen. Ich bringe meine Energie wieder zurück in meinen Bauch. Ich beginne, mich ein wenig entspannter und zentrierter zu fühlen. Während dieser wenigen Sekunden habe ich wahrgenommen, wie Tims Augen im Raum umherschweifen. Darauf bin ich neugierig, wie ich auch interessiert bin, mehr darüber zu erfahren, wie es ihm geht.

Die Therapeutin kümmert sich um die Sicherheit der Klientin im Therapieraum

Wenn die Therapeutin erst einmal weiß, dass die Klientin in ihrer Umgebung zu Hause körperlich sicher ist, kümmert sie sich um die Sicherheit der Klientin im Therapieraum. Wie wird der physische Raum von ihr wahrgenommen? Die Therapeutin geht, so gut sie kann, auf ihre Bedürfnisse hinsichtlich Möblierung, Lufttemperatur, Lichtverhältnisse und möglicher Objekte, die das Gefühl stören können, sicher im physischen Raum gehalten zu werden, ein.

> Ich fordere Tim auf zu überprüfen, wie sich die Distanz zwischen uns für ihn anfühlt. Er rückt seinen Stuhl weiter und weiter weg, bis er in der entferntesten Ecke des Raums ist. Viele meiner Klienten bewegen ihren Stuhl einige Zentimeter in die eine oder andere Richtung, aber Tim ist der Erste, der sich entscheidet, so weit entfernt zu sitzen. Ich bin erstaunt und neugierig. Ich frage mich, ob ich alarmiert sein sollte. Doch dann gibt Tim einen großen Seufzer von sich.
>
> **Tim:** Weißt du, niemand hat mich je danach gefragt und war darüber besorgt, ob ich mich sicher fühle.
>
> Ich fühle, wie sich mein ganzer Körper entspannt. Ich lächle Tim an.

Die Therapeutin schließt einen Vertrag mit der Klientin ab

Die Therapeutin und die Klientin verständigen sich darüber, wie sie zusammenarbeiten und was sie bearbeiten. Die Somatische IFS-Therapeutin hört der verbalen wie auch nonverbalen Kommunikation zu. Sie achtet bei diesem Vertrag auf Unstimmigkeiten zwischen dem, was die Klientin sagt und wie sie es sagt. Es kann sein, dass der Vertrag im Lauf der Zeit angepasst werden muss. Wenn ich IFS-Therapeutinnen Supervision gebe, ist dieser Schritt häufig die Wurzel der Schwierigkeiten.

> Tim erzählt mir, dass er seinen Alkoholkonsum einschränken möchte. Er hatte aufgrund von Stress bei seiner Arbeit getrunken, doch jetzt, nachdem er mehrere Wochen nicht gearbeitet hat, stellt er fest, dass er sogar noch mehr trinkt. Nach diesen Worten schaut er weg und verstummt.
>
> **SM:** Wir können auf jeden Fall an deinem Trinkverhalten arbeiten, doch zunächst möchte ich wissen, ob du irgendwelche Hemmungen oder Bedenken hast, das Trinken einzuschränken.
>
> **Tim:** Nun ja, ich habe das schon einmal probiert, sowohl es einzuschränken als auch damit aufzuhören, aber es funktionierte nicht so gut. Ich habe Angst davor, es noch einmal zu versuchen. Ich werde vermutlich wieder scheitern.
>
> **SM:** Ich möchte als Erstes mit diesem Teil arbeiten, um den Weg frei zu machen, mit dem Trinken zu arbeiten. Wie klingt das?
>
> Tim schaut mir einen Moment lang in die Augen und nickt anschließend. Ich nehme wahr, dass er mir nicht widersprach, als ich das Wort »Teil« benutzte.

Die Therapeutin arbeitet anhand der »sechs Fs« mit den Beschützerteilen

Wenn wir das IFS-Modell unterrichten, bieten wir sechs Schritte an, um mit Beschützerteilen zu arbeiten. Diese sollen dem Selbst vertrauen, um mit den verletzlichen Verbannten zu arbeiten. In jedem Schritt helfen uns als Erinnerungsstütze Wörter, die den Buchstaben **F** enthalten. Die ersten drei Schritte umfassen die Unterstützung, damit die Klientin erkennt, dass die Gefühle und Überzeugungen des Teils getrennt sind von ihrem Selbst: den Teil finden, sich auf ihn fokussieren und ihn füllen. Die letzten drei Schritte helfen, eine Beziehung vom verkörperten Selbst zum Teil aufzubauen: den Klienten fragen, wie er dem Teil gegenüber fühlt, sich mit dem Teil anfreunden und die Befürchtungen des Teils adressieren. Diese sechs Schritte sind keine strikte Formel und müssen nicht unbedingt in dieser Reihenfolge geschehen. Sie helfen der Therapeutin, die Sitzung an ihnen entlang zu leiten.

Die Somatische IFS-Therapie wendet dieselben sechs Schritte mit einigen Modifikationen an, um den Fluss des Prozesses zu lenken. Unser Fallbeispiel mit Tim illustriert jeden dieser Schritte durch die Linse der sechs Fs. Spätere Kapitel werden genauer zeigen, wie Körpergewahrsein, Atmung, Resonanz, Bewegung und Berührung diese Schritte erleichtern können.

1. Den Teil finden

Die IFS-Therapeutin ist darin geschult zu fragen: »Wo finden Sie diesen Teil in Ihrem Körper oder um ihn herum?« Ironischerweise stellt der Somatische IFS-Therapeut nicht diese Frage. Wir gehen nicht von der Annahme aus, dass Klientinnen anfangs fähig sind, den Teil in ihrem Körper oder um ihn herum zu spüren. Die Klientin kann den Teil zu ihr sprechen hören oder sie kann aus dem Teil heraus sprechen. Sie kann den Teil als sich selbst sehen oder als eine jüngere Version ihrer selbst. Sie kann eine bestimmte Erinnerung an ein früheres Erlebnis sehen. Sie kann Gedanken haben, die offensichtlich von dem Teil stammen oder die ein anderer Teil über diesen Teil hat. Sie kann Verhaltensweisen zeigen, die ein Ausdruck dieses Teils sind. Sie kann sich eines Gefühls gewahr sein und es benennen, aber es nicht in ihrem Körper spüren. Sie kann eine nur äußerst vage Vorstellung davon haben, was wir als Teil bezeichnen, und doch ist diese Vagheit ausreichend, dass sie den Unterschied zwischen sich und diesem Teil zu erfahren beginnt.

Die Somatische IFS-Therapeutin nimmt wahr, wie der Teil erstmals in der Erfahrung der Klientin auftaucht. Egal wie sie antwortet, die Therapeutin bringt Gewahrsein in ihre eigene somatische Erfahrung wie auch in die nonverbale Kommunikation der Klientin, um ihr zu helfen, ihre Aufmerksamkeit nach innen zu lenken. So kann die Klientin sich mit dem Teil verbinden, egal wie er zunächst in Erscheinung tritt.

SM: Tim, kannst du den Teil finden, den du gerade genannt hast und der Angst davor hat, das Trinken einzuschränken, weil es in der Vergangenheit nicht so gut klappte?

Tim richtet seine Aufmerksamkeit zunächst nicht nach innen. Er bleibt äußerlich auf mich fokussiert. Er erzählt mir von seinem Trinken in der Vergangenheit und geht auf ein Detail seiner fehlgeschlagenen Versuche ein, sein Trinken einzuschränken. Ich höre auf seine Worte und beobachte seinen Körper wie auch meinen. Er sitzt aufrechter in seinem Stuhl und sein Hals sieht versteift aus. Mein Hals fühlt sich ebenfalls ein wenig steif an, und mein Lendenbereich spannt sich an. Ich atme ein und aus und bringe beim Ausatmen meinen Nabel in Richtung meines Bauchs. Ich frage mich, was ihm helfen kann, seine Aufmerksamkeit nach innen zu richten. Obwohl der zweite Schritt gewöhnlich darin besteht, »sich auf den Teil zu fokussieren«, bin ich mir nicht sicher, ob seine Neugier davon entfacht wird, sich auf diesen erklärenden Teil zu fokussieren oder sich auf seine Anspannung im Körper zu konzentrieren. Ich entscheide mich, zum Schritt »Den Teil füllen« zu springen. Vielleicht wird es ihm helfen, seine Neugier anzustacheln, um sich nach innen zu wenden.

2. Den Teil füllen

»Füllen« bedeutet, mehr als einen Aspekt eines Teils kennenzulernen. Egal wie ein Teil erstmals erscheint, erst wenn wir von ihm mehr als eine Empfindung oder ein Gefühl kennen, wird er zu der Subpersönlichkeit, mit der wir wie mit einer Person mit einer Geschichte, Verhaltensweisen und Hoffnungen, in Beziehung treten können. Die Therapeutin lädt ein, den Teil möglichst vollständig kennenzulernen, indem sie Fragen stellt oder das Selbst des Klienten anleitet, dem Teil Fragen zu stellen. Die Somatische IFS-Therapeutin ist sich bewusst, »Top Down«- und »Bottom up«-Prozesse zu integrieren, während die Gedanken und Überzeugungen des Teils im Gewahrsein gehalten werden, neben Empfindungen und Bewegungsimpulsen.

Um einen ersten Schritt nach innen zu tun, denke ich, dass es vielleicht möglich ist, Tims Interesse für den Teil zu wecken, der ängstlich gegenüber dem von ihm formulierten therapeutischen Ziel ist. Vielleicht fällt es Tim leichter, sich auf diesen Teil zu fokussieren, wenn wir erst einmal ein Gefühl für die körperlichen Empfindungen dieses Teils haben.

SM: Tim, ich möchte mehr über dein Trinken erfahren. Aber lass uns zunächst diesen Teil näher kennenlernen, der es nicht noch einmal versuchen möchte, damit wir wissen, wie wir ihm helfen können. Kannst du wahrnehmen, was im Körper geschieht, während du mir dies erzählst?

Tim schaut mich überrascht an, schließt seine Augen, hebt sein Kinn und schaut mich wieder an.

Tim: Ich glaube, dass ich mich ein wenig nervös fühle.

3. Sich auf den Teil fokussieren

Dieser Schritt leitet den Prozess ein, den Teil vom Selbst zu unterscheiden, indem man eine Beziehung zum Teil herstellt. Um der Klientin zu helfen, mit ihrer Aufmerksamkeit auf den Teil fokussiert zu bleiben, können wir Fragen stellen, wo der Teil lokalisiert ist, wie die Empfindungen sind, die mit dem Teil verbunden sind, und wie sich diese Empfindungen im Lauf der Zeit ändern.

Ich habe nicht gehört, was in seinem Körper geschieht, aber Tims Antwort lässt darauf schließen, dass der Teil ein Gefühl beinhaltet. Da Gefühle von unseren körperlichen Empfindungen nicht zu trennen sind, fordere ich Tim auf, sich auf das nervöse Gefühl zu fokussieren. Er schließt seine Augen und ist still.

SM: Was in deinem Körper lässt dich wissen, dass du nervös bist?

Tim (seinen Bauch berührend): Ich glaube, es ist in meinem Bauch.

SM: Wäre es in Ordnung, einfach bei den Empfindungen in deinem Bauch zu bleiben?

Tim: Es ist da ziemlich eng … es ist hier oben sogar noch enger (den Bereich seines Zwerchfells berührend).

SM: Hat es ein Gewicht oder zieht die Anspannung?

Tim: Sie zieht.

SM: Kannst du sagen, in welche Richtung sie zieht?

Tim: Ja, sie zieht nach oben. Es wird enger. (Seine Brust hebt sich an und seine Atmung ist flach.)

SM: Das sieht unangenehm aus. Ist es so weit okay?

Tim: Ja, es ist okay.

Den Teil (nochmals) füllen

Diesen Schritt zu wiederholen zeigt, dass der IFS-Prozess in der Praxis nicht immer linear verläuft, sondern eine Anleitung ist, um effektiv und sicher mit dem inneren System zu arbeiten. Es handelt sich um keine strikte Formel.

SM: Frag den Teil in deinem Bauch, während du ihn hältst, ob er Worte oder Bilder hat, die mit diesem Gefühl der Enge einhergehen.

Tim: Ich weiß nicht, ob das zusammenhängt, aber ich erinnere mich an die Zeit, als ich ein Teenager war. Ich sehe ihn in meinem Schlafzimmer, als wir in Westville wohnten.

SM: Frag den nervösen Teil, ob er dir diese Erinnerung zeigt, um dich wissen zu lassen, dass der Teenager sich nervös fühlt.

Tim: Der Teil sagt Ja.

Inzwischen hat Tim ein besseres Gefühl für diesen Teil gewonnen: Er ist nervös, zeigt sich als Spannung in seinem Bauch und als ein Bild von sich als Teenager. Der Teenager zeigt ein Verhalten (er isoliert sich in seinem Zimmer), und dieser Teenager ist ängstlich.

SM: Kann er dir sagen oder zeigen, wieso er nervös ist?

Tim: Er hat Angst vor seinem Vater. Er hat es auch satt, kontrolliert zu werden, dass ihm nicht vertraut wird und er nicht fähig ist zu tun, was er tun möchte.

Tims Teil ist bereit, zur Gänze aus verkörperter Selbstenergie heraus adressiert zu werden. Entweder aus Tims oder meiner. Der nächste Schritt wird zeigen, ob Tims Selbstenergie präsent ist.

4. Fragen, was die Klientin dem Teil gegenüber fühlt

Im vierten Schritt beginnen wir, den Teil von der Selbstenergie zu unterscheiden, indem die Klientin gefragt wird, was sie dem Teil gegenüber empfindet. Im IFS entsteht das, was heilt, zwischen dem Selbst der Klientin und dem Teil. Es erfordert, dass der Teil das System der Klientin nicht vollständig dominiert – im IFS sprechen wir davon, dass der Teil »verschmolzen« ist –, sondern Raum für das Selbst besteht, eine Beziehung mit dem Teil einzugehen. Die Antwort auf diese Frage enthüllt entweder ausreichend Selbstenergie, um fortzufahren, oder die Präsenz eines anderen Teils. Wenn der Teil nicht zurücktreten kann, sondern stattdessen glaubt, sich verschmelzen und die Kontrolle über den Geist und Körper der Klientin übernehmen zu müssen, dann wechselt der Fokus dieser Sitzung zu diesem neuen Teil, bis er beiseitetreten kann, um der Klientin bzw. ihrem Selbst zu erlauben, eine Beziehung mit dem Teil herzustellen. Gewahrsein der unwillkürlichen Bewegungen, Prosodie und Atmung der Klienten helfen allesamt der Somatischen IFS-Therapeutin, den Grad einer verkörperten, Selbst-geführten Verbindung mit dem Teil einzuschätzen.

SM: Wie fühlst du diesem ängstlichen Teenager gegenüber, der sich in deinem Bauch zeigt?

Tim: Natürlich mag ich dieses Gefühl in meinem Bauch nicht!

Seine Hände verlassen seinen Bauch und umfassen fest die Armlehnen seines Stuhls. Es ist offensichtlich, dass diese Antwort von einem Teil von Tim stammt. Anstelle eines erklärenden, redenden Managerteils hören wir nun von einem Teil, der den Gefühlen des Teenagers entfliehen möchte. Das ist kein Problem. Ich bringe meine Selbstenergie zu diesem Teil.

SM: Das ergibt Sinn für mich – es muss sehr unangenehm sein. Vielleicht können wir – du und ich zusammen – deinem Bauch und dem Jungen helfen, sich besser zu fühlen.

Tim scheint dies einige Minuten lang in Stille abzuwägen. Seine Atmung verlangsamt sich und wird tiefer.

SM: Was fühlst du jetzt der Anspannung im Bauch gegenüber?

Tim (in einer tieferen, wärmeren Stimme): Ich fühle mich geduldiger damit. Der Junge tut mir leid. Ich habe Mitleid mit ihm. Er ist wirklich ein ordentlicher Junge. Ich verstehe, dass er nicht möchte, dass ich betrunken bin. Er will einfach nicht kritisiert und kontrolliert werden.

Seine Hände bewegen sich wieder zu seinem Bauch.

5. Sich mit dem Teil anfreunden

Tim hat einen Entwicklungssprung im Prozess gemacht, sich vom Teil zu differenzieren. Er hat eine Selbst-geführte Beziehung mit seinem jugendlichen Beschützer etabliert. Wir können diesen äußerst wichtigen Schritt einer Kontaktaufnahme zu dem Teil vertiefen. Wir fragen, wie der Teil gegenüber dem Klienten empfindet und ob sich der Teil überhaupt bewusst ist, dass das Selbst des Klienten mit ihm präsent ist. Wir nutzen einige Praktiken der Somatischen IFS-Therapie, um diese Beziehung im Körper zu verankern.

SM: Ich sehe, dass deine Hände sich auf deinem Bauch befinden, wo du den Teenager entdeckt hast. Spürt er deine Präsenz durch deine Hände?

Tim nickt zustimmend.

SM: Hast du ein Gefühl, dass deine Hände etwas sagen? Entweder zu deinem Magen oder zu dem Jungen oder vielleicht beiden?

Tim atmet tief in seinen Bauch und bewegt seine Hände hin und her.

Tim: Mein Bauch fühlt sich nun besser an … Ich lasse den Jungen wissen, dass ich da bin.

SM: Es ist vielleicht schwer, das zu wissen, aber kannst du spüren, was er dir gegenüber fühlt?

Tim: Nun, er schaut mich an. Es ist, als sei er froh, dass ich hier bin.

SM: Gut. Lass ihn wissen, dass er so viel Zeit mit dir verbringen kann, wie er möchte, und dabei deine Präsenz im Schlafzimmer fühlen kann.

Tim lehnt sich in seinem Stuhl zurück. Seine Schultern und Arme öffnen sich leicht nach außen. Ich frage mich, ob dies das erste Mal ist, dass dieser Teil erkennt, dass Tim hier bei ihm ist. Ich freue mich für diesen jugendlichen Teil, dass er sich nicht länger genötigt fühlt, all seine Energien in den Widerstand dagegen zu stecken, kontrolliert zu werden. Ich lehne mich auch zurück. Ich genieße diese Sitzung.

6. Die Befürchtungen des Teils adressieren

Unsere Beschützerteile werden von Ängsten angetrieben, selbst wenn sie das nur widerwillig zugeben. Wenn wir ihre Ängste entdecken, finden wir etwas über die Teile heraus, die sie beschützen, oder die Teile, die ihre Fähigkeit bedrohen, ihre Arbeit zu verrichten. Ihre Ängste wurzeln in den unterschiedlichen Systemen des Körpers. Wenn ihre Ängste einmal identifiziert, verstanden und gewürdigt werden, können Teile und das Selbst darüber verhandeln, wie sie diese Ängste ansprechen.

Der jugendliche Teil hat Tim bereits von seinen Ängsten berichtet, von seinem Vater kontrolliert zu werden. Während dieser Teil Tim kennenlernt, kann er möglicherweise bemerken, dass Tim ihn im Gegensatz zu seinem Vater nicht kontrollieren und beschämen möchte. Das möchte ich prüfen.

SM: Tim, stell dir vor, du könntest dein Trinkverhalten ändern. Mal dir wirklich bildhaft aus, auf diese neue Art und Weise durch deinen Alltag zu gehen. Was geschieht in deinem Körper?

Er zeigt abermals auf seine obere Bauchregion.

SM: Okay, dieser Teenager hat vielleicht immer noch Einwände gegen diese Idee.

Tim: Ja, er hat Angst, dass wir es wieder in den Sand setzen.

SM: Leg deine Hand auf die Stelle, auf die du gezeigt hast. Lass deinen Atem dorthin gelangen. Gibt es irgendwelche Worte, die du dem Jungen mitteilen möchtest?

Tim: Wir haben nun Hilfe. Ich denke, es ist einen neuen Versuch wert.

Ich sehe, dass sein Atem nun tiefer in seinen Bauch geht, und sein Kiefer und seine Schultern entspannen sich ein wenig. Zumindest für den Augenblick scheint dieser jugendliche Teil damit einverstanden zu sein, dass wir Tims inneres System besser kennenlernen. In späteren Sitzungen wenden wir die gleichen Schritte an, um mit verschiedenen anderen Beschützern zu arbeiten. Wir lernen Tims Teil kennen, der ihn in die Therapie geführt hat, und er fasst Vertrauen zu Tim und seinem Trinkverhalten. Dann finden wir den Teil, der den Alkohol konsumiert, fokussieren uns auf ihn und lernen ihn kennen. Dabei finden wir auch heraus, was er befürchtet, was passieren könnte – in anderen Worten, wen er beschützt. Diese Beschützer erlauben uns, einen Kontakt mit den verletzlichen Teilen herzustellen, die den Schmerz halten.

In der Somatischen IFS-Therapie betrachten wir dieselben Kategorien von Teilen wie im IFS: die Beschützer, die Manager und Feuerbekämpfer einschließen, und die verletzlicheren Teile, die Verbannte genannt werden, da sie in den meisten Fällen verbannt worden sind, um sich selbst oder das System zu schützen.

Beschützende Teile und der Körper

Beschützerteile nutzen das, was auch immer zur Hand ist, um ihre Arbeit zu erledigen. Der Körper ist immer da, und Beschützer nutzen den Körper und seine Energien. Suchtverhalten, selbstverletzendes Verhalten, Gewichtsverlust oder -zunahme, akute oder chronische Krankheit, Muskelverspannungen, Dissoziation und Schmerz können die Arbeit eines Beschützers sein, der einfach nur sein Bestes gibt, um das System vor wahrgenommenem Schmerz zu schützen. Jedes gesunde oder notwendige Verhalten – Bewegung, essen, schlafen, sexuelle Betätigung, Berührung, atmen, sogar altruistische Sorge um andere – kann von dem Teil in den Dienst genommen werden, um sich selbst, andere Teile oder das innere System zu schützen. Sie können sich diversifizieren, wie gute Investoren es tun. Sie sind strategisch wie Footballspieler. Sie können blockieren, Druck machen, rennen, attackieren, kontern und weitergeben. Sie sind kreativ. Sie wissen, wie man wirkungsvolle Mauern errichtet, um aus- oder einzusperren. Sie können den Körper in eine Festung verwandeln, indem sie Energien in den Gelenken, im Zwerchfell oder im unteren Rückenbereich blockieren oder stärken. Sie machen sich unsere inneren Botenstoffe zunutze. Sie schicken Hormone, um den Rhythmus unseres Herzens und unserer Atmung zu beeinflussen. Sie machen, was sie machen müssen, um das Individuum davor zu schützen, verletzt oder von vergangenen Verletzungen überwältigt zu werden. Die Therapeutin ist sich dessen bewusst, dass jedes dieser körperlichen Anzeichen das Verhalten eines Beschützerteils anzeigen kann.

Eine der wichtigsten Annahmen im IFS, und die mit dem größten Potenzial für Transformation, ist die, dass alle Teile eine positive Absicht hegen. Obwohl das Resultat ihrer Arbeit extrem zerstörerisch für den Körper und für andere sein kann, meinen es alle gut. Diese Beschützer sind aus der Not heraus entstanden. Häufig war das Verhalten, das sie entwickelten, die bestmögliche Antwort auf eine unerträgliche Situation. Sie entwickelten sich als Folge von überwältigendem Schmerz, und sie halfen dem System zu überleben. Gewichtszunahme kann ein Versuch sein, den zarten Kern vor wiederholten Grenzüberschreitungen zu beschützen oder unerwünschtes sexuelles Interesse zu verhindern. Gewichtsabnahme kann ein Bemühen sein, die Kontrolle zu behalten. Es gibt Teile, die den Körper hassen und Angst vor ihm haben. Sie können den Körper schlecht behandeln, vernachlässigen, beurteilen, betäuben oder immobilisieren. Es gibt Teile, die die mächtigen Energien und Bedürfnisse des Körpers als Ressource für ihre unterschiedlichen Funktionen nutzen, und sie können den Körper aufbrauchen, abnutzen oder töten, wenn es notwendig ist. Sexuelle Erregung, übermäßiges Essen und Selbstverstümmelung können Verbannte davor bewahren, die anderen Teile zu überwältigen.

Falls die Arbeit der Beschützer darin besteht, einzugrenzen, zu unterdrücken, zu halten und zu kontrollieren, können sie die Muskeln und Faszien nutzen. Leichter noch managen sie die Energien an den Demarkationsstellen: an Gelenken, Becken und respiratorischen Diaphragmen, Kehle und Kiefer, Schultern und am unteren Rücken. Andere Beschützerteile sehen ihre Arbeit darin zu handeln. Sie aktivieren das endokrine System und Nervensystem zu »Kampf oder Flucht«, einhergehend mit einer Steigerung der Herz- und Atemfrequenz und einer Freisetzung von Stresshormonen. Oder sie nutzen einen anderen Aspekt des autonomen Nervensystems, um von intensiven Gefühlen zu dissoziieren oder abzulenken.

Beschützerteile können körperliche Symptome oder Krankheiten nutzen, um ihrer Rolle nachzukommen. Unsere belasteten Teile haben zugegeben, dass sie uns krank machen können. Sie scheinen fähig zu sein, vorsätzlich unser biologisches System beeinflussen zu können, um ihre Arbeit zu erledigen, ihre Geschichten zu erzählen oder um Hilfe zu fragen. Sie können genetische Veranlagungen oder Organschwächen nutzen. Teile geben dies zu – und sind sogar dazu fähig, die Effekte von Medikamenten zu blockieren, wenn sie glauben, dass die Krankheit für das Überleben der Person wichtig ist, wobei sie es offensichtlich und paradoxerweise gefährden. Sie sind zu jung, um die Konsequenzen zu verstehen. Sie brauchen unsere Hilfe, nicht unseren Tadel. Wenn das körperliche oder mentale Symptom von einem Teil stammt, verbessert es sich oder heilt, wenn wir dem Teil helfen. Eine Klientin mit chronischem Erschöpfungssyndrom erfuhr von einem Teil, dass er diese Krankheit nutzt, damit sie sich um einen verbannten Teil kümmert und dieser sich erholen kann. Eine Klientin mit umweltbedingter Krankheit entdeckte, dass ein Teil der Überzeugung ist, dies sei der einzige Weg, sie vor einem Kult zu schützen. Der Teil hofft, ihre Krankheit mache sie so krank, sodass der Kult sie nicht als Mitglied haben möchte.

Nicht jede körperliche Verfassung kann in eine kausale Beziehung zu den Rollen der Teile gebracht werden. Dennoch ist es wichtig, wenn medizinische Interventionen nicht erfolgreich sind, die Rolle der Teile im inneren System zu erforschen, wie mit meinem Klienten Marco.

> Marco hat in letzter Zeit Schmerzen in der Brust. Obwohl er erst Anfang dreißig ist, befürchtet er, dass diese Schmerzen von einer Herzkrankheit kommen. Er wurde mir von seinem Arzt überwiesen, der keinen medizinischen Grund für diese Herzschmerzen fand. Marco, ein ehemaliges Gangmitglied, hat Angst, leicht in die Gangkultur zurückzufallen, falls er sich nicht gewaltig anstrengt. Er fühlt diesen sich anstrengenden Teil als ein starkes Pochen in seinem Herzen.
>
> Mit der Erlaubnis seiner Teile lege ich meine Hand sanft auf seine Brust. Sein Herz schlägt so stark, dass mein ganzer Arm und meine Hand mit dem Herzschlag mitschwingen. Ich fordere ihn auf, für sein Herz zu sprechen.

Zusätzlich zu diesem sich anstrengenden Teil spricht Marco von seiner zarten Verbindung zu seiner Mutter und von der Scham und dem Spott, den er von seinen älteren Brüdern erfahren hat, da er in ihren Augen ein »Muttersöhnchen« war. Ich antworte auf diese Geschichte seines Herzens mit Mitgefühl; sowohl mit Worten als auch mit Berührung. Sein Herz wechselt zu einem normalen, sanften Schlagen. Er nimmt es auch wahr – er hört seinen Herzschlag nicht mehr in seinen Ohren wummern. Ich versuche, ihn dazu anzuleiten, sein Herz zu berühren und in ähnlicher Weise mit ihm zu reden, während ich meine Hand über seine halte. Doch sein Herz, das noch nicht frei ist von den kämpfenden Beschützern, nimmt wieder sein extremes Muster an.

Marcos Herz ist ein Schlachtfeld von Teilen. Zu seinen Managern gehört der Teil, der versucht, ihn von der Gangkultur fernzuhalten, der Teil, der um seine Herzgesundheit besorgt ist, und ein Teil, der den Spott seiner Brüder zu vermeiden sucht. Seine Feuerbekämpfer betrachten seine Verletzlichkeit als eine extreme Bedrohung, auf den Straßen von Chicagos West Side zu überleben. Also umschnüren sie sein Herz eng, um seinen verletzlichen Teil sicher wegzuschließen. Marco erfährt diese gegnerischen Teile, als ob er eine Herzattacke erleiden würde. In gewisser Hinsicht ist dies genau das, um was es sich handelt: eine Attacke auf sein Herz.

Indem wir seinen beschützenden Teilen Verständnis und Mitgefühl entgegenbringen, fällt die Last der Scham von seiner sanften Herzenergie ab und ist fähig, frei zu fließen. Seine Beschützer kommen zu der Erkenntnis, dass er, Marco, stark, kompetent und mutig ist. Und all die Energie, die in ihren Bemühungen gebunden war, hilft nun Marco, mit mehr Selbstenergie durchs Leben zu gehen. Er ist nicht nur fähig, der Anziehung zu widerstehen, zur Gang zurückzukehren, sondern beginnt, ein Highschool-Programm für junge farbige Männer zu entwickeln, das sich mittlerweile auf über 60 Schulen erstreckt.

Wenn Klientin und Therapeutin partnerschaftlich mit den Beschützern arbeiten, erfahren diese die verkörperte Selbstenergie durch unsere entspannte und zentrierte Haltung, unseren Augenkontakt, unsere Stimme, unsere Atmung und unsere Berührung. Oft heißt es »Taten sagen mehr als Worte« und »Der Körper lügt nicht«. Neben verbalen Erklärungen und Bestätigungen, dass sie verstanden und gewürdigt werden, nutzen die beschützenden Teile ihre geerbten, lernfähigen »Kluger Hans«-Sensibilitäten, um zu wissen, wann sie sicher sind. Sie sind ziemlich geschickt darin herauszufinden, wie sie es uns recht machen können, und zu verhindern in Beziehungen verletzt zu werden, da sie in der Vergangenheit verletzt worden sind. Sie werden uns so lange von den verletzlichen Teilen fernhalten, den Teilen, die den Schlüssel für ihre tiefste Heilung in der Hand halten, bis das autonome Nervensystem wahrgenommen hat, dass es dies nun gefahrlos zulassen kann.

Mit Verbannten arbeiten

Wenn die Beschützer sich verstanden fühlen, erscheinen Verbannte häufig spontan. Für ihren eigenen Schutz und den des ganzen Systems waren sie in eine isolierte Ecke des inneren Systems verbannt worden. Nun spüren sie eine Öffnung, und brechen durch. Sie wollen unbedingt ihre Verletzungen, ihre Scham und ihre unbefriedigten Bedürfnisse zeigen und von ihnen erzählen. Die Therapeutin, wissend, dass die Befreiung dieser Lasten der Verbannten der Schlüssel ist, um die Selbstenergie im System freizuschalten, heißt diese Teile willkommen. Die Somatische IFS-Therapeutin weiß auch, dass man einen anderen Ansatz braucht, um mit den Verbannten zu arbeiten. Während Beschützer den Körper für ihre Arbeit nutzen, brauchen Verbannte den Körper, um ihre Geschichten zu erzählen, entweder direkt oder indirekt. Wenn die Geschichten ganz gehört werden, nehmen die Verbannten wieder ihren rechtmäßigen Platz innerhalb des Systems ein. Dies erlaubt dem System, sich zu reorganisieren. Die Herausforderung bei der Arbeit mit diesen verletzlichen Teilen ist die Intensität ihrer Gefühle und Empfindungen. Verkörperte Selbstenergie stellt ein sicheres und mitfühlendes Behältnis für sie dar.

Die Somatische IFS-Therapeutin verlässt sich bei der Arbeit mit den verletzlichen verbannten Teilen auf nonverbale Kommunikation, mehr noch als bei den Beschützern. Häufig traten ihre durch Beziehungstraumata entstandenden Wunden auf, bevor sie die Fähigkeit hatten, sich bewusst zu erinnern, und lange bevor sie Worte hatten, um ihre Geschichte zu erzählen. Wenn diese Wunden irgendwann in der Zeit zwischen der Zeugung und den ersten vier oder fünf Lebensjahren entstanden, wird die Schmerz- und Störungsgeschichte der Klientin durch die Empfindungen des Körpers und dessen Bewegungen wie auch durch Störungen der Empfindungen und Bewegungen erzählt werden.

Es gibt zusätzliche Gründe, warum die Geschichten der Verbannten vielleicht nicht als ein kohärentes verbales Narrativ verfügbar sind. Bei später aufgetretenem Trauma können die verbale Geschichte und sogar Bilder abgeschnitten worden sein, falls der Täter ihnen gedroht hat, sollten sie von ihrer Misshandlung erzählen. Alles, was von der Geschichte bleibt, sind beunruhigende, aufdringliche körperliche Symptome und Störungen in ihren Beziehungen. Trauma führt häufig zu einer Fragmentierung der verschiedenen Aspekte unserer Teile und lebt in unterschiedlichen Aspekten des Gehirns, des Körpers und der Psyche. Das schmerzhafte Erlebnis kann im Reptiliengehirn gespeichert sein, dessen Sprache Empfindung und Bewegung ist. Die somatischen Aspekte eines Teils können von den Gefühlen, Gedanken und Bildern des Erlebnisses abgeschnitten sein. Manchmal wurden die Bilder und Gedanken tiefgehend verdrängt, und nur Fragmente der Körpergeschichte sind verfügbar. Viele Überlebende sexuellen Missbrauchs haben ihr Körpergewahrsein an der Taille abgeschnitten, sodass sie nicht von Empfindungen des Missbrauchs überwältigt werden. Eine Klientin hatte nur olfaktorische Erinnerungen ihres sexuellen Missbrauchs, und diese Erinnerungen drangen in ihr Alltagsleben ein. Andere Aspekte dieses Teils – der emotionale, kognitive oder visuelle – können schließlich erscheinen, wenn der somatische Teil mitfühlend bezeugt wird, seine Lasten loslässt und wieder an seinen rechtmäßigen Platz zurückkehrt.

Manchmal jedoch ist die Körpergeschichte der Verbannten vom Rest der Traumageschichte dissoziiert. Während die verdrängte Körpergeschichte womöglich nur in verschiedenen belastenden körperlichen Symptomen evident ist, kann das Trauma in Gefühlsausbrüchen, verstörenden Bildern oder Albträumen erscheinen. Die Fragmentierung der disparaten Aspekte der Erfahrung des Verbannten bedeuten für die Therapeutin, dass sie mit dem am besten verfügbaren Kanal arbeitet und einfühlsam und behutsam vorgeht, die Gefühle, Gedanken, Bilder und schließlich die dissoziierten körperlichen Empfindungen zu integrieren, um die Geschichte des Teils zu vervollständigen.

Wenn die Gefühle der Verbannten das System überfluten, hilft es oftmals bei der emotionalen Regulierung, sich von den Gefühlen und der verbalen Geschichte abzuwenden und sich ausschließlich auf die Körperempfindungen zu fokussieren. Das Gewahrsein der Füße auf dem Boden und des Atems, der ein- und ausfließt, beruhigt die Gefühle. Verbannte tendieren dazu, zu überwältigen. Emotionale Regulierung ist nicht ihre Stärke. Manchmal sage ich auch, dass Verbannte nur einen Ein- und Ausschalter haben und wir ihnen helfen müssen zu erkennen, dass sie einen Dimmer besitzen. Sie müssen uns vertrauen, dass, wenn wir sie auffordern, ihre Intensität herunterzufahren, wir nicht versuchen, sie durch Täuschung zurück in ihre Verliese zu werfen. Wenn die Gefühle und Verhaltensweisen der Verbannten zu intensiv sind, werden die Beschützer eingreifen, um die Therapie zu unterbrechen. Wir fordern die Verbannten auf, ihre

Geschichte langsam an uns weiterzugeben, Puzzlestück auf Puzzlestück, sodass sie ihr Trauma wiedererzählen können. Wir versichern ihnen, dass wir ihnen helfen wollen, die ganze Geschichte sicher mit uns zu teilen, und dass wir sie nicht wieder vergessen werden.

Solange ein Verbannter in der Zeit und an dem Ort feststeckt, wo die Verwundung stattfand, kann er sich nicht sicher genug fühlen, um seine Geschichte weiterzugeben. Stattdessen wird er weiter eine endlose Wiederholung der Gefühle von Schrecken, Wut oder Scham erfahren, und er wird fortfahren, die Welt und die Menschen als gefährlich wahrzunehmen, unfähig, ihm die Versorgung und Unterstützung zu bieten, die er braucht. Sich selbst wird er als machtlos wahrnehmen. Der Verbannte muss aus der Vergangenheit zurückgeholt und in die Gegenwart oder an einen sicheren Ort gebracht werden. Manchmal wird der Verbannte, wenn er die Selbstenergie fühlt, spontan in den Schoß der Klientin springen oder allmählich in die Gegenwart hinüberwechseln. Bisweilen muss er aktiver von dem Ort zurückgeholt werden, wo er im Keller eingeschlossen ist oder wo er sich in einer Kammer des Hauses der Kindheit versteckt hält, bevor das System weiß, dass der Verbannte seine Geschichte gefahrlos mitteilen und seine traumatischen Lasten loslassen kann.

Mit dem Verbannten eine Beziehung eingehen

Mit den verletzlichen Teilen wird in ähnlicher Weise gearbeitet wie mit den Beschützern – mit ein paar wichtigen Unterschieden. Die sechs Fs können angewandt werden, um zu helfen, eine Beziehung zwischen dem verkörperten Selbst der Klienten (und/oder der Therapeuten) und dem verletzlichen Teil herzustellen. Wir finden den Teil, fokussieren uns auf ihn, füllen ihn und fragen die Klientin über ihre Gefühle dem Verbannten gegenüber. Statt mit ihnen über ihren Rückzug zu verhandeln, kann es sein, dass wir mit den Verbannten verhandeln müssen, das System nicht zu überwältigen. Verbannte tendieren dazu, das System mit starken Gefühlen zu überfluten. Im IFS sagen wir, der Teil ist verschmolzen. Wenn Verbannte verschmelzen, veranlassen sie die Beschützer dazu, erneut einzuspringen, und das kann den Zugang zur Selbstenergie auslöschen.

Meine Sitzung mit Wendy veranschaulicht, wie wir verkörperte Selbstenergie zu ihrem verbannten Teil brachten, sodass sie seine Körpergeschichte bezeugen konnte. Wendy litt an einer schmerzhaften Verspannung in ihrem Kiefer und dachte, dies könne mit ihrem sexuellen Missbrauch in Verbindung stehen. Der Kieferschmerz führte sie zu einem kleinen Mädchen, das in seinem Laufstall stand und mit großen traurigen Augen hinausblickte. Als ich Wendy fragte, wie sie diesem Teil gegenüber empfand, erschien ein Beschützer nach dem anderen. Ihre Beschützer waren nicht bereit, dass wir uns diesem Kleinkind zuwandten. Ihr Körper war angespannt, und ihr Atem ging sehr flach. Sie war einverstanden, dass ich sie durch Berührung und Bewegung führte, um ihre Beschützer zu besänftigen. Auf diese Weise sollte ihre Selbstenergie verfügbar werden, um mit dem Kleinkind Kontakt aufzunehmen.

> **SM:** Bring deine Hände zurück auf deinen Bauch und atme tief in den Bauch, fühle die Bewegung dort … Bring eine Hand nun ein wenig höher, in die Nähe deines Zwerchfells … und nun zu deinem Herzen, fühle deinen Herzschlag und deine Lunge … Während du atmest, lass deinen Körper sich in dem Rhythmus wiegen. Nur eine kleine Bewegung. Lass deinen Vorderkörper sich beim Einatmen verlängern, expandieren und erheben, und kehre beim Ausatmen zur neutralen Ausgangslage zurück. Mach das für ein paar Atemzüge, und genieße das sanfte Wiegen.
>
> Wendy führt diese sehr kleine Bewegung aus und scheint sich sichtbar zu entspannen. Ihre Augen schließen sich.

SM: Wie fühlt es sich an, wenn du diese kleine Wiegebewegung machst?

Wendy: Es fühlt sich gut an.

SM: Erzähl mir mehr von diesem guten Gefühl.

Wendy: Ich fühle mich ruhiger, weicher, stiller. Ich fühle auch ein wenig Traurigkeit. Mein Kiefer ist immer noch angespannt. Er schmerzt.

SM: Kannst du zurückgehen und das Kleinkind in seinem Laufstall sehen?

Wendy: Ja, ich sehe das Mädchen. Es mag das Wiegen. Nun halte ich es. Aber es fühlt sich viel jünger an. Ich fühle mich, als ob ich ein Baby im Arm halten würde.

Die Geschichte des Verbannten bezeugen

Wir beschließen, unsere Aufmerksamkeit auf diesen Teil im Säuglingsalter zu richten, der bereits in ihrem Arm erschienen ist und nicht aus der Vergangenheit zurückgeholt zu werden braucht. Sie werden sehen, dass ich fortfahre, sowohl Bewegung als auch Resonanz und Körpergewahrsein anzuwenden.

Während Wendy fortfährt, den Säugling beim Wiegen zu halten, entdecke ich, wie ich mich mit ihr wiege. Ich bin glücklich, dass sich Wendy so gut mit dem Säugling verbunden hat. Ich fühle mich zufrieden, mit ihr zu atmen und mich mit zu wiegen. Ihre Kopfbewegung zieht dann meine Aufmerksamkeit auf sich, als sie sich nach hinten wiegt und ihr Kopf sich hebt. Ihr Kiefer scheint eingerastet zu sein, sich zusammen mit ihrem Kopf zu bewegen. Ich erinnere mich daran, Babys beim Nuckeln beobachtet zu haben, wobei mir aufgefallen war, dass sie ihre Köpfe leicht beim Saugen auf und ab bewegen, unabhängig von ihrem Mund und Kiefer. Das macht mich neugierig, und ich frage mich, ob dies eine Möglichkeit ist, tiefer in die Geschichte des Säuglings einzutauchen.

> **SM:** Ich erinnere mich nicht daran, ob ich dich das gefragt habe, Wendy, aber hat dich deine Mutter gestillt?
>
> **Wendy:** Nein, ich bekam ein Fläschchen.
>
> Obwohl Wendy die Nährstoffe erhielt, die sie brauchte, haben die Strukturen ihres Mundes nicht das erhalten, was sie brauchten.
>
> **SM:** Dein Kiefer zeigt dir, dass du als Säugling etwas vermisst hast, was wichtig für dich war.
>
> **Wendy** (weinend): Das ist es, was ich bekomme und womit ich mich bescheiden muss.
>
> **SM:** Lass uns sehen, ob wir deinem Kiefer helfen können, die Bewegung zu erfahren, die er verpasste, weil dieses Baby nicht gestillt worden ist.

Obwohl Wendys Säuglingsteil zeitlich und örtlich nicht in der Vergangenheit eingefroren war, war sie in ihrer Physiologie eingefroren. Ihr angespannter Kiefer enthüllte eine fehlende Entwicklungserfahrung, und vielleicht offenbarte Wendys Phrase »bekam ein Fläschchen«, dass der Kieferschmerz auf einen Säugling hinwies, der noch immer auf diese körperliche Erfahrung wartete. Er steckte in Bewegung fest, unfähig, sich unabhängig von ihrem Kopf zu bewegen. Die verschiedenen Membranen des Körpers stehen miteinander in Beziehung, und die Anspannung in ihrem Gaumensegel spiegelte die Anspannung in ihrem Zwerchfell und Beckenboden wider. Die Atmungs- und Wiegebewegungen, die ihre unteren Membranen entspannten, öffneten einen Weg, um die Anspannung in ihrem Gaumensegel und Kiefer zu lösen.

Frühe Bindungsverletzungen und spätere traumatische Wunden erzeugen eine potenziell unauslöschliche Prägung. Die körperlichen Zeichen lassen wie Brotkrumen eine Spur dorthin zurück, wo die Teile gefangen sind. Sie führen uns zu einem körperlichen Wiederfinden. Bei Trauma ist es generell so, dass das Nervensystem bei einem lebensbedrohlichen, überwältigenden Ereignis einen biochemischen Ausstoß vornimmt, der der Person helfen soll, zu fliehen oder Hilfe zu erhalten. Wenn das nicht erfolgreich ist, fährt das Nervensystem herunter. Endorphine werden ausgestoßen. Muskeln versagen und werden bewegungslos. Blutdruck und Puls fallen. Wahrnehmungsorgane werden taub. Der Zugriff auf Erinnerungen und ihre Speicherung werden eingeschränkt. Alle nicht ausgeschiedenen biochemischen Rückstände, die bei der sympathischen Aktivierung des autonomen Nervensystems freigesetzt worden sind, werden im Körper behalten. Sensorische Erinnerungen fluten das System mit somatosensorischen Intrusionen. Die Lebensgeschichten von Klienten sind oftmals von den vergeblichen Versuchen ihrer Verbannten geprägt, dieser körperlichen Schleife zu entkommen.

Der Akt, Gewahrsein in diese körperlichen Symptome zu bringen, leitet den Prozess einer körperlichen Wiederfindung ein. Das verkörperte Selbst der Therapeutin allein – oder gemeinsam mit dem der Klientin – kann eine mitfühlende Verbindung herstellen, die das Nervensystem der Klientin bei einer Veränderung unterstützen kann: von einem Zustand dissoziierten Heruntergefahrenseins über den vergeblichen Fluchtversuch bis hin zur sicheren Verbindung des Teils, der die fehlerhafte Verdrahtung im limbischen System repariert und eine gesunde Physiologie wiederherstellt.

Entlasten

Sowohl Beschützer als auch Verbannte haben Gefühle, Empfindungen, Verhaltensweisen und Überzeugungen als Folge ihrer Wunden verinnerlicht. Wir nennen sie »Lasten«. Diese Lasten halten die Teile davon ab, das zu tun, was sie lieber tun würden. Wenn die Lasten der Verbannten losgelassen werden und die Verbannten frei von ihrer Angst, Scham, Isolation und ihrem Gefühl der Wertlosigkeit sind, erkennen die Beschützer, dass auch sie die Freiheit haben, ihre Einschränkungen loszulassen. Das Entlasten der Verbannten geschieht im IFS häufig in einer vorgegebenen Weise und in bestimmten Schritten. Die Last wird irgendwo im Körper oder um ihn herum entdeckt. Dann wird die Last, mit Erlaubnis der Teile, in das Element Wasser, Luft, Erde oder Feuer oder vielleicht auch in den Horizont oder das Licht losgelassen. Die ursprünglichen Qualitäten des Verbannten werden aufgefordert, zu ihm zurückzukehren.

In der Somatischen IFS-Therapie folgen wir diesem Entlastungsprozess, aber nutzen einen weniger streng vorgegebenen Vorgang, um die Lasten loszulassen. Zusätzlich befassen wir uns somatisch mit spontanen Entlastungen, die in jeder Phase der Therapie auftreten können, und wir adressieren sie während der ganzen Sitzung. Wir verfolgen Veränderungen des autonomen Nervensystems. Wir nehmen Augenkontakt, Prosodie, unwillkürliche Bewegungen, Gesten und Haltungsänderungen wahr. Wir nehmen die Atmungsfrequenz und -tiefe wahr. Entlastungen können in Veränderungen des somatischen Zustands der Klienten beobachtet werden und sogar im Körper der Therapeutinnen oder im energetischen Raum um diese therapeutische Zweiergruppe herum. Jede dieser Veränderungen kann mit somatischen Praktiken bemerkt, gewürdigt, gefeiert, genossen und verankert werden.

Im letzten Teil unserer Sitzung fahre ich fort, Gewahrsein, Bewegung und Berührung zu nutzen, um die Entlastung zu unterstützen.

> Ich leite Wendy an, die Seiten ihres Gesichts zu halten. Ich spreche über die Muskeln in ihrem Kiefer und die Bänder des Gelenks zwischen ihrem Kiefer und Schädel. Sie öffnet und schließt ihren Kiefer. Ich veranlasse sie, die Decke ihres Mundes mit der Zunge zu berühren und zu schmatzen. Sie lässt ihre Zunge in ihrem Mund ruhen. Während sie einatmet und ihr Kopf nach hinten kippt, ermutigen ihre Hände den Kiefer, ruhig zu bleiben und sich

nicht mit dem Kopf zu bewegen. Beim Ausatmen kommt der Kopf wieder zurück zum Kiefer.

Wendy führt diese Bewegung weiter aus und spürt mehr Bewegung und Nachgiebigkeit in ihrem Kiefer. Während sie fortfährt, sich zu wiegen und zu atmen, nehme ich sogar noch mehr Bewegung in ihrem Kiefergelenk wahr. Ich erzähle ein wenig mehr über die weichen Strukturen in ihrem Körper – von ihrem Mund über die Organe ihres Verdauungssystems bis hinunter zum Anus. Ich erzähle ihr, dass die Weichheit dieses Teils ihr helfen kann, Zugang zu ihrer eigenen Weichheit zu finden, wenn sie sich angespannt und festgefahren fühlt. Sie fühlt, dass das Problem mit ihrem Kiefer noch nicht aufgelöst ist, aber sie ist froh, sich nicht länger festgefahren zu fühlen und dass ihr ganzer Körper seine Anspannung losgelassen hat.

Im Falle dieses Säuglings hätten wir nicht auf verbalem Weg die spezifischen Lasten des Teils identifizieren können, der nicht gestillt worden war. Aber es ist offensichtlich, dass sich die Lasten in dem gestörten neuromuskulären Muster befinden, in dem Gefühl der Traurigkeit, verbunden mit der Bewegung und der Überzeugung, dass sie sich mit weniger, als sie gebraucht hat, »bescheiden musste«. Die Entlastung trat für Wendy im Verlauf des Prozesses ein, als ihr Körper ruhiger und weicher wurde und sie anfing, das verlorene Muster des Stillens wiederzufinden. Als sie begann, in ihrem Kiefer ein gesundes neuromuskuläres Muster wiederherzustellen, wurden die belasteten Gefühle und Glaubensmuster weicher.

Einladung und Wiederherstellung verlorener Qualitäten

Diese Sitzung stellte die Verbindung entlang der ganzen vertikalen Achse vom Beckenboden bis zum Mund wieder her. Diese vertikale Orientierung beginnt in der Gebärmutter und ist die Grundlage dafür, sich hinauszubewegen in die rätselhafte und häufig überwältigende Beziehungswelt auf der horizontalen Ebene. Die Unterbrechung in dieser Linie wurde mit jeder der Praktiken des Somatischen IFS repariert: Gewahrsein, Atmung, Resonanz, Bewegung und Berührung (ihrer Berührung in diesem Fall). Das Bewegungsmuster des Stillens wiederherzustellen, legte die Grundlage für unsere spätere Arbeit mit dem vernachlässigten Teil im Säuglingsalter und dem Mädchen, das missbraucht worden war.

Integration

> Ich erzähle Wendy, dass es in den kommenden Wochen wichtig sein wird, dieses neue Bewegungsmuster zu üben, um es in ihrem Körper zu verankern. Wir reden darüber, wie sie diese subtile Bewegung – einzuatmen, während ihr Kopf sich nach hinten neigt, um dann beim Ausatmen zu ihrem Kiefer zurückzukehren – ausführen kann, während sie in einer Schlange wartet, im Stau steht und jederzeit, wenn sie daran denkt. Ich sage ihr, dass das neuromuskuläre Muster wiedereingesetzt werden wird, wenn sie dies drei Wochen lang täglich übt. Wendy gelingt es zunehmend leichter, dafür einzutreten, was sie in einer Beziehung möchte, und ihre Kraft, Unschuld und ihren spielerischen Sinn für Humor mehr in ihre Welt einzubringen.

Das verkörperte Selbst

Obwohl es im letzten Kapitel eingehender behandelt werden wird, ist es wichtig, ein Gefühl für das verkörperte Selbst zu haben. Denn die fünf Praktiken des Somatischen IFS, die in diesem Buch dargelegt werden, führen uns in diesen Zustand. Im IFS sprechen wir vom »Selbst«

als unserem essenziellen Wesenskern, der dem ähnelt, was viele spirituelle Traditionen als Zustand des Einsseins mit dem Göttlichen ansehen. Dieser essenzielle Kern ist ausnahmslos in jeder Person, unabhängig von der Schwere ihrer Symptome. Die Selbstenergie hat die Macht, Körper, Geist und Seele zu heilen, wie es eine Forschungsstudie demonstriert hat. Die Resultate einer randomisierten Kontrollstudie von Patienten mit rheumatoider Arthritis zeigten, dass eine IFS-basierte Intervention die Schmerz-, Depressions- und Angstsymptome lindert. Die körperlichen Funktionen der Patienten verbesserten sich ebenso wie ihr Selbstmitgefühl; diese Wirkungen hielten bei einer Folgestudie an.[7] Diese Ergebnisse führten dazu, dass das IFS-Modell 2015 als eine evidenzbasierte Praxis anerkannt wurde.

Es ist offensichtlich, dass das Selbst verkörpert sein muss, um diese Kraft vollständig auszudrücken. So wie Teile im Körper leben, Körper besitzen und den Körper beeinflussen – so auch das Selbst. Selbstenergie wird in erster Linie im Körper erfahren. Die Erfahrung von Selbstenergie wird häufig mit Begriffen von körperlichen Empfindungen beschrieben wie warm, prickelnd, weit, geräumig, fließend, offenherzig, leicht, geerdet, zentriert, ruhig und entspannt. Die Qualitäten, die eine im Zustand der Selbstenergie befindliche Person beschreiben, werden im Englischen häufig mit einem Wort umschrieben, das mit dem Buchstaben C beginnt: *creative, connected, calm, curious, compassionate, courageous, confident und clear.* Auf Deutsch: kreativ, verbunden, ruhig, neugierig, mitfühlend, mutig, zuversichtlich und klar. Wenn jede dieser Qualitäten im Körper verwurzelt ist und somatisch ausgedrückt wird, zeigt dies klar die Präsenz von verkörperter Selbstenergie an.

Selbstenergie ist ein Kontinuum. Wenn wir müde, krank, herausgefordert oder bedroht sind, können unsere Teile dominieren, wobei ihre Energien mit dem System verschmelzen oder es überfluten. Wenn die Teile die Führung übernehmen, können Neugier und Mitgefühl im

Hintergrund warten. Wenn die Teile zurücktreten, finden wir genug Selbstenergie, um die Unordnung aufzuräumen, die sie hinterließen. Wir bewegen uns entlang des Kontinuums von Intoleranz zu Toleranz zu Akzeptanz, Würdigung und vielleicht sogar Dankbarkeit und Wertschätzung. Verkörperung ist auch ein Kontinuum der Erfahrung von unverkörpert zu vollständig verkörpert. Wir beginnen in einem verkörperten Zustand, und wir verlieren viel davon. Personelle, umweltbedingte und gesellschaftliche Kräfte können die vollständige Verkörperung des Selbst einschränken, wodurch sich der Zustand der Verkörperung von Augenblick zu Augenblick ändert. Die fünf Praktiken in Kombination mit dem IFS-Modell helfen den Teilen, es als sicher für das Selbst wahrzunehmen, zu seiner wahren, verkörperten Natur zurückzukehren, beginnend mit Gewahrsein und Akzeptanz, gefolgt von Mitgefühl und Neugier. Die Energie des verkörperten Selbst wird verstärkt, wenn sie sich mit anderen Selbstenergien vereinigt. Sie reicht über die Haut hinaus, um sich mit dem größeren Feld der Selbstenergie im Universum zu verbinden.

Da es offensichtlich ist, dass es sich bei Selbstenergie um einen verkörperten Zustand handelt, wieso Redundanz riskieren, indem man das Adjektiv »verkörpert« beifügt? In dem Maße, wie Sprache Gedanken beeinflusst, dient die Betonung, die durch die Hinzufügung von »verkörpert« erreicht wird, dazu, unser kulturelles Erbe zu korrigieren, den somatischen Bereich zu verbannen. Teile wie auch das Selbst werden sowohl im Körper als auch im Geist erfahren. Die Begriffe »Körper« und »Geist« trennen das Untrennbare. Die IFS-Gemeinschaft bezieht sich normalerweise auf das »Selbst«, aber Somatisches IFS nutzt den Begriff »verkörpertes Selbst«, um dieses dualistische Paradigma zu transzendieren. Und ich beziehe mich oft auf den »Körpergeist«, um einen vereinheitlichten Zustand anzuzeigen, in dem sowohl Teile als auch das Selbst erfahren werden.

Wie somatische Praktiken das verkörperte Selbst unterstützen

Ein Peanuts-Cartoon zeigt Charlie Brown in einer depressiven Haltung. Er sagt: »Das Schlimmste, was du machen kannst, ist, deinen Kopf zu heben, weil du dann beginnen wirst, dich besser zu fühlen.« Die Praktiken der Somatischen IFS-Therapie adressieren die Teile-geführten körperlichen Zustände, die uns davon abhalten, uns aus einer Depression – wie auch aus jeder anderen Erkrankung – zu bewegen, und wir beginnen, uns besser zu fühlen. Gewahrsein, Atmung, Resonanz, Bewegung und Berührung bewegen sich entlang der Verkörperungskurve und beschreiben auch den Zustand vollständiger Verkörperung. Unser Körper pulsiert vor Gewahrsein, wenn er ganz verkörpert ist. Unsere leichte, vollständige Atmung enthüllt das untrennbare Einssein, mit dem unser Körpergeist in Resonanz steht. Unsere Bewegungen sind ganzheitlich und flüssig, und die Sprache unserer Berührung ist ansprechend, fließend und heilsam. Die meisten Wörter, die die Praktiken beschreiben – wie »Gewahrsein«, »bewusst«, »achtsam«, »abgestimmt« und sogar »radikal« – weisen auf die Wichtigkeit hin, tiefgehend auf die Erfahrung unseres Körpergeists zu achten, von Augenblick zu Augenblick. Die meiste Zeit über (80 Prozent einigen Studien zufolge) sind wir nicht im gegenwärtigen Augenblick, sondern beklagen uns entweder über die Vergangenheit oder erwarten ängstlich die Zukunft und bereiten uns auf sie vor. In der IFS-Sprache befinden wir uns dann in den Fängen unserer belasteten Teile. In einem größeren Maße im gegenwärtigen Moment zu sein beschreibt den Zustand der Selbstenergie.

Körpergewahrsein ist ein schneller Indikator, wie verkörpert meine Selbstenergie ist, und führt meist am schnellsten dahin zurück. Ich fühle mich freundlich, entspannt und aufmerksam, wenn ich in der Selbstenergie bin, und zusammengezogen, angespannt oder abgeschnitten, wenn ein Teil dominant ist. Bei einer Sitzung mit einem Klienten nehme ich mir einen Moment für mein Körpergewahrsein Zeit. Ich nehme eine Anspannung in meinen Schultern wahr. Während ich der Anspannung Mitgefühl entgegenbringe, sinken meine Schultern hinab und entspannen sich. Ich nehme meine Ausrichtung wahr. Mit meinen Füßen auf dem Boden, meinen Gesäßknochen auf dem Stuhl und meinem Kopf in einer Linie mit meiner Wirbelsäule kämpfe ich nicht mit der Schwerkraft. Meine Wirbelsäule wird einen Millimeter länger. Ich fühle mich geerdet und mehr mit meinem Zentrum verbunden. Wie Charlie Brown vorhergesagt hat, fühle ich mich besser und fähiger, für meine Klientinnen präsent zu sein. Obwohl das Gewahrsein meines Körpers im Laufe der Sitzung fluktuieren wird, wird es mir immer wieder helfen, mögliche Anspannung, ein Zappeln oder Zusammenbrechen festzustellen, die das Erscheinen von Teilen anzeigen. Ich kann leichter einen tiefen Atemzug nehmen. Ich justiere meine Körperhaltung leicht, sodass mein Atem leichter kommen und gehen kann.

Ich bringe Bewusstsein in meine Atmung als Anhaltspunkt dafür, was in meinem Nervensystem vor sich geht, und als Weg zurück zum verkörperten Selbst. Wenn unser autonomes Nervensystem aktiviert ist, geht unser Atem schnell und flach. Wahrzunehmen, wie wir atmen, verändert sowohl unsere Atmung als auch unser Nervensystem. Ich atme absichtlich länger und langsamer aus. Dies leert meine Lunge und schafft mehr Raum zum Einatmen. Das Bewusstsein meiner Atmung schärft mein Gewahrsein für mein Verhältnis zum mich umgebenden Raum und zu meinen Klientinnen. Ich erinnere mich, dass ich beim Einatmen die Energie aus dem Feld des Selbst in jede Zelle meines Körpers einatme, und ich kann diese Energie in den uns umgebenden Raum ausatmen.

Während ich mein Gewahrsein auf meine Klientin ausdehne, fahre ich fort, meiner körperlichen Empfindungen und meiner Atmung bewusst zu sein. Im Angesicht extremer Teile im Selbst zu sein, ist wahrscheinlich das Schwerste, was wir als Therapeutinnen tun. Die Gefühle und das

Verhalten vieler Teile können auf unsere eigenen Teile Furcht einflößend, abstoßend und ekelhaft wirken. Teile, die betrügen, stehlen und absichtlich verletzen – oder die passiven Formen des Zusammenbrechens, Mauerns oder Zurückziehens –, evozieren unsere ängstlichen und verurteilenden Teile. Die Teile unserer Klientinnen erscheinen in ihren Körpern, und unser Körper geht mit ihnen in Resonanz. Als Säugetiere sind wir veranlagt, körperlich empathisch zu sein. Als Therapeutinnen sind wir nicht ausgeschlossen von den Gefühlen und dem Verhalten der belasteten Teile unserer Klientinnen. Wenn wir diese Resonanz verleugnen, können wir unsere Beschützer dazu verleiten, eine dünne Fassade von Kontrolle anzunehmen, die der des Selbst ähnelt, wobei das tiefere Verlangen nach Trennung überdeckt wird. Es wird eine wahrhaft »radikale« Resonanz nötig. Wird diese Resonanz anerkannt, bleiben unser Mitgefühl und unsere Neugier intakt. Unser Herz kann offen bleiben. Wenn ich geerdet bleibe, kann mein Körper ein Blitzableiter für intensive Gefühle sein. Meine Atmung energetisiert und öffnet mein Herz, den Sitz des Mitgefühls. Meine Fähigkeit, in Resonanz zu gehen, dient nun meiner Beziehung mit meiner Klientin, da meine Haltung, mein Blick und der Klang meiner Stimme Qualitäten des verkörperten Selbst übertragen, um den Heilungsprozess des Körpergeistsystems meiner Klientin zu unterstützen.

Die Erfahrungen, die zu den Lasten des Klienten geführt haben, warten darauf, sich durch Bewegung zu entfalten. Die Bewegungsgeschichte des Traumas kann aufgrund beschützender Teile in der Struktur des Körpers erstarrt sein. Wenn wir ein körperliches Symptom, und womöglich viele psychologische Symptome, als eine unterbrochene Körpergeschichte sehen, können wir diesen Beschützern Gewahrsein, Atmung und Resonanz entgegenbringen. Wir fordern diese eingefrorenen oder tauben Empfindungen achtsam zu einer kleinen Bewegung auf. Während die Geschichte auftaut, laufen der emotionale Ausdruck und die unterdrückten Bewegungen aus dem Erleben der Klientin durch den Körper und werden von der Therapeutin und dem Selbst der Klientin bezeugt. Störungen in der frühen motorischen Entwicklung werden auch durch die Praxis der Achtsamen Bewegung ans Licht gebracht. Teile können die Fähigkeit beeinträchtigt haben, die Hand nach einer sicheren Verbindung auszustrecken, etwas zu erforschen, sich auf ein Ziel zuzubewegen und Ja zu den Erfahrungen des Lebens zu sagen. Oder Bewegungen – wie Gesten, Gang, unbewusste Bewegungen – können Beeinträchtigungen in der Fähigkeit enthüllen, sich abzukehren und wegzubewegen sowie fähig zu sein, Nein zu sagen und Grenzen zu setzen. Achtsames Gewahrsein in diese gehemmten, fixierten oder gestörten Bewegungen zu bringen kann diesen zu größerer Leichtigkeit und besserem Wohlbefinden verhelfen. Mein verkörpertes Selbst drückt sich in Bewegungen einer Kommunikation von rechter Gehirnhälfte zu rechter Gehirnhälfte mit meiner Klientin aus, meist unterhalb des bewussten Gewahrseins.

Die Anwendung von Berührung in der Psychotherapie ist kontrovers. Psychotherapeutinnen fühlen sich häufig eingeschüchtert und schlecht ausgebildet, um Berührung bei Klienten anzuwenden. Sie und ihre Aufsichtsbehörden fürchten auch die Macht der Berührung, Intimität zu vertiefen. Ist die Berührung jedoch in weitere Praktiken der Somatischen IFS-Therapie eingebettet, kann sie eine kraftvolle Ergänzung im therapeutischen Werkzeugkasten werden. Berührung ist direkt und unmittelbar. Es handelt sich um eine direkte Übertragung sämtlicher Qualitäten verkörperter Selbstenergie zu den Teilen, die im Körper leben. Und Berührung wirkt bei jedem Schritt von IFS unterstützend. Obwohl selbst ich mit meinem Hintergrund der Körpertherapie einige vorsichtige Teile hinsichtlich Berührung habe, wertschätze ich diese Methode insbesondere für die wortlosen Geschichten, die ich mit meinen Händen höre, die Geschichten, die vielleicht nicht mit Worten oder selbst Gefühlen oder Bildern erzählt werden können. Einfühlsame Berührung ist die ultimative rechtshemisphärische Körper-zu-Körper-Kommunikation. Sie hat die Fähigkeit, die Folgen schädlicher Berührung und einen Mangel an notwendiger zu heilen.

Während ich diesen Abschnitt über das verkörperte Selbst schreibe, halte ich inne und nehme wahr, wo ich mich auf dem Kontinuum des verkörperten Selbst befinde. Eher am unteren Ende. Kann ich Somatisches IFS anwenden, um das zu ändern? Mit einem langen, langsamen Ausatmen wende ich meine Aufmerksamkeit nach innen, um meinen Körper auf Empfindungen zu scannen. Von allen Empfindungen, die ich wahrnehme – eine leichte Anspannung in meinem Gesicht und meinen Armen vom Schreiben –, wird meine Aufmerksamkeit von einem leichten Schmerz in meinem oberen linken Sakralgelenk angezogen. Zunächst werde ich von Geräuschen im Raum abgelenkt, doch als ich meinen Fokus wiederfinde, fühle ich eine Energiewelle durch meine Wirbelsäule hoch und in meine Arme hinab fahren. Meine Wirbelsäule möchte sich nun bewegen. Während ich mich bewege, nehme ich eine Stelle rechts am mittleren Rücken wahr, die sich verspannt anfühlt. Während ich die Tiefe und die Grenzen der angespannten Stelle erkunde, folgt eine weitere Energiewelle. Mein ganzer Oberkörper fühlt sich weiträumiger an, und mein Gefühl für die Form meines Torsos dehnt sich aus, sodass sich die Grenzen verwischen. Die Energie rauscht die Rückseite meines Halses hinauf. Meine Schulterblätter senken sich ein wenig weiter ab. Meine Atmung wird länger und langsamer, und meine Wirbelsäule beginnt, sich mit meinem Atem zu bewegen. Ich nehme Anspannung hinter meinen Augen und an meiner Kehle wahr. Während ich bei dieser Anspannung bleibe, fühle ich, wie eine Energiewelle gleich einer inneren Dusche meinen Rücken hinab in meinen Beckenboden fließt und weiter die Rückseite meiner Beine herunter. Ich fahre fort, die Welle meines Atems zu reiten. Ich fühle mich lebendiger, weiträumiger. Ich sage »Ich«, aber diese Erfahrung von Empfindung und Bewegung, die sich von Augenblick zu Augenblick wandelt, ist die Realität und nicht ein Konzept eines »Ichs«.

Einführung in die folgenden Kapitel zu den fünf Praktiken der Somatischen IFS-Therapie

In den folgenden Kapiteln wird jede dieser Praktiken erforscht und in die IFS integriert, um das innere System durch die Physiologie und das Körpergefühl zu untersuchen. Wir werden betrachten, wie Erfahrungen das Gehirn und den Körper formen und wie Symptome, Körperstrukturen und -prozesse Teile enthüllen. Wir werden erfahren, wie unser soziales Gehirn Bindungstraumata heilt. Ich werde Erfahrungen beschreiben, die mich verstehen ließen, dass ein stärker verkörpertes Selbst eine Ressource ist, um das System zu einem in höherem Maße gelebten Leben zu führen. Wir untersuchen die konzeptuellen Aspekte der somatischen Arbeit – das Warum und das Wie.

So wie es das Ziel von IFS ist, das Selbst des Individuums zu befreien, sodass es sein inneres System führen kann, ist es das Ziel der Somatischen IFS-Therapie, das verkörperte Selbst wiederherzustellen. Das grundlegende Werkzeug dafür ist **Körpergewahrsein**. Das Logo der Somatischen IFS-Therapie verbildlicht, dass diese Praxis alle anderen umschließt und unterstützt, fast so, als ob sie die anderen Praktiken gebären würde. Praktisch betrachtet, führt Gewahrsein des Körpers auf natürliche Weise zu Gewahrsein der Atmung, deshalb ist die folgende Praxis **Bewusste Atmung**. Ihr folgt **Radikale Resonanz**, bei der wir uns in höherem Maße in den Bereich der Beziehungen bewegen. **Achtsame Bewegung** kann im Kontext des Beziehungsfelds erkundet werden. **Einfühlsame Berührung** ist der Gipfel. Sie nimmt am wenigsten Raum ein, ist aber dennoch in gewisser Hinsicht am kraftvollsten. Die Praktiken greifen ineinander. Jede allein kann möglicherweise zum Zustand des verkörperten Selbst führen, aber die Abfolge und Interaktion der fünf Praktiken vervielfacht die Potenz jeder einzelnen Praxis.

Obwohl die fünf Praktiken getrennt betrachtet werden, wird es augenscheinlich werden, dass die Grenzen nicht klar und in manchen Fällen nicht existent sind. Körpergewahrsein ist keine Praxis, die angewandt und mit der dann aufgehört wird, wenn wir uns anderen Praktiken zuwenden; vielmehr ist es die Grundlage aller anderen Praktiken. Das Gleiche kann von allen anderen scheinbar getrennten Praktiken gesagt werden. Zusammen mit den separaten Schritten des IFS-Modells und der Kategorisierung unserer inneren Welt in Manager, Feuerbekämpfer, Verbannte und das Selbst stellen uns die fünf Praktiken der Somatischen IFS-Therapie eine nützliche Karte zur Verfügung, um durch das mysteriöse Land des Körpergeists zu reisen.

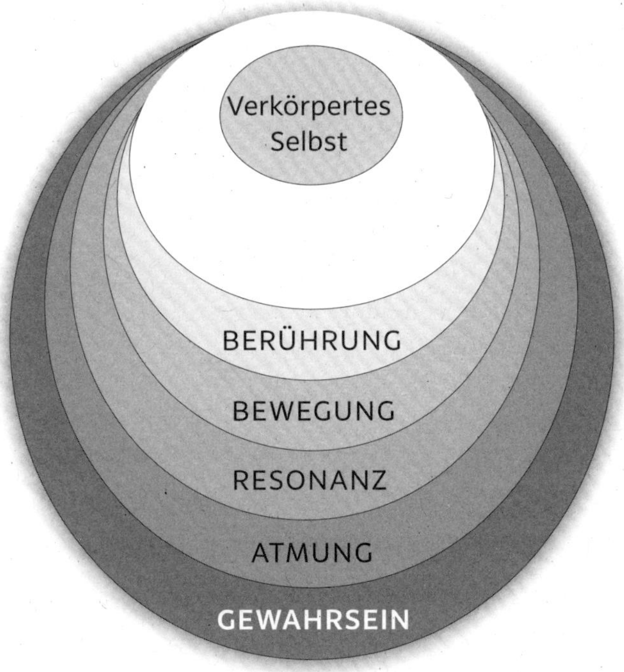

Jede Praxis ist mit einem Element verbunden: Erde, Luft, Feuer und Wasser. Die IFS-Therapeutin ist bereits damit vertraut, diese klassischen Elemente beim Schritt der Entlastung zu nutzen. Bei diesem Schritt des IFS-Prozesses fragt die Therapeutin die Teile der Klientin, welches der Elemente sie nutzen möchten, um Lasten loszulassen. Obwohl die Entlastung beim Somatischen IFS weniger stark vorgegeben ist, sind diese grundlegenden Elemente eine Möglichkeit, die Natur und Komplexität des Körpers wie auch der ganzen materiellen Welt zu verstehen. Die klassischen Elemente stellen uns eine Linse zur Verfügung, durch die wir unseren Körper und unsere Beziehungen mit der äußeren Welt betrachten können. Dies ist in der Therapie essenziell. Sie stellen auch eine Möglichkeit dar, die Praxis auf ihrer grundlegendsten Stufe zu erfahren.

Bestimmte Körpersysteme werden auch in jedem Kapitel, das sich mit einer Praxis der Somatischen IFS-Therapie auseinandersetzt, erkundet. Die Körpersysteme sind ein zusätzlicher Weg, die Komplexität des Körpers zu verstehen und die systemische Natur des Körpergeists wertzuschätzen. Alle Körpersysteme sind wie die Praktiken wechselseitig abhängig. Obwohl es nicht sofort klinisch anwendbar sein mag, ein Körpersystem tiefgehend zu verstehen, hat sich für mich herausgestellt, dass mein Studium der Anatomie, Physiologie und sogar Embryologie eine relevante und wesentliche Untermauerung meiner auf den Körpergeist gerichteten therapeutischen Interventionen darstellt. Die Fallbeispiele werden dies verdeutlichen.

Klassische Elemente, die mit den fünf Praktiken verbunden sind

Im Denken der klassischen Antike werden die vier Elemente – Erde, Luft, Wasser und Feuer – als Basis aller Materie und als archetypische Gewalten der Schöpfung gesehen. Diese Elemente waren für Jahrtausende die

Grundlage für Medizin, Philosophie und Wissenschaft, wobei sie die Basis für viele antike Heilpraktiken bildeten. Die therapeutischen Ansätze vieler Kulturen berücksichtigten die Beziehung dieser Elemente zu körperlichen, emotionalen und spirituellen Symptomen, um eine Reihe menschlicher Leiden zu lindern und zu heilen. Ihre gewachsene Heilweisheit, die zum Überleben unserer Spezies beigetragen hat, wirkt sich noch immer auf viele unserer wirksamen therapeutischen und aufbauenden Methoden aus. Obwohl die moderne Wissenschaft unser therapeutisches Repertoire stark erweitert hat, verbinden diese elementaren Mächte und sinnlichen Erfahrungen unsere gegenwärtigen Heilmodalitäten mit den Heiltraditionen unserer Vorfahren.

Hippokrates verband die vier Elemente mit den vier Säften. C. G. Jung leitete seine Typenlehre von diesen vier Säften ab, wobei er Persönlichkeitstypen mit ihnen verknüpfte. Die vier Elemente Erde, Luft, Feuer und Wasser wurden zu Ecksteinen alchemistischer Heilpraktiken des Mittelalters. Im Buddhismus werden diese Elemente als Kategorien sinnlicher Wahrnehmung betrachtet und ebenso als Basis, um Leiden zu verstehen und uns von ihm zu befreien.

IFS-Therapeutinnen nutzen die vier Elemente, um den transformativsten Aspekt der Therapie – den Schritt, der unsere Teile von ihrem Leiden befreit – zu erleichtern: den Prozess der Entlastung. Die Klientin oder ein Teil der Klientin wird, wenn er bereit ist, seine Last in Form eines Gefühls, einer Wahrnehmung oder eines Glaubenssatzes loszulassen, gefragt, in welches der vier Elemente er seine Last freigeben möchte. Manche antworten, dass sie sie tief in der Erde vergraben, wo sie kompostiert werden kann. Andere möchten sie der Luft überlassen, wo sie sich im unendlichen Raum über und um uns herum auflösen kann. Manche Lasten werden vom Feuer verzehrt und zu Asche reduziert, während andere im Meer fortsegeln oder in einem Wasserfall gereinigt werden. Der essenzielle, unzerstörbare, spirituelle Aspekt des Individuums ist frei, im inneren System zu erscheinen, wenn die Lasten auf diese Weise den Elementen anheimgegeben werden. Gleichgewicht und Harmonie unter den Teilen werden durch diese transzendente, spirituelle Essenz hergestellt, die wir das »Selbst« nennen. Es handelt sich um eine Erfahrung eines Seinszustands, der tatsächlich einen Quantensprung entfernt ist von der Erfahrung der belasteten Teile mit ihren von Angst gespeisten Überlebensstrategien. Die archetypischen Aspekte der vier Elemente fließen in unsere Erfahrung verkörperter Selbstenergie ein.

Diese vier Elemente haben in der Somatischen IFS-Therapie sogar einen noch größeren Stellenwert. Diese grundlegenden Elemente verbinden uns mit dem größeren Universum – dem Boden unter unseren Füßen, der Luft, die uns umgibt, den lebensspendenden Wassern und dem Feuer, das unser Herz wärmt und uns den Weg erhellt. Während wir den herzzerreißenden Geschichten unserer Klientinnen zuhören, fühlen wir unsere Füße, blicken aus dem Fenster in den Himmel, trinken unseren Tee und schauen auf eine Kerze. Jedes Element vertieft unsere Erfahrung mit der Praxis des Somatischen IFS, mit dem es verbunden ist.

Ich verknüpfe Körpergewahrsein als Grundlage aller anderen Praktiken mit dem Element Erde. Wir richten unser Gewahrsein auf den Boden oder den Stuhl unter uns und verbinden uns mit der Erde. Dies ermöglicht uns, unsere Energien zu erden und zu zentrieren. Wir würdigen, wie reich uns die Erde unterstützt hat, wie wir in unserer Lebenszeit Samen gesät und geerntet haben. Wir wandeln in den Spuren so vieler, die vor uns auf der Erde gewandert sind. Wir sind auf jedem Schritt des Weges geerdet und werden unterstützt. Die Erde kennt die Rhythmen und Zyklen des Wandels, die bergigen Höhen und die tiefe Dunkelheit von Höhlen. Indem wir uns wieder und wieder mit der Erde verbinden, entwickeln wir einen verlässlichen Anker im Angesicht aufwühlender emotionaler Energien. Vielleicht können wir unseren Klientinnen dabei helfen, Sicherheit und Unterstützung durch die Erde zu finden und darauf zu vertrauen, dass selbst ihre tiefsten Geheimnisse und dunkelsten Ängste fruchtbare Erde werden können, in der zarte neue Samen gedeihen. In unserem neuen Ausgangspunkt geerdet, blicken wir in den unendlichen Himmel über uns.

Bewusste Atmung verbindet uns mit dem Element Luft, indem wir unser Gewahrsein in diesen großteils unbewussten Akt bringen. Das Luftelement verknüpft uns mit der Erde und dem Himmel durch unsere vertikale Ausrichtung und offenbart, dass wir auf der grundlegendsten Ebene hauptsächlich leerer Raum sind. Weiträumigkeit ist eine der wesentlichen Qualitäten im Zusammenhang mit Selbstenergie. Von Teilen kontrolliert, spannen sich unsere Energien an und verengen sich, sie werden dichter und eingeschnürter. Der Rhythmus unserer Atmung über die Atemwege wie auch die Zellatmung schaffen Ruhe und Geräumigkeit in unserem Körper und Geist. Jedes Einatmen bringt neue Möglichkeiten, neues Leben. Jedes Ausatmen erlaubt uns loszulassen, was wir nicht länger brauchen, und so Platz für Neues zu schaffen. Atmen ist die Brücke zwischen inneren und äußeren Welten. Gewahrsein des Austauschs unserer inneren und äußeren Systeme vereinigt uns mit der gesamten Welt des aeroben Lebens.

Unsere Atmung führt uns in den relationalen Bereich der Radikalen Resonanz. Mit dem Element Wasser verbunden, schließt diese Praxis ein, mit der Erfahrung anderer durch unser Herz und unsere Flüssigkeitssysteme in Resonanz zu treten. Das Wasserelement ist mit Gefühlen, fließender Bewegung und Transformation verknüpft. Wasser ist beruhigend, nährend, säubernd und reinigend. Unsere Teile dürsten nach einem mitschwingenden, mitfühlenden Bezeugen der Ungerechtigkeiten, die unsere Unschuld zerstörten und unsere Träume austrockneten. Der heilende Fluss des Mitgefühls strömt von unserem Herzen und Geist, um die ausgetrocknete Erde unserer inneren Landschaften zu bewässern. Wir finden den Mut, in den tiefen Bereich des Beckens einzutauchen. Eine resonante Beziehung unterstützt uns dabei, durch emotionale Gewässer zu navigieren, während unser Herz und unser zum großen Teil flüssiger Körper zurückstrahlen.

Achtsame Bewegung verbindet uns mit dem Element Feuer. Feuer ist mit Energie, Wachstum und Transformation verknüpft. Mit achtsamer Aufmerksamkeit taut die Wärme der Bewegung die gefrorene Tundra des Traumas auf. Was als Empfindung beginnt, wird durch die Energie der Bewegung zu einer Körpergeschichte des inneren Systems transformiert. Die Geschichte des Körpers kann in einem angespannten oder kollabierten Gewebe eingefroren sein. Sie wartet auf das wärmende Tauwetter der verkörperten Selbstenergie, um das Erzählen der Körpergeschichte durch willkürliche und unwillkürliche Bewegungen in Gang zu setzen. Die Bewegung kann eine kleine, sanfte Flamme sein oder eine große, ausdrucksstarke Geschichte des Körpers.

Einfühlsame Berührung vereinigt diese Elemente, unter Einbeziehung des Zusammenspiels von Erde, Luft, Wasser und Feuer. Alle Qualitäten der Elemente wirken zusammen, damit Berührung eine sichere, reziproke Kommunikation sein kann. Die vertikal ausgerichtete Therapeutin verbindet sich mit dem Herzen. Die mitfühlende Wärme des körperlichen Kontakts geht mit den Geweben in Resonanz und kommuniziert die Präsenz des Selbst. Wunden, die aus Misshandlung und Vernachlässigung von Berührung hervorgegangen sind, können durch die Einfühlsame Berührung geheilt werden. Auf körperlicher Ebene kommunizierende Selbstenergie beruht auf allen Elementen und Praktiken, um sicherzustellen, ein Werkzeug für tiefe Heilung zu sein.

Genau wie die ayurvedische und traditionelle chinesische Medizin die Beziehung zwischen den Elementen berücksichtigt, um Diagnosen zu stellen und Unausgewogenheiten in Körper, Geist und Seele zu behandeln, sind die Elemente, die mit der Somatischen IFS-Therapie und ihren fünf Praktiken verbunden sind, dynamisch und in wechselseitiger Beziehung stehend. Wir sitzen mit unserer Klientin, verbinden uns mit der Erde und nehmen Haltungsänderungen vor, um nicht mit der Schwerkraft zu kämpfen. Die Energien der Erde können leichter durch uns fließen. Wir nehmen wahr, dass wir atmen. Wir erlauben unserem Bauch, weich zu werden, und unserer Atmung, sich zu vertiefen. Uns fest und geerdet wie auch weit und offen fühlend, können wir nun die horizontale Ebene betreten, in der wir in den »Flow« relationaler Interaktionen eintreten können. Wenn wir von aufsteigenden Gefühlsstromschnellen fortgespült werden sollten, kann es hilfreich sein, uns mit dem Fluidum unseres Körpers zu verbinden, um gekonnt die Felsen im Strom zu umfließen. Wenn unsere Wahrnehmungssysteme überflutet sind, kommen wir durch Gewahrsein von Empfindung und Atmung zu uns selbst, unserer Verbindung zu Himmel und Erde zurück. Das Feuer der Bewegung bringt Wärme, Licht und Resonanz in den Therapieprozess. Bewegung hängt von Gewahrsein, Atmung und Resonanz ab, um einen möglichst authentischen Ausdruck zu erreichen. Atmung, Bewegung oder Berührung eines Klienten kann ein Ausgangspunkt sein, um das innere System zu erkunden, und manchmal kann es in einer Sitzung zu einer Vereinigung aller Praktiken in einer Interaktion kommen. Die vier Elemente erinnern uns an unser Bedürfnis nach Gleichgewicht und an unsere wechselseitige Abhängigkeit. Wenn wir im Gleichgewicht sind, sind wir mit dem unendlichen Feld der Selbstenergie verbunden.

Körpersysteme, die mit den fünf Praktiken verbunden sind

Neben den vier Elementen sind bestimmte Körpersysteme mit jeder der fünf Praktiken der Somatischen IFS-Therapie verbunden. Selbstverständlich ist jedes Körperteil relevant, wenn mit dem Körpergeist gearbeitet wird: jedes Körpersystem, jedes Organ, jedes Gelenk, jeder Muskel und jeder körperliche Prozess. IFS basiert auf der Systemtheorie, die die wechselseitigen Beziehungen und die wechselseitige Abhängigkeit der Teile und des Selbst mit der äußeren Umgebung anerkennt. Der Körper wird auch als eine kohäsive Sammlung von Körpersystemen verstanden, die aus Zellen, Geweben und Organen bestehen und entsprechend ihrer Funktion organisiert sind, wie Atmungs-, Verdauungs- bzw. Ausscheidungs-, Nerven-, Muskel-Skelett-, endokrine und kardiovaskuläre Systeme. Diese Systeme haben sowohl im IFS als auch im Körper ein vorhersagbares Verhalten, sie sind dynamisch und Beschränkungen unterworfen. Jedes System hat eine Aufgabe zu erledigen und kommuniziert mit anderen Systemen. Einen Teil des Systems zu verändern wirkt sich auf die anderen Teile oder das ganze System aus. Jedes System hat Qualitäten der Selbstenergie, wie Intelligenz, Kreativität und Resilienz. Teile nutzen diese Körpersysteme, um ihre Arbeit zu erledigen und ihre Geschichten zu kommunizieren.

Linda Hartley spricht von der Erfahrung dieser anatomischen Systeme durch die Übungen des Body-Mind Centering, während sie auf Roberto Assagiolis psychosynthetische Methoden Bezug nimmt: »Sie können sich anfühlen, als würden sie innere Charaktere verkörpern, wie Subpersönlichkeiten oder Energiekonstellationen, die in uns koexistieren. Sie handeln und interagieren untereinander in Mustern, die für jedes Individuum einzigartig sind. Diese Muster bleiben bisweilen starr, oder sie verändern und reorganisieren sich in neue Verhältnisse, während sich unser Leben entfaltet.«[8] Susan Aposhyan, die Gründerin der Body-Mind Psychotherapy, hat ausführlich über viele Körpersysteme von einem psychologischen Standpunkt aus geschrieben.[9] Diese Körpersysteme zu berühren stellt Kontakt zu Teilen her und lädt sie ein, sich zu entfalten. Ihre Gefühle, Glaubensmuster und Geschichten werden durch Gewahrsein und Bewegung bezeugt. Indem sie vollständig bezeugt werden, können sich die Systeme zu größerem Wohlbefinden und größerer Harmonie reorganisieren.

Obwohl jedes Körpersystem mit jeder der fünf Praktiken des Somatischen IFS adressiert werden kann, haben manche eine starke Verbindung zu einer einzelnen Praxis. Für die grundlegende Praxis des Körpergewahrseins berücksichtigen wir die Skelett-, Faszial- und Nervensysteme. Knochen sind das dichteste Körpergewebe. Wir verbinden uns durch unsere Sitzhöcker des Beckenbodens und Füße mit der Erde. Die Faszien formen unsere Gesamtstruktur, wobei sie uns von Kopf bis Fuß, von innen nach außen vereinigen. Das Nervensystem überträgt die sensorische Information und versteht sie. Wir bringen Gewahrsein in diese Teile unseres Körpers, um uns zu erden, zu stabilisieren und uns mit dem Grund unseres Seins zu verbinden.

Bewusste Atmung schließt unsere Lunge, den Blutkreislauf und die Atemmuskulatur ein. Eine subtilere Atmung geschieht in jeder Zelle durch ihre Membran. Sowohl die pulmonale als auch die zelluläre Atmung beinhaltet einen Austausch, eine Verbindung zwischen Innen und Außen. Beide Arten der Atmung beinhalten rhythmische Zyklen, die Ruhe und Klarheit bringen.

Die Praxis der Radikalen Resonanz umfasst unser zentrales Nervensystem, inklusive unseres autonomen Nervensystems und der Struktur unseres limbischen Systems. Sie berücksichtigt auch das Herz als Emitter eines elektromagnetischen Felds, das weitaus kraftvoller ist als das des Gehirns, und nicht bloß als eine einfache mechanische Pumpe. Ein mitfühlendes, offenes Herz und ein ebensolcher Geist, die miteinander in Beziehung stehen, haben die Macht, die Herzen und den Geist anderer zu ändern. Radikale Resonanz nimmt die Flüssigkeitssysteme unseres Körpers in den Dienst: das Blut, die Lymphflüssigkeit und die extrazelluläre Matrix, die all unsere Zellen umgibt und durch die Zellmembran dringt, wie auch die Flüssigkeit in unseren Gelenken und jene, die unser Gehirn und unser Rückenmark durchtränkt. Indem wir uns auf unsere Körperflüssigkeiten einstimmen, finden wir die Weisheit der Zurückhaltung, der Grenzen und des wechselseitigen Flusses von Verbindung.

Achtsame Bewegung umfasst die körperlichen Quellen unserer Bewegungsimpulse, von den subtilen zu den groben, inklusive unseres Muskelsystems, unseres somatischen Nervensystems und unseres autonomen Nervensystems. Unsere willkürlichen und unbewussten Bewegungen gehen aus den Absichten und Wünschen hervor, die von den Gefühlen, die in allen unseren Geweben gespeichert sind, angetrieben werden. Unser muskuläres System verkörpert Qualitäten der Kreativität, des Muts und der Zuversicht. Die Praxis der Achtsamen Bewegung bezieht auch die embryonale Entwicklung des Körpers in der Gebärmutter als Vorlage und Quelle der Entlastung fehlerhafter Bewegungsmuster ein. Der Körper bewegt sich in relativer Bewegungslosigkeit – er kontrahiert und expandiert rhythmisch mit dem Fluss von Atem, zerebraler Rückenmarksflüssigkeit, Blut und Verdauungsprozessen.

Einfühlsame Berührung nutzt die Haut und die Sinnesnerven, die zusammen unser somatosensorisches System bilden. Von der Oberfläche unserer Haut werden Informationen durch verschiedene Sinnesrezeptoren und Neuronen zu den Wirbelsäulenreflexpunkten gesandt, dann zum unbewussten Stammhirn und schließlich zu den Gewahrseinsfeldern des Kortex. Dieses System ist zweigleisig, wobei Informationen gleichzeitig in beide Richtungen fließen. Die Körpergewebe nehmen wahr, empfangen und antworten auf die Qualitäten verkörperter Selbstenergie, die implizit durch die Hände der Klientin, der Therapeutin oder von beiden kommuniziert wird.

Jedes System des Körpers reflektiert Vielfalt. Vom einfachsten Molekül bis zum ganzen Körper offenbart jeder Aspekt eine sich andauernd weiterentwickelnde, funktionierende Intelligenz, große Kreativität und eine erstaunlich effektive Kommunikation und Zusammenarbeit. Der Körper strebt in seinen unterschiedlichen Teilen nach Homöostase. Innere und äußere Kräfte können dieses Gleichgewicht zerstören. Die Polarisierung von Teilen und ihre gegensätzlichen Haltungen können sich in

Unausgewogenheiten der Muskel-Skelett-Struktur, einem gestörten Nervensystem oder in unterdrückten bzw. nicht ausbalancierten endokrinen Funktionen widerspiegeln.

Der Weg zur verkörperten Selbstenergie – das Ziel des Somatischen IFS – wird erreicht durch das Üben der fünf Praktiken inklusive der mit ihnen verbundenen Elemente und Körpersysteme. Am Ende jedes Kapitels sind Übungen, um die im Kapitel behandelten Themen zu erfahren. Auf jede Übung folgen Vorschläge, mit denen Sie Ihre Erfahrung reflektieren können. Die meisten Übungen sind für eine individuelle Ausführung vorgesehen; für einige wird ein Partner benötigt. Die Absicht der Übungen besteht darin, die Verkörperung der somatischen Praxis sicher erfahren zu können und die Verbindung mit den Teilen Ihres inneren Systems durch diese bestimmte Praxis zu vertiefen. Während Sie die Übungen ausführen, sollten Sie auf das Level der Aktivierung Ihrer Teile achten. Wenn Ihre beschützenden Teile bewirken, dass Sie sich abgelenkt, gelangweilt oder kritisiert fühlen oder wenn Ihre verletzlichen Teile beginnen, Ihr System mit ihren Gefühlen oder Überzeugungen zu fluten, können Sie zu einer früheren Übung zurückkehren, die Ihnen half, Zugang zu Ihrer verkörperten Selbstenergie zu finden. Wenn Sie einmal mit den Übungen vertraut sind, die Ihnen helfen, Ihrer eigenen inneren Familie gewahr zu werden, werden diese Übungen in Ihrer klinischen Arbeit Ihren Klientinnen und Patientinnen helfen, ihre eigene verkörperte Selbstenergie zu vertiefen.

ÜBUNGEN

Teile im Körper

ZIEL: Teile im Körper finden; feststellen, ob sie Lasten tragen, und wenn ja, was diese Lasten sind. Sie entweder als beschützende oder verletzliche Teile identifizieren.

Anleitung

1. Bringen Sie im Liegen oder Sitzen Gewahrsein in eine Empfindung in Ihrem Körper.
2. Fokussieren Sie sich auf diese Stelle in Ihrem Körper. Bleiben Sie bei der Empfindung oder den Empfindungen.
3. Während Sie bei der Empfindung verweilen, nehmen Sie wahr, ob es Worte gibt, die damit einhergehen. Wenn sie zu Ihnen sprechen könnte, was würde die Empfindung sagen? Was möchte sie?
4. Gibt es ein Gefühl, das im Zentrum dieser Empfindung steht oder sich mit den Worten zu verbinden scheint? Was ist das für ein Gefühl bzw. Gefühle?
5. Wenn diese Erfahrungen von Empfindung, Worten und Gefühlen zu einem Teil führen, dann möchte dieser Teil vielleicht auch, dass Sie ihn sehen, sein Alter kennen, sein Geschlecht und wo er ist.
6. Fragen Sie sich, ob Sie diesem Teil gegenüber offen und neugierig sind. Und wenn ja, lassen Sie den Teil wissen, dass Sie so fühlen – durch Worte, Ihre Körperenergie und Ihre Berührung. Wenn nicht, finden Sie diesen Teil in Ihrem Körper und beginnen Sie wieder bei Schritt 2.
7. Wenn der Teil antwortet und bereit ist, mit Ihnen zu sprechen, lassen Sie ihn wissen, dass Sie zuhören.

8. Während Sie dem Teil zuhören, bekommen Sie vielleicht ein Gefühl dafür, zu welcher Kategorie der Teil gehört. Wenn der Teil Ihren Körper für seine Arbeit nutzt, ist er ein Beschützer. Wenn er Ihren Körper nutzt, um seine Geschichte zu erzählen, dann ist er ein verletzlicher Teil.
9. Danken Sie dem Teil dafür, dass er bereit ist, sich Ihnen mitzuteilen.

Reflexion

(machen Sie sich Notizen, eine Zeichnung oder arbeiten Sie mit einem Partner)

1. Um was für eine Empfindung handelte es sich?
2. Wo in Ihrem Körper befand sie sich?
3. Führte sie zu einem Teil? Falls ja, was fühlten Sie dem Teil gegenüber?
4. Was erfuhren Sie über den Teil?
5. Können Sie sagen, ob der Teil ein beschützender oder verletzlicher war?
6. Haben Sie eine Vorstellung davon, was der Teil von Ihnen braucht?

Mit beschützenden Teilen anhand der sechs Fs arbeiten

Wenn wir uns in einem Zustand verkörperter Selbstenergie befinden, erscheinen leicht die Worte, die an die Klientin zu richten sind. Doch wenn wir anfangs am Lernen sind, können Skripte hilfreich sein, der Klientin zu helfen, die sechs Fs der Somatischen IFS-Therapie zu bearbeiten.

1. Einen Teil finden

Diese vorgeschlagenen Aussagen und Fragen sollen der Klientin helfen, ihre Aufmerksamkeit auf die Information zu richten, die von ihrem inneren System kommuniziert wird. Die Therapeutin hört der verbalen und nonverbalen Sprache zu und antwortet ...

- … auf einen Gedanken: »Das klingt, als ob ein Teil von Ihnen Folgendes denkt oder glaubt? ______________________________«
- … auf eine körperliche Empfindung: »Könnte diese Empfindung von ________________ in Ihrem Körper ein Teil sein, der Ihre Aufmerksamkeit einfordert?«
- … auf eine Haltung, Geste, Bewegung: »Ich nehme wahr, dass Sie ____________________. Ich frage mich, ob dies die Art und Weise ist, auf die ein Teil gerade mit uns kommuniziert.«
- … auf ein Gefühl: »Ich höre (oder verstehe), dass ein Teil von Ihnen fühlt, dass er ______________ .«
- … auf Erinnerungen/Bilder: »Stammt dieses Bild von einem Teil von Ihnen?« »Zeigt Ihnen ein Teil diese Erinnerung?«

2. Einen Teil füllen

Dieser Schritt beabsichtigt, der Klientin dabei zu helfen, den Teil so gut wie möglich als Subpersönlichkeit mit einem Körper, Gefühlen, Glaubenssätzen und Verhaltensweisen kennenzulernen. In Abhängigkeit von der Antwort der Klientin verlässt sich die Therapeutin auf ihre eigene somatische Erfahrung wie auch auf die nonverbale Kommunikation der Klientin, um Fragen zu stellen oder Beobachtungen anzustellen, die der Klientin helfen, eine tiefere Erfahrung des Teils zu machen. Die Absicht ist, die Klientin dabei zu unterstützen, einen Teil besser kennenzulernen. Beschützer nutzen häufig den Körper – seine Systeme, Energien und Verhaltensweisen –, um ihre Arbeit zu verrichten. Deshalb ist es wichtig, die Empfindungen und Bewegungsimpulse des Teils miteinzubeziehen.

- Mit Teilen, die zunächst als Gedanken erscheinen:
    - »Während Sie diesem Gedanken zuhören, beobachten Sie, ob es irgendwelche Gefühle gibt, die damit einhergehen.«
    - »Sprechen Sie Ihren Gedanken laut aus und beobachten Sie, ob es dabei eine Veränderung in Ihrem Körper gibt.«
    - »Während Sie den Teil diese Worte sprechen hören, was passiert mit der Mauer um Ihr Herz?«
    - »Während ich Ihre Worte höre, bin ich mir bewusst, dass ______ in Ihrem Körper geschieht.«
    - Mit Teilen, die zunächst als körperliche Empfindungen und Bewegungen erscheinen:
    - »Während Sie bei dieser Bewegung bleiben, beobachten Sie, ob es irgendwelche Gedanken (Worte/Gefühle/Bilder/Erinnerungen) gibt, die damit einhergehen.«
    - »Wenn diese Taubheit in Ihrem Körper sprechen könnte, was würde sie sagen?«
    - »Möchte diese Anspannung in Ihrem Kiefer sich bewegen oder sprechen?«

- Mit Teilen, die zunächst als Gefühl erscheinen:
    - »Wo in Ihrem Körper fühlen Sie die Angst?«
    - »Möchte dieser wütende Teil sich bewegen?«
    - »Hat dieses Gefühl irgendwelche Worte/Erinnerungen/Bilder?«

- Mit Teilen, die zunächst als Erinnerungen/Bilder erscheinen:
    - »Bleiben Sie bei diesem Bild und beobachten Sie, was in Ihrem Körper geschieht.«
    - »Während Sie dieses Bild betrachten, sind Sie sich irgendwelcher Gefühle bewusst?«

3. Sich auf einen Teil fokussieren

Dieser Schritt kann dem vorherigen vorausgehen. Die Aussagen sind Anweisungen, können aber als Frage formuliert werden, wie etwa: »Wären Sie bereit zu …?« Die Absicht der Aussage oder Frage besteht darin, die Aufrechterhaltung der offenen, neugierigen Aufmerksamkeit der Klientin auf ihren Teil zu unterstützen. Insbesondere auf die körperliche Empfindung fokussiert zu bleiben hilft häufig, sich von intensiven Gefühlen wie auch von erzählenden und analysierenden Beschützerteilen zu entschmelzen.

- »Ich würde gern mehr darüber hören, aber können Sie vorerst einfach bei dem bleiben, was Ihr Herz so sehr belastet?«
- »Betrachten Sie weiter dieses Bild des Kriegers. Können Sie sein Gesicht sehen? Was trägt er für Kleidung?«
- »Ist die Anspannung in Ihrem Bauch hauptsächlich an der Oberfläche oder reicht sie bis zu Ihrem Rücken durch? Sind Ihre Grenzen klar oder verschwommen? Ist Bewegung in der Anspannung oder ist sie statisch?«
- »Bewegen Sie sich weiter auf diese Weise und beobachten Sie, was passiert.«

4. Fragen, wie die Klientin dem Teil gegenüber fühlt

Dieser Schritt hilft, den Teil vom Selbst zu unterscheiden. Auch dieser Schritt kann zu einem früheren Zeitpunkt des Prozesses kommen.

- Antworten der Klientin, die einen Teil offenbaren:
  - »Ich mag ihn nicht. Ich wünschte, er würde weggehen.«
  - »Er tut mir leid.« (Diese Aussage kann einen bemitleidenden Teil anzeigen, aber auch Mitgefühl.)
  - »Ich denke, er wird niemals aufhören ____________ zu tun.«
  - »Diesen Teil gibt es schon lange.«

  - Nonverbale Sprache (unwillkürliche Bewegungen, Haltung, Prosodie, Atmung, Gesichtsausdruck) kann ungeachtet der verbalen Antwort die Präsenz eines Teils anstelle von Selbstenergie enthüllen.

- Die Therapeutin fragt den Teil, ob er zurücktreten kann. Wenn nicht, wird dieser Teil zum neuen Ziel-Beschützerteil, bis er zurücktreten kann.
- Antworten, die Selbstenergie offenbaren:
  - »Ich würde ihn gern besser kennenlernen.«
  - »Ich würde ihm gern helfen, mir zu vertrauen.«
  - »Ich bin froh, dass sich dieser Teil zu Wort meldet.«
  - »Ich fühle ihm gegenüber Wärme.«
  - »Ich bin offen, mehr von ihm zu hören.«
  - »Ich frage mich, was er von mir braucht, damit er fähig ist, sich auszuruhen.«

5. Sich mit dem Teil anfreunden

- In Bezug auf die Beziehung des Selbst zum Teil fragt die Therapeutin:
  - »Wo in Ihrem Körper fühlen Sie dieses Mitgefühl?«
  - »Wo in Ihrem Körper fühlen Sie diese Wärme?«
  - »Was in Ihrem Körper lässt Sie wissen, dass Sie sich neugierig fühlen?«

- Die Therapeutin leitet die Klientin an, diese Empfindung von Selbstenergie zum Teil zu schicken.
- In Bezug auf die Beziehung des Teils zum Selbst fragt die Therapeutin:
  - »Ist der Teil sich Ihrer bewusst?«
  - »Scheint der Teil bereit zu sein zu spüren, ob Sie vertrauenswürdig sind oder nicht?«

- »Was geschieht mit ihm, wenn Sie ihn mit Wärme von Ihrem Herzen umgeben?«
- »Scheint er daran interessiert zu sein, Ihnen zu erlauben, ihn besser kennenzulernen?«
- »Schaut dieser Teil zu Ihnen, da Sie nun diese Worte zu ihm gesagt haben?«

6. Die Befürchtungen des Teils adressieren

Unsere beschützenden Teile werden von Ängsten angetrieben, selbst wenn sie es nur widerwillig zugeben. Sie fürchten sich davor, was passieren würde, wenn sie ihre Arbeit nicht verrichteten, und sie haben Angst, dass andere Teile sie daran hindern, ihren Job zu erledigen.

- Die Therapeutin fragt den Teil oder leitet die Klientin an, ihren Teil zu fragen: »Was befürchtest du, würde passieren, wenn du __________ nicht tun würdest?«
- Die Antwort des Teils weist entweder auf einen verletzlichen Teil hin, den er beschützt, oder auf einen anderen Beschützer, der einen Gegenpol zu ihm bildet.
- »Wo in deinem Körper ist diese Angst?«
- Von der Angst oder Sorge des Teils hörend, antworten die Therapeutin und/oder Klientin dem Teil auf empathische und wertschätzende Weise:
    - »Ich verstehe das. Ich stimme zu: Es wäre nicht gut, wenn das passieren würde.«
    - »Du hast lange und hart deine Arbeit verrichtet – und niemals aufgegeben.«
    - »Was passiert mit dieser Stelle in deinem Körper, wenn du mich das sagen hörst?«

- Mit dem beschützenden Teil verhandeln:
    - »Wenn wir dabei helfen könnten, sich um diesen Teil zu kümmern bzw. den sich einmischenden Teil zu stoppen, würde dir das gefallen?«
    - »Gibt es etwas, was du lieber machen würdest (oder wärst), wenn wir uns darum kümmern könnten?«
    - »Kannst du dir vorstellen, wie es sich anfühlen würde, wenn du so sein könntest?«
    - Gibt es etwas, was du von mir/uns brauchst, um dir zu erlauben, uns zu vertrauen?«
    - »Du kannst vom Rand aus zuschauen und eingreifen, wenn du musst.«

2

Körpergewahrsein: Die Körpergeschichte lesen

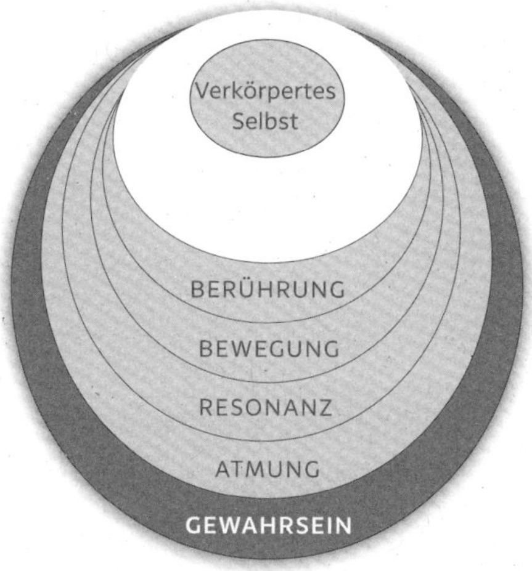

Ich halte meine neugeborene Enkeltochter im Arm, während sie nach einer mit Milch gefüllten Brust sucht. Ihre Augen sind geschlossen, ihre Nase bewegt sich auf und ab, sie sucht links und rechts, oben und unten. Als sie an meinem Körper keine Nahrungsquelle findet, gähnt, niest und seufzt sie. Ihre Faust findet ihren Mund, und sie saugt kraftvoll. Ihre Augen öffnen sich, und sie scheint sich nach innen zu fokussieren. Ich schmiege sie in der ihr vertrauten Embryonalhaltung an meine Brust, und sie entspannt sich in meinen Armen. Ich schaue auf ihre sich schließenden Lider und fühle ihr Gewicht und ihre Wärme an meinem Körper.

Ich frage mich, wie sie diese neue Welt durch ihre Nase, ihre Haut, ihre Ohren und Augen erfährt. Wie ist ihre »somatische« Erfahrung? Wie sind ihre subjektiven körperlichen Empfindungen, während sie vom Schwimmen in der warmen Wasserwelt dazu übergeht, ihre Wirbelsäule und ihre Glieder an Land zu bewegen? Wie übt sie ihr Geburtsrecht des Körpergewahrseins aus, zu lernen, zu wachsen und ihre Bedürfnisse gestillt zu bekommen? Innerhalb von Minuten nach ihrer Geburt wurde sie gewogen und gemessen. Ihre Vitalfunktionen wurden von einem medizinischen Team bewertet. Im Gegensatz zu dieser *objektiven* Annäherung an den Körper, die beobachtet und misst, bezieht sich der Ausdruck »somatisch« auf *subjektive* körperliche Erfahrungen.

Über ein Jahr später hat meine Enkeltochter eine große Menge körperlicher Erfahrungen angehäuft, die ihr zu lernen halfen, auf zwei Beinen zu stehen. Sie torkelt auf dem kühlen, harten und hölzernen Boden. Sie macht eine Pause und steigt dann auf die weiche, dicke Wolldecke. Dann macht sie wieder eine Pause und verarbeitet all die Informationen, die ihre Sinne empfangen. Ich denke über ihre Anstrengungen nach, ihre Sinne zu gebrauchen und der Welt Sinn zu verleihen. Ich sinniere darüber, was vielleicht vor ihr liegt als einem verkörperten Wesen auf diesem Planeten. Wird sie Unterstützung erfahren, um sich möglichst vollständig verkörpern zu können? Wird sie für die Freuden des Körpers offen sein, sich seines Hungers und seines Begehrens bewusst sein? Wird sie fähig sein, sich in ihrem Körper zu Hause zu fühlen, egal wohin sie auf diesem Planeten reist? Oder werden Interaktionen mit der Außenwelt dazu führen, dass ihre Teile ihr angeborenes Körpergewahrsein abstumpfen lassen? Ich spüre den Wunsch in meinem Herzen, dieses verletzliche Wesen zu beschützen.

Meine Sinne sind, verglichen mit ihren, stumpf geworden. Ich frage mich, wann ich das letzte Mal so vollständig die Empfindungen an der Unterseite meiner Füße wahrgenommen habe. Stattdessen fokussiere ich mich darauf, wohin ich gehe und wie lange ich brauchen werde, um dorthin zu gelangen. Meine Füße berücksichtige ich nur, wenn meine Schuhe mir Schmerzen bereiten. Managerteile sehen meinen Körper als ein Objekt, das mich dahin befördert, wo ich hingehen muss. Ich vereinbare mit mir selbst, meine Teile zu bitten, dass sie mir erlauben, für meine körperlichen Empfindungen von Moment zu Moment präsenter zu sein.

Ich denke an Klienten, deren schmerzhafte Lebenserfahrungen ihre Verbindung zu ihren subjektiven Körperempfindungen haben abstumpfen lassen. Sie wurden vernachlässigt, verlassen und misshandelt. Sich auf ihre körperlichen Empfindungen zu fokussieren, manchmal nur für einen kurzen Moment, lockt überwältigenden Schmerz hervor. Klienten, die als Objekte behandelt wurden, um sie zu gebrauchen oder zu missbrauchen, wurde ihr Geburtsrecht, ihren Körper von innen heraus zu kennen, entrissen. Weil die Entwicklung unserer Fähigkeit, gewahr zu sein, so entscheidend ist, nicht nur für die Selbstenergie, sondern auch für unsere Gesundheit und unser Glücklichsein, hat Daniel Siegel ein ganzes Buch über diese Praxis geschrieben. Es heißt *Gewahr sein*[10]. Er zitiert darin Untersuchungen, die nahelegen, dass die Stärkung unserer Fähigkeit, gewahr zu sein, die Gesundheit unseres Geists, Körpers und unserer Beziehungen verbessert, einschließlich der Abwehrkräfte, kardiovaskulären Funktionen und der epigenetischen Regulation der Gene.

Ich begreife, dass es Einfühlungsvermögen wie auch angemessenes Timing, Geduld und Ausdauer brauchen wird, meine Klienten dabei zu unterstützen, ihr körperliches Gewahrsein wiederherzustellen. Meine eigene Fähigkeit, somatisch gewahr zu sein, ist entscheidend im Prozess, das Vertrauen der beschützenden Teile zu gewinnen, die die Körpergeschichte blockiert haben, sodass sich die Geschichte gefahrlos entfalten und sie ehrfurchtsvoll und mit Respekt gehalten werden kann. Die Praxis des Körpergewahrseins liefert eine wesentliche Grundlage für eine in höherem Maße verkörperte Selbstenergie.

Gewahrsein ist bei jedem Heilungsprozess zentral. Körpergewahrsein schließt eine fokussierte, offene Aufmerksamkeit für die sich von Augenblick zu Augenblick entfaltende körperliche Erfahrung ein. Wir nehmen Empfindungen und deren Ausbleiben wahr. Während wir uns von Teilen separieren, die die Empfindung ablehnen oder kritisieren, und unser Gewahrsein aufrechterhalten, wird die Körpergeschichte enthüllt. Es verhält sich wie folgt: Wir *sind* ein Körper, statt einen Körper zu *haben*. Wir leben in unserem Körper. Körpergewahrsein führt zur Wiederherstellung und Kultivierung verkörperter Selbstenergie.

Wenn wir auf die Abbildung der fünf Praktiken des Somatischen IFS blicken, finden wir Körpergewahrsein unten als Basis, es bildet die Grundlage für die folgenden. Eine Somatische-IFS-Therapiesitzung wendet jede der Praktiken bei jedem Schritt des Modells an, um das Ziel zu erreichen, einen vollständigeren Zugang zum verkörperten Selbst zu gewinnen. Die anderen Praktiken der Atmung, Resonanz, Bewegung und Berührung werden von dieser Praxis des körperlichen Gewahrseins unterstützt und umschlossen. Alle fünf Praktiken des Somatischen IFS gehen auseinander hervor und hängen voneinander ab. Sie bilden eine Reihenfolge, fließen alle organisch aus dem Gewahrsein und funktionieren doch unabhängig voneinander. Im Verlauf jeder Sitzung kommen wir wiederholt zu dieser grundlegenden Praxis des Körpergewahrseins zurück.

Körpergewahrsein leitet den Heilungsprozess ein. Indem wir Gewahrsein in die Empfindungen unseres Körpers bringen, werden wir uns unserer Atmung bewusst. Der Austausch von Luft in und aus unserem Körper verbindet unsere inneren Empfindungen mit unserer äußeren Umgebung. Diese Verbindung führt den relationalen Bereich ein, in dem das Körpergewahrsein und unsere gewöhnliche Atmung unsere Fähigkeit der

Resonanz verfeinern. Die Teile, die Körperempfindungen nutzen, um ihre Arbeit zu verrichten oder ihre Geschichten mitzuteilen, werden durch mitfühlendes Gewahrsein bezeugt. Die Empfindungen laufen der Reihe nach durch den Körper, während ihre Körpergeschichte durch Bewegung erzählt wird. Die Lasten der Teile, die durch eine objektivierende Welt hervorgerufen worden sind, werden gefunden und von dort befreit, wo sie in den Tiefen des Körpers eingefroren waren. Die Freiheit im Körper wird durch die Wiederherstellung von Leuchtkraft, Anmut, Verbindung und Stärke augenscheinlich.

Offensichtlich verpassen wir den Großteil der Geschichte, wenn wir nur auf den verbalen Bericht hören. Unsere Klienten können ein kohärentes verbales Narrativ ihrer persönlichen Geschichten haben, an die sie sich explizit erinnern, aber was ist mit ihren Geschichten, bevor sie über eine Sprache verfügten? Was ist mit den Erlebnissen in ihrem Leben, die aus ihren bewussten Erinnerungen verbannt, verdrängt und gelöscht worden sind? Diese Geschichten warten darauf, durch Empfindungen und Bewegungsimpulse erzählt zu werden. Die vereitelten Erfahrungen, überwältigenden Traumata oder fehlerhaften Bindungen, die unseren Klienten veranlassen, sich in Therapie zu begeben, werden offengelegt, noch bevor der Klient seinen Mund öffnet.

Kommunikationsexperten sagen, dass 70–80 Prozent der Kommunikation nonverbal sind und durch Stimmklang, Mimik, Gestik und Haltung übertragen werden. Wenn dieser Prozentsatz für die gewöhnliche menschliche Kommunikation gilt, wie viel mehr wird das, was in der Tiefe der Seele liegt, werden die impliziten Erinnerungen und präverbalen Bindungstraumata durch unseren Körper kommuniziert? Für viele Klienten ist Gewahrsein des Körpers der einzige verfügbare Kanal, mit dem ihre Teile sich und ihre Geschichten mitteilen können. Bei anderen Teilen können Worte die Körpergeschichte wie Untertitel in einem ausländischen Film begleiten. Der Körper, von der Vergangenheit geformt, liefert die dritte Dimension zum verbalen Bericht. Wenn der körperliche Aspekt des Teils nicht evident ist und sich der Teil uns stattdessen erst als Gedanke, Bild oder Gefühl zeigt, laden wir den Teil ein, sich in seiner ganzen Fülle zu zeigen. Die Körpergeschichte des Teils zu verpassen bedeutet, den Großteil der Show zu verpassen.

Während ich das schreibe, erreicht mich ein Anruf einer Klientin, die vor meiner Praxistür steht und denkt, dass wir eine Sitzung haben. Ich dachte, ich hätte kommuniziert, dass ich nicht in der Stadt sei, aber wahrscheinlich ist es mein Fehler, und es gibt nichts, was ich jetzt tun kann. Ich stelle sie mir vor, wie sie vor meiner Tür darauf wartet, dass ich sie öffne und sie begrüße, und ich höre die Enttäuschung und Verärgerung in ihrer Stimme.

Ich fühle eine Empfindung in meinem oberen Brustbereich gleich einem schweren Gewicht, das nach innen drückt. Ich ignoriere es und fahre mit dem Schreiben fort, doch das Gewicht ist schwer zu ignorieren. Wieder versuche ich, von der Schwere wegzukommen und Worte zu finden, um die Gefühle zu benennen. Schließlich bleibe ich einfach bei der Schwere. Ich fordere die ablenkenden Teile auf, mich einfach bei der Empfindung sein zu lassen. Sie sind damit einverstanden, dass ich mich von meinem Computer abwende und meinem Körper zuhöre. Die Schwere zieht meinen Kopf herunter, und die Schwere in meinem oberen Brustbereich wandert meinen Rumpf hinab zu meinem Bauch. Da ist ein Gefühl von etwas, was blühen möchte. Ich spüre ein Prickeln hinter meinen Augen wie der Beginn von Tränen. Wieder nehme ich einen ablenkenden Teil wahr, der mir sagt, dass es genug ist und ich ein Buch zu schreiben habe. Ich lasse den Teil wissen, dass es für mich wichtig ist, bei diesem Gefühl zu sein, solange es meine Aufmerksamkeit braucht.

Die Empfindung – schwer, dunkel, dicht – fängt an, leichter zu werden, und ich höre diesen Teil, wie er mich drängt, einen Weg zu finden, um den Riss zu reparieren. Diese Beziehung bedeutet mir sehr viel. Mir kommt der Gedanke, die nächste Sitzung gratis anzubieten. Mit dieser Idee fließen Empfindungen, die ich als innere Dusche beschreibe, meine Arme und an den Seiten meines Gesichts hinab. Mein Einatmen ermöglicht meiner Brust und meinem Kopf, sich zu heben. Ich wende mich wieder meinem Computer zu und schicke ihr eine Nachricht, und da ist wieder das innere Fließen. Als sie meine Geste akzeptiert, fühlt es sich an, als ob alle meine Zellen in Wellen meinen Körper auf und ab sprudelten.

Gewahrsein *des* Körpers und Gewahrsein *im* Körper

Eine einfache, erfahrungsorientierte Übung, die ich am Anfang eines Somatischen IFS-Seminars gerne mache, offenbart das inhärente Gewahrsein, das darauf wartet, freigelegt zu werden. Ich bitte die Teilnehmer, eine ihrer Hände wahrzunehmen. Nach einigen Minuten, in denen wir die Empfindungen der Haut, Muskeln und Knochen unserer Hand erkunden, vergleichen wir diese Hand mit der anderen. Die Teilnehmer beschreiben die Hand, derer sie gewahr waren, als wärmer, größer, kribbelnder, entspannter, empfindlicher und aufmerksamer. Sie hatten ihre Hand von innen belebt, statt sie von außen zu beobachten. Dies ist eine einfache Weise zu demonstrieren, dass Gewahrsein *von* zu Gewahrsein *in* unserem Körper führt. Die Teilnehmer möchten, dass ihre andere Hand und sogar ihr ganzer Körper sich so anfühlt. Gewahrsein allein ist transformierend. Es mit IFS zu kombinieren ist lebensverändernd.

Unsere Fähigkeit zu kultivieren, unseres Körpers gewahr zu sein, ist ein lebenslanges Unterfangen. Als Therapeuten beginnen wir natürlich mit dem Gewahrsein unserer eigenen Sinneserfahrung, damit wir Teile aufspüren können und in den Zustand verkörperter Selbstenergie zurückkehren können. Wir richten unsere Aufmerksamkeit auf unsere körperlichen Empfindungen. Während wir unsere Empfindungen wahrnehmen, erscheinen normalerweise Teile – Teile, die bewerten, urteilen oder unsere Erfahrung ändern wollen. Wenn wir uns stattdessen dieser körperlichen Empfindungen bewusst sind, können wir unsere Aufmerksamkeit *innerhalb* der Empfindungen zentrieren; das Gewahrsein an sich ist transformierend. Gewahrsein *innerhalb* der Empfindung offenbart das intrinsische Gewahrsein in jeder Zelle und jedem Körpersystem. Diese Praxis hilft uns, vollständig in unserem Körper zu leben, in unserem Körper zu sein, unser Körper zu *sein*.

In der Sitzung mit unseren Klienten hören wir ihre fesselnde verbale Geschichte, und wir erkennen auch, dass sich eine andere Geschichte – die Körpergeschichte – von Augenblick zu Augenblick entfaltet. Während wir den nonverbalen Geschichten so aufmerksam zuhören wie den verbalen, kann die Körpergeschichte durch Bewegung oder deren Ausbleiben, durch Haltung und Stand, durch unzählige Gesichtsausdrücke und subtile Veränderungen der Atmung, Hautfarbe und Pupillengröße erzählt werden. Der Reichtum an Informationen wird mit Neugier und Mitgefühl empfangen. Der Körper erzählt vielleicht eine Geschichte, während der Mund dieser widerspricht. Die Körpergeschichte zu lesen ist, wie einen ausländischen Film zu schauen. Die Körpergeschichte sind die Handlungen der Schauspieler und der Soundtrack; die verbale Geschichte sind die Untertitel.

Es ist entscheidend, dass wir der Körpergeschichte des Klienten aus unserem Selbst heraus zuhören. Wenn das Zuhören oder Beobachten von einem Teil übernommen wird, analysieren, vergleichen, kritisieren oder interpretieren wir vielleicht das, was wir sehen. Ein auf Abstand bedachter Manager kann die Körper unserer Klienten durch eine Linse der Kontrolle oder des Reparierens betrachten. Im Gewahrsein von Anspannungen, Verhärtungen, körperlichem Unwohlsein und Bereichen unseres Körpers jenseits unseres Gewahrseins finden wir unsere Teile, fokussieren uns auf sie und befreien schließlich unsere Selbstenergie, sodass wir aus ihr heraus beobachten.

Was machen wir als Somatische IFS-Therapeuten mit all den Informationen, wenn wir das, was wir beobachten, nicht analysieren oder interpretieren? Die Antwort lautet natürlich: Es kommt darauf an. Manchmal registriere ich es einfach und speichere es ab, wobei ich diese Daten in die verbale Information integriere. Wenn ich spüre, dass es dem Prozess meines Klienten hilft, sage ich vielleicht: »Mir fällt auf, dass sich Ihre rechte Schulter dauernd anhebt, während Sie reden. Ist das etwas, worauf Sie neugierig sind?« Oder: »Ihr Körper scheint ein wenig kleiner zu werden, wenn Sie das sagen. Können Sie das spüren?« Ich schlage meinen Klienten vielleicht generell an irgendeinem Punkt der Sitzung vor, die Aufmerksamkeit auf das zu richten, was im Körper geschieht: »Was sagt Ihnen Ihr Körper, während Sie zu entscheiden versuchen, wohin Sie als Nächstes gehen sollen?« Oder: »Wie nutzt Ihr Teil Ihren Körper, um uns wissen zu lassen, wie es ihm geht?«

Die Empfindungen einzuladen, sie willkommen zu heißen und die Sinneserfahrung zu vertiefen erleichtert die sechs Fs des IFS-Prozesses. Wir stellen die Frage, um festzustellen, ob Selbstenergie vorhanden ist oder nicht: »Wie fühlen Sie dieser Empfindung gegenüber?« Die Fragen, die wir stellen, dienen nicht unserer Neugier, sondern sind darauf abgestimmt, dem Klienten zu helfen, fokussiert zu bleiben und seine Erfahrung zu vertiefen. Ich erkundige mich vielleicht nach der Art der Empfindung, ihrer Form, Größe und Tiefe. Ich frage vielleicht, ob die Anspannung oder Verhärtung eine Richtung hat. Die Antworten sind weniger wichtig, sondern vielmehr, ob sie dem Klienten helfen, sich weiterhin mit der Empfindung auseinanderzusetzen, oder nicht. Auf natürliche Weise steigen Bedeutungen aus der Körpergeschichte auf und werden in die sinnlich wahrgenommene Erfahrung integriert. Diese Bedeutungen führen zu einem besseren Verständnis der Erfahrung des Teils und informieren über die Überzeugungen, Verhaltensweisen und Gefühle, die die Rolle des Teils innerhalb des Systems organisieren.

Mein Klient kann die Empfindung zu intensiv finden. Wenn das passiert, werden Beschützer das Körpergewahrsein unterbrechen und von Empfindungen ablenken oder sie abtöten. Diese Teile wollen nicht, dass wir uns schlecht fühlen. Sie befürchten, dass wir niemals aus der Grube der schlechten Gefühle herausklettern. Sie können versuchen, Teile auszugleichen, die die Intensität des Schmerzes verstärken, um sicherzustellen, dass sie gehört werden, wobei sie das System überfluten und die Fähigkeit des Selbst, präsent zu sein, auslöschen. Die Polarisierung kann eskalieren, wenn der Teil mit der Körpergeschichte verzweifelter wird und die Lautstärke noch weiter aufdreht. Diese tragische Ironie tendiert dazu, sich zu wiederholen, da die neuronalen Aktivitäten zu neuronalen Vernetzungen werden. Der Klient ist in extremen sensorischen Oszillationen gefangen. Wir bitten den Beschützer, uns zu vertrauen, während wir schauen, ob die Empfindung sich in einen tolerierbaren Bereich bewegen kann. Wir können die Empfindung bitten, schwächer zu werden. Wir lassen den Teil mit der Körpergeschichte wissen, dass wir sogar noch besser zuhören können, wenn das Signal kleiner ist. Wenn er die Lautstärke nicht vermindern kann, bitten wir den Teil, uns wissen zu lassen, was er dazu braucht.

Wenn die Empfindungen nicht überwältigend sind, ist es dem Teil häufig wichtig, dass wir unsere Erlaubnis geben für den vollen Fluss der Empfindung. Der Prozess, die Körpergeschichte zu bezeugen, ist eine Sequenz aus Wahrnehmen, Akzeptieren, Fokussieren, Vertiefen, Erlauben und schließlich die Empfindung zu *sein*, wobei ihr erlaubt wird, unser Gewahrsein auszufüllen. Unsere Teile, die durch Empfindungen kommunizieren, sind nicht länger isoliert. Sie fühlen sich bezeugt und respektiert. Und ein großer Teil des Schmerzes, den sie halten, weil sie allein sind, ignoriert oder von anderen Teilen geschmäht werden, ist aufgelöst. Der Fluss verkörperter Selbstenergie ist wiederhergestellt.

Die von mir beschriebene Situation, in der ich meine Klientin versetzte, illustriert diese Sequenz. Meine blockierenden Beschützer entspannten sich, und ich nahm die Empfindungen wahr, akzeptierte und beobachtete sie. Ich hielt meinen Fokus auf die Empfindung von Schwere, und sie vertiefte und dehnte sich aus. Ich nahm die Schwere mit all ihrem Gewicht und ihrer Dunkelheit wahr. Die zugrundeliegende Traurigkeit enthüllte sich, zusammen mit einer vom Selbst formulierten Antwort, die sehr angenehme Empfindungen in meinem Körper hervorrief und dazu führte, dass die Beziehung zu meiner Klientin wiederhergestellt wurde und sich vertiefte.

Gewahrsein umfasst unterschiedliche Arten der Wahrnehmung

Unterschiedliche Arten des Gewahrseins werden durch Wörter beschrieben, die die Endung »-zeption« haben: Interozeption, Exterozeption und Propriozeption. Die Praxis des Körpergewahrseins beinhaltet alle von ihnen, indem sie diese unterschiedlichen Wege, unseren Körpergeist zu kennen, entwickelt und bewusster macht. Körpergewahrsein berücksichtigt auch, dass diese sensorischen Fähigkeiten durch Trauma gestört wie auch verzerrt sein und durch die Somatische IFS-Therapie wiederhergestellt werden können.

»Interozeption« bezieht sich auf das Gewahrsein unserer subjektiven körperlichen Erfahrung – Therapeut und Klient stellen sich auf ihre Empfindungen im Körperinneren ein, um ihre Gefühlszustände zu identifizieren. Wir nutzen unser interozeptives Gewahrsein, um uns auf die unterschiedlichen Empfindungen und Bewegungsimpulse unseres Körpers einzustellen. Sinnesnervenenden erhalten Signale von unserem Bauch, Herzen und anderen inneren Organen und Körpergeweben, die die Gefühle, Stimmungen und Gedanken von unseren Teilen beeinflussen und die Basis unseres subjektiven Gefühls von uns selbst sind. Viele Neurowissenschaftler haben das interozeptive Gewahrsein mit emotionalen und kognitiven Prozessen in Beziehung gesetzt und sehen Interozeption als ein Schlüsselelement in unserem Verständnis des Körpergeists an. Störungen des interozeptiven Gewahrseins und der interozeptiven Sensibilität zeigen sich bei emotionaler und körperlicher Krankheit. Erhöhte Interozeption zeigt sich bei Panik und Angststörungen, während unterdrückte Interozeption bei posttraumatischen Belastungsstörungen (PTBS) und Depression auftritt.

Eine interozeptive Fähigkeit zu entwickeln ermöglicht uns einen größeren Zugang zu unserer Selbstenergie. Eine Studie, die sich mit Fibromyalgie-Patienten und Interozeption auseinandergesetzt hat, legt nahe, dass den Patienten die Fähigkeit hilft, akkurat und nicht bewertend die körperlichen Empfindungen zu spüren, um sich geerdeter, zentrierter und selbstbewusster zu fühlen sowie ihre Funktionalität und ihre Lebensqualität zu steigern. Dan Siegel zufolge zeigen Studien, dass Menschen mit besseren interozeptiven Fähigkeiten »eine größere Fähigkeit zu Einsicht und Empathie besitzen wie auch zu emotionaler Balance und Intuition«. Den interozeptiven Aspekt des Körpergewahrseins zu entwickeln hilft uns, bessere Therapeuten und bessere Menschen zu werden.

Wenn Therapeut und Klient einander und ihre Umgebung beobachten, handelt es sich um »Exterozeption«: unser Feingefühl für die äußerliche Welt und deren Wahrnehmung. Wir nutzen unseren Seh-, Hör-, Tast-, Geruchs- und Geschmackssinn, um Informationen über die Welt um uns herum zu erhalten. Wir empfangen Sinnesdaten durch unsere Sinnesorgane und interpretieren diese Sinneseindrücke. Wir geben diesen Daten Bedeutung, was unsere Verhaltensweisen und unsere Einstellung uns selbst, der Welt und anderen gegenüber beeinflusst. Therapeuten nutzen Exterozeption als einen Hinweis auf das innere System des Klienten, wobei sie sich ihrer Interpretationen bewusst und ihnen gegenüber vorsichtig sind. Sie versuchen, einfach wahrzunehmen und neugierig hinsichtlich der Bedeutung dessen zu bleiben, was sie beobachten. Klienten wenden Exterozeption an, um ihre Sicherheit abzuschätzen, und ihre Wahrnehmungen und Interpretationen leiten ihr Verhalten.

»Propriozeption«, eine weitere Art von Gewahrsein unseres inneren Systems, nutzt unsere in der Haut, den Muskeln und Gelenken sich befindenden Sinnesrezeptoren, die uns ermöglichen, unsere Nase mit geschlossen Augen zu berühren und zu gehen, ohne auf unsere Füße zu schauen. Sie umfasst unsere Balance, Agilität und Koordination wie auch das Verhältnis unserer Körperteile zueinander und zur äußeren Welt. Unsere Propriorezeptoren geben uns ein Gefühl für unsere Position im Raum, dafür, wie wir uns durch die Welt bewegen. Sie ermöglichen uns, die Kraft oder Anstrengung zu kontrollieren, mit der wir uns bewegen. Wir spüren Spannung in unserem Körper und die Kraft und Richtung dieser muskulären Spannung. Propriorezeptoren funktionieren großteils unter der Schwelle unseres bewussten Gewahrseins. Sie können von vielen Faktoren beeinflusst werden, wie Krankheit, Trauma und Altern. Gewahrsein unserer Muskeln, unserer Bewegung und unseres Verhaltens kann uns helfen, Zugang zu Teilen zu finden, ihre Geschichte zu bezeugen und im Körpergewebe gespeicherte Erinnerungen zu befreien, sodass sich die propriozeptive Fähigkeit erhöht. Wir können Gewahrsein in die Beziehung unseres Körpers zum ihm umgebenden Raum bringen und neue Bewegungen und Haltungen einüben, was unsere propriozeptiven Fähigkeiten verbessert.

Ich entwickelte alle drei Wahrnehmungsprozesse in meiner Körpertherapieausbildung. Beim Studium der Strukturellen Integration entwickelte ich meine exterozeptiven Fähigkeiten, indem ich meinen Übungsklienten in Bewegungslosigkeit und Bewegung, vor und nach der Körperarbeit beobachtete. Ich lernte Techniken, um die beobachteten Kompensationsmuster, Unausgewogenheiten, Ausrichtungsfehler und Besonderheiten in Haltung und Gang zu adressieren und um meinen Klienten zu helfen, größere Leichtigkeit und Wohlbefinden zu erreichen. Und doch betonte mein Lehrer, Alan Davidson, dass das Hauptziel dieser Methode Gewahrsein sei: das Gewahrsein des Klienten in Bezug auf seinen Körper zu erhöhen und ebenso in Bezug auf seine Beziehung zur Schwerkraft; in anderen Worten seine Interozeption und Propriozeption.

Das war eine wichtige Lektion über den Kern einer heilsamen Beziehung. Meine »Retter«-Teile traten in den Hintergrund, während ich meinen Klienten half, sich mit dem großen Bindegewebsnetzwerk zu verbinden, das sich unter ihrer Haut befindet und alle Systeme ihres Körpers umhüllt, unterstützt und stabilisiert. Ich entwickelte mein Feingefühl und Tastvermögen, während ich mich auf das Gewebe einstimmte, um zu spüren, wann es bereit sei, sich für meine Berührung zu öffnen und einen Wechsel zu vollziehen – und wann ich mich zurückziehen solle. Ich verfolgte die Reaktion meiner Klienten von Augenblick zu Augenblick. Ich machte regelmäßig Pausen, um meinen Klienten zu ermöglichen, wahrzunehmen und zu beschreiben, was sie wahrnahmen, sowohl körperlich als auch emotional, damit sie die Veränderungen integrieren konnten. Meine Klienten wurden aktive Teilnehmer ihrer Heilung. Ihr Gewahrsein unterstützte die für sie verfügbaren Veränderungen. Ihre Aufmerksamkeit ihrem Körper gegenüber ging über meine Praxis hinaus, da sie auch außerhalb der Sitzungen bewusster über ihre Empfindungen und Haltungen wurden.

Im Wissen, dass unser Körper nicht nur von körperlichem, sondern auch emotionalem Stress geformt wird, wandte ich mich der Hakomi-Therapie zu, um mir zu helfen, beides zu adressieren. Hakomi half mir, meine Exterozeption zu nutzen – Bewusstsein über die Körperhaltung, Ausrichtung und Bewegungen meines Klienten –, um die Entwicklungs- und psychologischen Probleme statt der strukturellen zu beobachten. Als Hakomi-Therapeutin entwickelte ich meine Interozeption weiter – meine Achtsamkeit in Bezug auf das, was in meinem Bauch und meinem Herzen vor sich ging – und half meinen Klienten, auf ihre zu hören. Ich schulte meine Aufmerksamkeit um, sich ebenso auf das zu fokussieren, *wie* etwas gesagt wird, wie darauf, *was* gesagt wird. Statt zu interpretieren, brachte ich dem, was ich wahrnahm, Neugier entgegen, und lud meine Klienten ein, achtsam zu erkunden, wie ihr Körper vielleicht eine Geschichte des Schmerzes oder Strategien als Antwort auf diesen Schmerz offenbart. Zusammen erkundeten wir Unterschiede zwischen dem Oben und Unten, der linken und rechten Seite sowie der Vorder- und Rückseite ihrer Körper, um die Tür zu unerforschten Grundüberzeugungen, adaptierten Strategien und fehlenden Erfahrungen zu öffnen.

Durch IFS verstand ich die Rollen, die Teile beim interozeptiven, exterozeptiven und propriozeptiven Gewahrsein spielen. Die Lasten der Teile beeinflussen Gewahrsein, Empfindlichkeit, Interpretation und Verhalten. Die Wahrnehmung der äußeren Umgebung wird durch Teile gefiltert, und das interne Körpergeistsystem verarbeitet die Information und antwortet auf diese hereinkommenden Daten, während die Interozeption Reaktionen bewirkt. Die Teile von Klienten wie auch von Therapeuten halten äußerlich Ausschau nach etwaigen Zeichen der Gefahr, der Bewertung und des Zwangs. Ein Großteil dieser Daten kann sich unterhalb der Bewusstseinsschwelle befinden und doch das Verhalten lenken.

Wir können neugierig sein, wer es ist, der von Augenblick zu Augenblick sieht, hört, riecht – Teile oder das Selbst. Belastete Teile nehmen durch die Sinnesorgane wahr, wobei ihre Lasten ihre Wahrnehmungen und Interpretationen dessen, was sie wahrnehmen, verzerren. Die Last kann sowohl das Gewahrsein der Reize als auch die Empfindlichkeit für sie erhöhen oder abschwächen und einen eskalierenden Reaktionskreislauf in Gang setzen. Beispielsweise wird das innere System aktiviert, wenn die Teile des Klienten die Wandfarbe des Therapieraums als gefährlich wahrnehmen. Der Klient bemerkt sein rasendes Herz und macht sich Sorgen, dass mit ihm etwas nicht stimmt. Das innere System des Klienten, weder außen noch innen Sicherheit findend, aktiviert die ablenkenden und vermeidenden Teile, damit diese einen Rückzug oder eine Empfindungslosigkeit bewirken. Der Therapeut fühlt sich ausgeschlossen und wirkungslos. Der Klient hört und sieht die Frustrierung des Therapeuten und zieht sich weiter zurück. Dieser Verhaltenskreislauf von Wahrnehmung, Interpretation und Aktivierung kann für diesen Klienten habituell sein. Eine Pause einzulegen, um nicht wertendes Gewahrsein in die Empfindung zu bringen, kann diesen Zyklus durchbrechen. Das konditionierte Feuern der Neuronen wird so zum Stillstand gebracht. In der vom fokussierten Gewahrsein geschaffenen Pause können die belasteten Teile aufgefordert werden, durch die Augen, Ohren und Sinne des Selbst zu sehen, zu hören und wahrzunehmen. Das Gewahrsein für die von den Teilen vermittelten Antworten zu verfeinern ist ein Aspekt des Körpergewahrseins, der zu einer größeren Auswahl an Verhaltensweisen führt.

Meine Klientin Audrey nahm als weiße Frau an einer Versammlung von mehrheitlich afroamerikanischen Sozialaktivisten teil und berichtete, wie dabei die Entwicklung ihres Körpergewahrseins ihren Teilen ermöglichte, beiseitezutreten. Als sie zur Gruppe stieß, fühlte sie ein Kribbeln in ihren Armen und eine Empfindung von Wärme in ihrem Herzen. Dann nahmen ihre Teile einige Zeichen wahr, die sie dahingehend interpretierte, dass sie nicht willkommen sei. Sie spürte eine Mauer sich um ihr Herz legen, ein Nach-innen-Ziehen ihrer Energie und einen dazu im Gegensatz stehenden Impuls, sich bemerkbar zu machen. Sie brachte Gewahrsein in diese Empfindungen und Interpretationen und agierte sie nicht aus. Die Empfindungen nahmen ab, und sie spürte abermals Energie durch ihre Arme und ihr Herz fließen, als sie sich freier durch die Gruppe bewegte und sich an der Planung eines Protestmarschs beteiligte.

Unsere Klienten, die Traumata und Bindungsverletzungen erlitten haben, können Störungen in all diesen Wahrnehmungsfähigkeiten haben.

Diese Störungen sind Symptome zahlreicher psychischer Krankheiten. Teile des Gehirns, die an der Verarbeitung von Sinnesreizen beteiligt sind, sind bei Traumatisierten entweder unter- oder überaktiviert. Wenn wir verletzt oder misshandelt werden oder von sensorischen Informationen überflutet, beenden wir Körpergewahrsein unwillkürlich, ohne dass wir darüber Kontrolle hätten, eine erlernte Reaktion, um die Gefühlsachterbahn zu regulieren. Exterozeptives Gewahrsein zu entwickeln – sich nähernde Schritte wahrzunehmen oder den Geruch von Alkohol – kann für das Überleben entscheidend gewesen sein. So wie schmerzhafte Erfahrungen unsere Wahrnehmungsfähigkeiten verzerren und schädigen, können die Praktiken der Somatischen IFS-Therapie diese Sinneswahrnehmungen sicher kultivieren und die unterschiedlichen Modi der Wahrnehmung wiederherstellen.

Stephen Porges hat den Begriff »Neurozeption« geprägt, der die Fähigkeit benennt, neurologische Sicherheit in der äußeren Umgebung wahrzunehmen wie auch in das Körperinnere und zwischen die Nervensysteme von Menschen zu hören.[11] Seine Polyvagaltheorie bezieht sich auf das Handeln des autonomen Nervensystems, um zu unterscheiden, ob Situationen oder Menschen sicher, gefährlich oder lebensbedrohend sind. Wenn sich der Therapeut in einem Zustand der verkörperten Selbstenergie befindet und der Therapieraum als sicherer Ort wahrgenommen wird, ist das Nervensystem des Klienten wahrscheinlich fähiger, sich in Richtung des optimalen »soziales Engagement-Level« des parasympathischen Zustands zu bewegen, wo genug externe Sicherheit wahrgenommen wird, damit der Klient sich auf die Erforschung der inneren Welt einlassen kann. Das Nervensystem des Therapeuten wird auch potenziell von Wahrnehmungen der Stimme des Klienten, Augenkontakt, Gesten und Haltungen aktiviert.

Körpergewahrsein ist mit dem Element Erde verbunden

Eine meiner Studentinnen entdeckte den Wert des simplen Aktes, ihre Füße auf den Boden zu stellen: »Ich hasste es, aufzustehen. Ich zögerte es bis zur letzten Minute heraus, und dann musste ich mich sputen, um mich fertig zu machen. Den Rest des Tages war ich nicht in Kontakt mit meinem Körper. Also entschied ich mich, beim Verlassen des Bettes als Erstes meine Füße auf den Boden zu stellen. Einfach den Tag zu beginnen, indem ich fühlte, wie meine Füße sich mit dem Boden verbanden – das hat für mich einen Unterschied für den restlichen Tag gemacht.«

Wir alle brauchen einen sicheren, festen Platz, von dem wir wissen, dass wir dort hingehören, so wie wir sind – einen Platz zum Ausruhen, einen Platz, von dem aus wir uns bewegen. Frühe Beziehungstraumata können uns unsere Verbindung zu einem sicheren, ungefährdeten Gefühl des Hingehörens entrissen haben. Wir leben in einer Welt mit beispiellosen Herausforderungen: alarmierenden Klimastörungen, Automatisierung und künstliche Intelligenz, die die Arbeitswelt transformieren, einer Explosion von Technologien, sich verändernden Normen, persönlichen Verlusten und Umbrüchen. Jedes Mal, wenn wir uns erschrecken oder uns fürchten, wandern unsere Schultern automatisch nach oben. Wir fühlen, wie unsere gesamte Energie sich nach oben bewegt, und verlieren unseren Boden. Wir müssen ihn wiederfinden und uns darin verankern.

Wir fangen damit an, indem wir auf der Erde oder dem Fußboden liegen, sitzen oder stehen. Unsere erste Erdung geschah durch den Nabel, als wir in der Gebärmutter waren. Wenn wir uns drehen und krabbeln, bleibt unser Nabel ein zentraler Punkt, um den herum wir uns mobilisieren, wenn wir unsere Wirbelsäule strecken und beugen, drehen und wenden und lernen, unsere Gliedmaßen mit unserem Rumpf zu koordinieren. Die Sitzbeinhöcker unseres Beckenbodens werden zum zweiten

Ort in unserem Körper, wo wir uns mit der Erde verbinden. Schließlich wagen wir uns auf zwei Füße und lernen zu balancieren und zu manövrieren, während wir uns durch unsere Füße erden, wobei wir den Tanz des Verlierens und Haltens unserer Balance und unserer Verbindung erforschen. Indem wir uns auf diese Orte einstimmen, finden wir die Teile, für die eine sichere Verbindung schwierig war. Wir hören ihrer Körpergeschichte der Angst und des Verlassenwerdens zu. Diese Teile entdecken neue Möglichkeiten, Nahrung zu erhalten, sichere Verbindungen zu erfahren und eine neue Heimat zu finden.

Alle drei Orte in unserem Körper ermöglichen es uns, uns mit den Energien und Qualitäten des Erdkerns zu verbinden. Selbst wenn die ursprüngliche Bindung eines Klienten zu seiner Mutter in irgendeiner Art blockiert war, kann er sich mit den lebenserhaltenden Erdenergien verbinden, indem diese durch den Nabel, das Wurzelchakra (Energiezentrum) am Beckenboden oder die Füße eintreten. Die lateinische Wurzel *mater* bedeutet »Mutter« und ist auch die Herkunft des deutschen Wortes »Materie«. Wir können uns mit der archetypischen Mutter Erde durch diese Orte des Erdens in unserem Körper verbinden und überdies durch die gesamte Materie unseres Körpers, der dichtesten Form von Energie, die in unserem Körper zu finden ist.

Ausgehend von einer sicheren Verbindung unseres Körpers zur Erde können wir beginnen, unsere Wurzeln oder Fäden eines Netzes auszusenden, um andere zu finden, die Gemeinsamkeiten mit uns teilen. Die Praxis des Körpergewahrseins verbindet uns mit anderen auf diesem Planeten. Wir in den USA können auch die Frage des Landbesitzes aufwerfen, wenn wir uns mit der Erde unter unseren Füßen verbinden. Auf wessen Land stehen wir? Während wir uns mit der indigenen Bevölkerung verbinden, deren Land wir stahlen, mit den Tieren, die wir vertrieben haben, mit einem Planeten, der von den Folgen menschlicher Zivilisation überwältigt wird, können wir in unserem Körper eine tiefe

Trauer wie auch eine Entschuldigung und ein Versprechen finden, besser zu lieben. In derselben Weise, in der wir mit der Erdhaftigkeit unseres Körpers in Berührung kommen, entdecken wir die dunklen Wahrheiten, die unseren Mut und die Achtsamkeit unseres Herzens benötigen, um umarmt und geheilt zu werden.

Körpersysteme, die mit Somatischem Gewahrsein verbunden sind

Das Fasziensystem

Obwohl Gewahrsein des Körpers einschließt, sich jedes Körpersystems – der Knochen, des Bluts, der Nerven und Organe – gewahr zu sein, ist das Fasziensystem für diese Praxis besonders relevant. Das Fasziensystem ist das größte System im Körper, und es ist das einzige System, das alle anderen Körpersysteme berührt, indem es sie durchdringt, umgibt und befähigt, auf ganzheitliche Weise zu funktionieren.[12]

Unsere Faszien sind zentral für das Gewahrsein unseres Körpers im Raum und für unser Gewahrsein all dessen, was in unserem Körper geschieht. Dieses Bindegewebe umringt und umhüllt buchstäblich unseren ganzen Körper, wobei es verbindet, stabilisiert und unterstützt sowie die Zellen, Knochen, Muskeln, Organe, das Gehirn, die Nerven, Arterien, Venen und den Körper als Einheit schützt. Das Fasziensystem sieht wie ein Spinnennetz oder ein engmaschig gestrickter Pullover aus, der dem Körper Gestalt, Form und Kohäsion verleiht. Es ist gleich unter der Haut präsent wie auch in den tiefsten Schichten des Körpers. Gewahrsein dieser durchgehenden Schicht faserigen, mit Flüssigkeit gefüllten Gewebes, das an all diesen Strukturen in unserem Körper angeheftet ist, sie umgibt und zu einem integrierten Ganzen verbindet, ist der konkrete Ausdruck verkörperter Selbstenergie. Die Lasten unserer Teile, die unseren Geist formen, gestalten auch unseren Körper in Form faszialer Einschränkungen.

Die Faszien können als eines unserer reichsten Sinnesorgane betrachtet werden. Sie haben mehr Sinnesnervenenden als unsere Haut. Zusammen mit den Knochen erleichtern die Faszien unsere Balance und Ausrichtung: unsere dynamische Beziehung mit der Schwerkraft, unsere Verbindung zur Erde. Die Sinnesnervenenden, die in die Faszien eingebettet sind, tragen zur Interozeption (wie wir uns in unserem Inneren fühlen) und Propriozeption (das Gewahrsein unseres Körpers im Raum) bei. Es ist also die interozeptive Fähigkeit der Sinnesnervenenden in unseren Faszien, die uns, wenn wir uns nach innen wenden, um herauszufinden, was in unserem Körper geschieht, mitteilt, dass unser Magen drückt, unser Kiefer oder unsere Zehen verkrampft sind oder unser Rücken schmerzt. Wir nutzen Propriozeption, wenn wir unsere Haltung, Balance und Bewegung in Relation zur Schwerkraft wahrnehmen. Wir stimmen uns auf unsere Faszien ein, um sowohl der Geschichte unseres Körpers zuzuhören als auch die Beziehung unseres Körpers zur Außenwelt zu verstehen. Sie verbinden unser Innen mit dem Außen.

Als eine Klientin die Anspannung in ihrem Körper als dicken, stählernen Bindedraht visualisierte, der alle Fragmente ihres Körpers zusammenhielt, dachte ich an die Faszien, die alle Muskeln und inneren Organe verbinden, umhüllen und stabilisieren. Als sie mit einem fokussierten, mitfühlenden Gewahrsein bei der Anspannung und dem Bindegewebe ihres Körpers blieb, begann die Spannung sich zu lockern und aufzulösen. Als sie spürte, wie ihr Körper weich wurde, entdeckte sie einen Teil im Kleinkindalter, der ernstlich vernachlässigt worden war. Ohne die notwendige Berührung und Möglichkeiten zur Bewegung entwickelt die Propriozeption eines Kleinkindes keine akkurate Körperlandkarte. Die Nerven werden sich unsicher, wie viel Anstrengung und Kraft nötig ist, um den Körper zu stabilisieren. Der Klientin wurde klar, dass der

Bindedraht versuchte, das verletzte Kleinkind einzuschnüren, um zu verhindern, dass es eine Verwüstung in ihrem System anrichtet. Als sie sich um das Kleinkind und die Fragmentierung, die aus dem Beziehungstrauma hervorging, kümmerte, begannen ihre Faszien sich zu verändern. Sie fühlte sich lockerer und trotzdem immer noch zusammengehalten. Einen Impuls spürend, sich zu bewegen und zu tanzen, stand sie auf und tanzte anmutig und flüssig im Raum umher, während sie das Baby hielt.

Wenn unsere Faszien frei sind, erlauben sie dem Körper, sich mit Anmut und Kraft zu bewegen. Wenn sie unfrei sind, sind Schmerzen und Bewegungseinschränkungen die Folge. Als Körpertherapeutin behandelte ich diese dünne Membran und nahm die Stellen wahr, an denen sie frei und die, wo sie eingeschränkt war. Meine Klienten hatten mir ihren Schmerz und ihre funktionalen Einschränkungen beschrieben. Meine Hände fühlten in die schmerzhaften Verklebungen hinein, die die dysfunktionalen Gewohnheiten verstärkten und starr werden ließen, in der meine Klienten ihre Körper nutzten. Meine Augen beobachteten, wie diese Einschränkungen ihr Funktionieren beeinflussten. Mit dem richtigen Maß an Druck und Bewegung konnten die zusammenklebenden Einschränkungen aufgelöst werden.

Fasziale Einschränkungen haben viele Ursachen: fehlerhafte oder übermäßige Nutzung des Körpers, strukturelle und funktionale Probleme, eingefrorene Gefühle. Diese Einschränkungen und Verklebungen haben für Menschen in heilenden Berufen viele Konsequenzen, aber sie sind auch für Psychotherapeuten und andere, die sich beruflich mit der Schnittstelle des Körpergeists beschäftigen, relevant. In meiner Praxis als strukturelle Körpertherapeutin schien es, als ob Gefühle in diesem Bindegewebenetz gehalten würden. Als ich das Gewebe meiner Klienten berührte, nahm ich Kontakt mit tiefen Quellen von Traurigkeit, Wut und Angst auf. Es schien, als würden diese Gewebe Erinnerungen an misslungene Versuche enthalten, vor überwältigendem Schmerz zu fliehen. Mit Berührung und

Bewegung Gewahrsein hineinzubringen befreite eine Flut von Erinnerungen und Gefühlen. Jeder Körpertherapeut oder Chiropraktiker weiß von der Schwierigkeit, die viele Klienten haben, ihre Korrekturen aufrechtzuhalten. Ich entdeckte, dass es Klienten half, wenn wir die körperlichen in die emotionalen Einschränkungen integrieren und das Körpergewahrsein verbessern konnten, diese Veränderungen sowohl in seinem faszialen als auch in seinem System der inneren Familie aufrechtzuerhalten.

Die wissenschaftliche Erforschung der Faszien – obgleich immer noch zu großen Teilen ignoriert – hat sich auf ihre Rolle im Zusammenhang mit Schmerz, Bewegung und Beweglichkeit fokussiert. Mediziner haben nun die These aufgestellt, dass den Faszien eine Schlüsselrolle bei Schmerzen im unteren Rückenbereich, bei Fibromyalgie und chronischem Fatigue-Syndrom zukommt. Verschiedene meiner Kollegen sehen die Faszien als ein Kommunikationsnetzwerk des Körpers an. Ich arbeitete zusammen mit anderen Körpertherapeuten und Akupunkteuren in den frühen Tagen der Aids-Epidemie in einer Klinik, vor dem Aufkommen der antiretroviralen Medizin. Beide Methoden befreiten den Energiefluss der Patienten, linderten viele ihrer Symptome und boten soziale Unterstützung. Statt eher willkürlich strukturelle Therapie mit traditioneller chinesischer Medizin zu kombinieren und zu hoffen, dass dies unseren Patienten Linderung bringen würde, wollten wir beides miteinander verflechten. Wir stellten die Hypothese auf, dass die Faszien vielleicht das verbindende Glied zwischen den östlichen und westlichen Methoden sind, das die schwächenden Symptome unserer Patienten lindern könnte. Wir nahmen an, dass der Fluss des Chi entlang der Meridiane durch dieses Netzwerk wandert. Gewahrsein und Wertschätzung des Bindegewebes verband unsere sich unterscheidenden Ansätze und vereinigte unser Team. Die Verbindung zwischen unseren Methoden zu erforschen trug zur Erkenntnis bei, dass wir ein Teil eines Netzes heilender, kohäsiver Energie waren, das uns alle hielt, während der Virus wertvolles Leben vernichtete.

Wenn wir Botschaften von unseren Faszien ignorieren, die uns Informationen darüber geben, wie es uns und unseren Teilen geht und wer wir in jedem einzelnen Moment sind, und uns stattdessen mit Fernsehen, im Internet surfen, Reden und Analysieren ablenken, werden diese Sinnesnerven nicht trainiert. Wenn wir Körpergewahrsein praktizieren, gehen wir nach innen, um wahrzunehmen, was in den Tiefen und im Inneren unseres Körpers geschieht. Wenn wir Körpergewahrsein praktizieren, nehmen wir wahr, wie es uns im Verhältnis zu unserer Außenwelt geht. Wenn wir Körpergewahrsein praktizieren, wecken wir die propriozeptiven Sinnesnerven in unseren Faszien auf, die uns mit Informationen versorgen. Die Praxis des Körpergewahrseins schließt die Faszien ein und stärkt die neuronalen Bahnen, die uns sowohl dazu befähigen, uns selbst zu kennen, als auch mit den Energien der größeren Welt zu verbinden, die über unser individuelles Selbst hinausgeht.

Wenn wir unseren Teilen zuhören, die durch unseren Körper sprechen, werden die Informationen der Sinnesnerven des peripheren Nervensystems, das in unser fasziales Netzwerk eingebettet ist, zum zentralen Nervensystem geschickt, wo dieser Input verarbeitet, interpretiert und ihm geantwortet wird. Wenn wir uns darauf einstimmen, was in unserem Körper geschieht, nutzen wir den ventromedialen präfrontalen Cortex und andere Teile des medialen präfrontalen Bereichs. Diese Teile des Gehirns helfen, das limbische System zu regulieren, und unterstützen uns dabei, uns unserer Gefühle und der Gefühle anderer bewusst zu sein.

Der Theorie des achtsamen Gehirns von Daniel Siegel zufolge führt Körpergewahrsein zu einem Ausbau neuer neuronaler Bahnen zwischen dem präfrontalen Cortex und dem limbischen System. Wie er uns in seinem Buch *Gewahr sein* sagt: »Wohin die Aufmerksamkeit sich richtet, feuern die Neuronen, und neuronale Verbindungen wachsen.« Diese neuen neuronalen Verbindungen ermöglichen uns, Zugang zu den Qualitäten zu haben, die im IFS als Selbstenergie bezeichnet werden. Siegel schreibt von Gewahrsein und Aufmerksamkeit als getrennten Prozessen, die das Gehirn formen und den Geist stärken, wobei unterschiedliche Schaltkreise involviert sind. Die Praxis des Körpergewahrseins beinhaltet beide Prozesse. Im Somatischen IFS nutzen wir Gehirnschaltkreise, die beim »Gewahrsein« beteiligt sind, wenn wir den Teil im Körper finden, und jene, die bei der »Aufmerksamkeit« von Bedeutung sind, wenn wir uns auf die Empfindungen fokussieren.

Die Praxis des Körpergewahrseins hilft nicht nur, Zugang zum Teil zu finden und ihn zu lokalisieren, sondern liefert auch eine größere neuronale Unterstützung für Selbstenergie. Insbesondere Trauma stört die neuronalen Bahnen, die am Körpergewahrsein beteiligt sind. Die zerstörerischen Effekte von Trauma auf das Nervensystem wie auch der Weg zur Genesung werden auf faszinierende und meisterhafte Weise von Bessel van der Kolk, einem der führenden Experten auf dem Gebiet der Traumaforschung und -behandlung, in seinem Buch *Verkörperter Schrecken* dargelegt: »Traumatisierte können erst genesen, wenn sie sich mit den Empfindungen in ihrem Körper vertraut gemacht und mit ihnen Freundschaft geschlossen haben.«[13] Sich an das verbale Narrativ zu erinnern, während man immer noch vom körperlichen Selbst abgeschnitten ist, führe zu keiner vollständigen Heilung von Trauma. Seiner Ansicht nach ist Gewahrsein des Körpers der Ausgangspunkt: »Körperliches Selbstgewahrsein ist der erste Schritt auf dem Weg zur Befreiung von der Tyrannei der Vergangenheit.«[14]

Der Weg zur Genesung von den Verletzungen traumatischer Wunden beginnt mit der Praxis des Körpergewahrseins. Der Somatische IFS-Therapeut hilft dem Klienten, sich von der Dissoziation von seinem Körper dahin zu bewegen, seine körperlichen Empfindungen tolerieren zu können und sich schließlich mit ihnen anzufreunden. Die neuen neuronalen Bahnen, die durch Körpergewahrsein gebildet werden, ersetzen schließlich die mit dem Trauma verbundenen Bahnen. Körpergewahrsein verändert das Gehirn.

Unsere Faszien- und Nervensysteme offenbaren die wechselseitig verbundene Natur unseres Körpers. Antonio Damasio fasst die auf Zusammenarbeit ausgelegte Rolle des Nervensystems in Hinblick auf das Verständnis unserer körperlichen Empfindungen und daher unserer Gefühle wie folgt zusammen: »Diese Regionen und Systeme nehmen als ein Ensemble an dem Prozess teil … Abermals machen es diese Gehirnregionen nicht allein. Sie arbeiten korrekt in intensiver Zusammenarbeit mit dem Körper.«[15] All unsere Körpergeistsysteme kommunizieren, kooperieren und arbeiten miteinander. Jedes von ihnen ist an unserer Fähigkeit beteiligt, sich unseres Körpers gewahr zu sein, wie auch an der Fähigkeit, mithilfe dieses Gewahrsein dabei behilflich zu sein, das Selbst zu verkörpern.

Körpergewahrsein bei einer Traumaüberlebenden

Meine Arbeit mit Tanya zeigt, wie die Praxis des Körpergewahrseins jeden IFS-Schritt erleichtern kann. Tanya hatte eine Traumageschichte und hoffte, nachdem sie bereits viele Therapeuten aufgesucht hatte, dass ihr ein körperlicher Ansatz bei der Heilung helfen würde.

> Tanya hat eine angespannte Körperhaltung, während sie mir gegenübersitzt. Sie sitzt auf der Kante ihres Stuhls, ihr Kopf ist nach vorn geneigt, ihre Stirn gerunzelt. Ich nehme an, dass sie mich auch prüft – und sie ist darin sehr wahrscheinlich viel besser als ich. Aus Notwendigkeit heraus können traumatisierte Klienten ihre Exterozeption übermäßig ausgebildet haben, wobei unter Umständen ihre Interozeption unterentwickelt bleibt. Ich möchte Tanya nonverbal eine mitfühlende, zuversichtliche Präsenz vermitteln, sodass ihre »Neurozeption« eine sichere ist.

> Als Erstes fokussiere ich mich hauptsächlich auf meinen Körper. Ich verbinde mich mit den Stellen in meinem Körper, die den Stuhl oder Boden berühren. Ich verlagere mein Gewicht, sodass ich auf den Sitzbeinhöckern meines Beckenbodens sitze. Bewusst lasse ich mein Gewicht auf die Oberflächen unter mir nieder. Dadurch beginnt sich mein Unterkörper dichter anzufühlen. Da ich weiß, dass meine Energie dazu tendiert, nach oben zu steigen, wenn meine Gedanken die Kontrolle übernehmen, hilft es mir, die Sitzung auf diese Weise zu beginnen, um geerdet und mit meiner Körpermitte verbunden zu sein. Ich fokussiere mich auf die vertikale Linie zwischen meinem Wurzel- und Kronenchakra. Mein Beckenboden und meine Wirbelsäule unterstützen meinen Kopf, sodass sich die Rückseite meines Halses verlängert. Ich erinnere meine Schultern daran, dass sie sich entspannen können, und die gewohnte Anspannung in meinem Gesicht kann sich lösen. Meine Atmung wird von allein tiefer, während ich mich darauf fokussiere. Ich atme in mein Herz und ermutige es, sich Tanya ganz zu öffnen, die mir gegenübersitzt.

Die beschützenden Teile des Klienten finden

Im IFS fragen wir, um einen Teil zu finden, üblicherweise: »Wo ist dieser Teil in Ihrem Körper?« Aber Traumaüberlebende und andere Klienten, deren Systeme anfällig für Dysregulation sind, verschließen sich schnell, wenn sie aufgefordert sind, wahrzunehmen, was in ihrem Körper geschieht. Ich stelle die Frage dann eher so: »Wie wäre es für Ihren Teil, Sie wissen zu lassen, wie er in Ihrem Körper erscheint?« Ich helfe ihnen auch, einen Bereich in ihrem Körper zu identifizieren, der sich neutral, komfortabel oder wenigstens tolerierbarer anfühlt, und frage sie, ob sie versuchen möchten, an diesem Ort in ihrem Körper für eine kurze Zeit zu sein. Im Fall von Tanya wurde jedoch keine dieser Methoden von ihren Beschützern geschätzt.

Obwohl Tanya ausdrücklich mit mir aufgrund meines somatischen Ansatzes arbeiten wollte, hatten ihre Beschützer eine andere Vorstellung. Tanya hat einen Großteil ihres Lebens damit verbracht, hin und her zu wechseln, ihren Körper zu ignorieren und zu kontrollieren und von schmerzhaften, belastenden körperlichen Symptomen überwältigt zu werden. Sie hatte viele somatische Symptome, die keine offensichtliche körperliche Basis aufwiesen, wie etwa chronischen Schmerz, Verdauungsprobleme und Schlaflosigkeit. Sie erkannte, dass ihr Trauma ihre Gesundheit beeinträchtigte. Aus diesem Grund wollte sie einen somatischen Ansatz. Aber ihre Beschützer waren bei diesem Plan nicht dabei, und sie gingen in Stellung, um sich gegen das »Somatische IFS« zu verteidigen.

> Ein Teil lenkt Tanya ab, ein anderer hörte mich nicht und bittet mich zu wiederholen, was ich sagte. Ein anderer Teil macht sie so müde, dass sie kaum ihre Augen offen halten kann. Zumeist jedoch spricht sie. Man hat das Gefühl, dass sie von einem Managerteil aus spricht, der die Sitzung durch Reden kontrollieren möchte, möglicherweise um sicherzustellen, dass unsere Sitzung nicht in schmerzhafte Regionen vordringt. Sie schaut meistens überallhin, nur nicht zu mir, während sie spricht.
>
> Ich schlage ihr vor: »Sie könnten schauen, ob es Ihnen hilft, präsent zu bleiben, indem Sie sich auf die Empfindung fokussieren und die Geschichte für eine Weile warten lassen.« Aber sie ignoriert mich. Ich verstehe, dass das Einstimmen auf den somatischen Kanal für diese Beschützer das Risiko bedeutet, den Horror erneut zu durchleben.

Beschützer wissen, dass die Körpergeschichte der verletzlichen Teile gespeichert ist. Und sie möchten nicht riskieren, nochmals von überwältigenden Empfindungen niedergeschmettert zu werden. Sie haben Angst, dass die körperlichen Empfindungen sie in das Vergessen oder in die Vernichtung führen durch überwältigende Sinnesflahbacks und die begleitenden störenden, gefährlichen Gedanken und Gefühle. Sie möchten, dass der Schmerz verschwindet. Wenn sie ihn nicht loswerden können, dann können sie ihn wenigstens unterdrücken oder ihn ignorieren. Diese Beschützer werden von den Anpassungen in unserem Nervensystem angetrieben, die uns über Jahrtausende halfen zu überleben. Unsere Beschützer haben jederzeit Zugang zu einem Versteck von Psychopharmaka, die sie einsetzen können, wenn sie eine Bedrohung wahrnehmen. Aus diesem Grund tun wir gut daran, uns diesen Beschützern nicht entgegenzustellen.

Ich erkannte, dass für Tanya das Reden eine Möglichkeit war, ihre Gefühle zu regulieren und zu stabilisieren, und ließ diese erzählenden Beschützer an der langen Leine. Sie müssen wissen, dass ich sie nicht veranlassen werde, sich zu ändern. Ihre hochentwickelten verbalen Teile schirmen sie von Angst, Scham, Ekel und allen anderen verstörenden Gefühlen und Erinnerungen ab, die in ihrem Körper gefangen sind. Ich möchte ihren Teilen mit Mitgefühl begegnen, anstatt sie für ihre Wachsamkeit zu verachten. Ich arbeite mit meinem eigenen ungeduldigen Teil, auf dessen Agenda steht, »Somatisches IFS zu praktizieren«.

Ich verstehe, dass Trauma dazu führt, dass der Körper oder Teile des Körpers dissoziiert, vom Gewahrsein abgeschnitten werden. Wie Bessel van der Kolk erwähnte, tendieren Traumatisierte dazu, negative Körperbilder zu haben. Für sie gilt: Je weniger Aufmerksamkeit sie auf ihren Körper – und damit ihre inneren Empfindungen – richten, umso besser.[16] Tanyas Beschützer sind entschlossen, ihr Körpergewahrsein herunterzufahren und sich gegen jeden Versuch zu wehren, der sie veranlassen soll, anders zu handeln. Ich muss mich daran erinnern, dass sie ihr gut gedient haben. Und soweit ich weiß, sind ihre Anstrengungen noch immer überlebenswichtig.

Sich mit Beschützern anfreunden

Unser Schutzsystem ist wie ein Wachhund an einer Pforte, die zu einem Baby führt. Diese Metapher half mir, eine Beziehung mit Tanyas Beschützern aufzubauen. Der Hund ist aus einem guten Grund da, der zunächst nur ihm allein bekannt ist. Er macht seine Arbeit gut und wird sie bis zu seinem Tod ausführen. Der Hund vertraut nicht dem Fremden, der versucht, die Pforte zu betreten, um bei dem Baby zu sein. Der Hund wird sich nicht durch Streicheln oder einen Hundeknochen hereinlegen lassen. Und er wird auf Gewalt mit noch größerer Gewalt reagieren. Für den Hund ist es nicht so wichtig, ob das Baby schreit oder zusammengerollt daliegt, verängstigt und bedürftig, sondern dass das Baby sicher vor weiterem Schaden ist. Man muss sich mit dem Wachhund anfreunden, er muss gewürdigt und verstanden werden. Dann gibt er vielleicht die Erlaubnis, kurz einen Blick auf das Baby zu werfen, das er beschützt, und vermittelt ein Gefühl davon, wovor er es schützt. Mit diesem kurzen Blick kann der Fremde den Hund unterstützen, seine Wahrnehmung zu ändern und stattdessen wahrzunehmen, dass diese Person ein potenzieller Helfer ist. Sein Rückenfell glättet sich, sein Schwanz wedelt zögerlich. Er schnüffelt und riecht keine Angst. Er schaut der Person in die Augen und wird von der lieben Stimme beruhigt. Er nimmt nun wahr, dass diese Person das Baby sicher und gesund verwahren kann und ist frei, um seinen Bauch gekrault zu bekommen oder einem Ball hinterherzujagen.

Allmählich beginnen die Beschützer von Tanya zu spüren, dass wir wahrhaftig daran interessiert sind, sie kennenzulernen, dass wir hören wollen, wie sie ihren Körper genutzt hatten, um sie davor zu schützen, von ihrem Trauma überwältigt zu werden. Sie hatten Drogen zur Entspannung, Zigaretten, Alkohol und einige selbstverletzende Verhaltensweisen angewandt, um abzulenken und ihren Schmerz zu lindern. Ihre Beschützer hatten zwischen Gewichtszunahme und -verlust gewechselt, um Sicherheit in ihrer Körperform und -gestalt zu finden. Als sie erkennen, dass Tanya und ich respektvoll ihren Anstrengungen zuhören, statt sie zu kritisieren, beginnen sie sich zu entspannen. Als sie hören, dass wir mit ihnen zusammenarbeiten wollen, um jenen zu helfen, die sie beschützen, beginnen sie, uns zu vertrauen.

Mit Beschützern verhandeln

Tanyas Beschützer reagieren gut darauf, als Erstes für ihre Bemühungen gewürdigt zu werden, bevor sie gebeten werden, die Auswirkung ihrer Verhaltensweisen zu überdenken. Eine Beziehung mit den Beschützern einzugehen ist ein delikater, kunstvoller Tanz des Respekts und der Anerkennung des Einsatzes ihrer adaptiven, jahrzehntealten Überlebensstrategien, während man zugleich sieht, ob sie den Preis ihrer Mühen in Erwägung ziehen – entweder für sich selbst oder das System.

Der Preis besteht darin, dass wir, wenn wir von unserer sinnlichen Wahrnehmung abgeschnitten sind, auch von unserem tiefsten Wissen, unseren Sinnesfreuden, unseren Beziehungen mit anderen und der natürlichen Welt abgeschnitten sind. In unserem innersten Kern sehnen wir uns danach, Vertrautheit zu unseren körperlichen Erfahrungen wiederzuerlangen und die Feinheiten der Kommunikation unseres Gewebes, der Eingeweide, Knochen und Flüssigkeiten zu erforschen. Doch zunächst waren Tanyas Beschützer daran nicht interessiert. Sie sagten: »Das ist einfach der Preis, seine Arbeit zu machen.«

> Ihre Beschützer sind einverstanden, in Erwägung zu ziehen, dass ihre Ängste womöglich überholt sind, dass es jetzt vielleicht möglich sein könnte, Tanya ihre körperlichen Empfindungen für eine kurze Zeit fühlen zu lassen. Ich gebe ihnen zu verstehen, dass ich damit viel Erfahrung habe. Ich fordere sie auf, jederzeit einzuspringen, wenn sie der Annahme sind, dass Tanya nicht

sicher ist. Als sie sich auf die Empfindung ihres Unterkörpers einstimmt, fühlt sie eine »unheimliche« Empfindung auf ihrer Haut. Diese führt sie zu einem Teil, der von ihrer Weichheit, ihren Kurven und ihren weiblichen Genitalien angewidert ist. Wir bitten die unheimlichen Gefühle sich abzuschwächen, damit wir bei ihnen bleiben können. Wir bleiben ausschließlich bei der Empfindung auf ihrer Haut. Ihr Beschützer würdigt, dass wir nicht wagen, uns an die schmerzhafte Erfahrung zu erinnern oder sie nachzuerzählen.

Dann reagiert ein anderer Beschützer auf meine Aufforderung einzuspringen, falls er das Bedürfnis danach verspüren sollte. Sofort macht er sie müde. Erst als ich verspreche, dieses Körpergewahrseinsunternehmen zu stoppen, wird Tanya wieder wach, nachdem ich verschiedene Möglichkeiten ausprobiert hatte, sie wach zu halten. Der Teil erzählt uns, dass er Angst hat, sie könne »zu lebendig« werden. Der Teil hat ihrer Lebendigkeit die Schuld zugeschrieben, als er versuchte, das Trauma zu verstehen. Wenn sie lebendig ist, dann ist sie verlockend. Wenn sie verlockend ist, dann zieht sie die Aufmerksamkeit der Person an, die sie misshandelt. Nachdem er sich verstanden fühlt, scheint dieser Teil bereit zu sein, in Erwägung zu ziehen, dass Tanya eine körperliche Empfindung für einige Augenblicke wahrnehmen kann. Tanya experimentiert mit kurzen Momenten des Gewahrseins, wobei sie mit diesem Teil in Kontakt bleibt. Sie beginnt, das Spektrum an Empfindungen – Temperatur, Druck, Spannung, Kribbeln und sogar die Taubheit – erst zu tolerieren und anschließend zu akzeptieren. Ihre Teile fangen an zu glauben, dass nichts Schlimmes passieren wird.

Mit den verbannten traumatisierten Teilen arbeiten

Tanyas verletzliche, traumatisierte Teile sind hinter dieser Schar von Beschützern weggeschlossen und möchten in zunehmender Verzweiflung, dass ihre Gefühle ausgedrückt und gehört werden. Aus ihrer Verbannung auftauchend, sind sie im Begriff, wie Wasser aus einem Feuerwehrschlauch hervorzubrechen, was – natürlich – nur dazu führen würde, dass ihre Beschützer anderweitig beschäftigt würden und der oszillierende

Kreislauf von übermäßiger und zu geringer Erregung verstärkt werden würde. Es ist entscheidend, Tanya zu helfen, die Präsenz ihres Selbst aufrechtzuerhalten, sodass die verletzlichen Teile ihr System nicht in einer kathartischen Retraumatisierung überfluten, was dazu führen würde, dass wir das schwer verdiente Vertrauen ihrer Beschützer verlieren würden.

In unserer Sitzung überprüfe ich Tanyas Körper aufmerksam auf Zeichen emotionaler Dysregulation. Ich schaue nach Veränderungen ihrer Hautfarbe, Atmung, Stimmklang, -höhe, und -geschwindigkeit wie auch nach Änderungen ihrer Körpertemperatur. Ich überprüfe meinen eigenen Körper auf Zeichen davon, mich schwindelig zu fühlen oder von meinem eigenen Körper oder von Tanya getrennt zu sein.

> Als Tanya mit einem drei Jahre alten Teil in Kontakt tritt und anfängt mitzuteilen, was sie sieht, erkenne ich, dass sie an der Schwelle zur Dysregulation steht. Ich unterbreche die verbale und visuelle Geschichte und weise Tanya an, sich ausschließlich auf die körperlichen Empfindungen zu fokussieren, die sie fühlt. Ich bitte den Teil, mit seiner Geschichte zu warten, bis sie aufgenommen werden kann. Ich lasse Tanyas Teile wissen, dass wir die ganze Geschichte hören wollen, doch alles ein wenig langsamer angehen müssen, damit sie gehört werden kann. Auf diese Weise reassoziieren wir langsam die fragmentierten traumatischen Erfahrungen und helfen allen Teilen, sich von Selbstenergie gehalten zu fühlen.
>
> Die Körpergeschichten, die von verletzlichen traumatisierten Teilen aufsteigen, sind oftmals zu viel für ihre Beschützer. Trotz meiner sorgsamen Beobachtung der Zeichen bricht Tanya eines Tages in Tränen aus und schreit: »Ich bin eine schreckliche Person! Ich möchte sterben! Ich hätte niemals geboren werden sollen!« Ihr Körper kauert sich zusammen, während sie ihren Bauch mit ihren Händen hält. Ihre Augen schließen sich, und ihr Schluchzen verstärkt sich in Hinsicht auf Lautstärke und Tonhöhe.

Ich weiß, dass ich nun Tanyas System helfen muss, herunterzuschalten. Ich frage sie, ob sie wahrnehmen kann, was in ihrem Bauch vor sich geht. »Er fühlt sich eklig an!«, ruft sie aus. Sie möchte nicht bei diesem Gefühl bleiben. Sie hat Angst, dass es sich verschlimmern wird. Ich sage dem ekligen Gefühl, dass wir ihm einen Dimmer geben können, damit es das Ausmaß des Gefühls anpassen kann. Es scheint damit einverstanden zu sein. Die Empfindungen werden so schwach, dass Tanya sich darauf fokussieren kann. Sie fühlt den Drang, sich zu übergeben. Ich frage sie, was sie diesem Drang gegenüber fühlt, und sie ist – beruhigt, dass das Gefühl nicht überwältigend werden wird – fähig, einen gewissen Grad an Neugier ihm gegenüber aufrechtzuerhalten. Um ihr zu helfen, ihren Fokus auf der Empfindung zu halten, stelle ich ihr Fragen wie »Wo beginnt und endet die Ekligkeit?«, »Wo sind ihre Grenzen?« und »Was geschieht mit ihr im Lauf der Zeit, wenn du ihr gegenüber präsent bleibst?«. Die Empfindungen in ihrem Bauch nehmen ab, während sie sich darauf fokussiert. Tanyas Stimme und ihre Atmung werden ruhiger – tiefer und langsamer.

Tanya ist fähig, zu dem drei Jahre alten Mädchen zurückzukehren, sie zu sehen und die ekligen Empfindungen zu fühlen. Tanya empfindet Mitgefühl für sie in ihrem warmen Herzen und ihren kribbelnden Armen. Sie schickt diese Empfindungen zu dem kleinen Mädchen, zu dem ekligen Gefühl in ihrem Bauch. Tanya hatte lange den Verdacht gehabt, von ihrem Großvater missbraucht worden zu sein. Obwohl die Dreijährige keine Bilder teilt, schluchzt sie: »Es ist meine Schuld.«

Durch Körpergewahrsein entlasten

Tanya nimmt wahr, dass das kleine Mädchen nun auf ihrem Schoß sitzt, von ihr umarmt. Sie sagt ihm, dass das, was geschehen ist, nicht seine Schuld war. Es war die Schuld ihres Großvaters. Sie sagt der Kleinen, dass sie all die Ekligkeit in ihrem Bäuchlein, den Glauben, dass sie niemals hätte geboren werden sollen, und den Glauben, dass die Verletzung ihre eigene Schuld war, loslassen könne. Sie pustet all das aus ihrem Mund hoch in den Himmel, wieder und wieder, bis alles verschwunden ist.

Verlorene Qualitäten wiederherstellen

Nach dieser Entlastung fühlt sich Tanyas Bauch ruhig und warm an. Ihr Gesicht und ihre Augen sind offen. Ihr Mund ist entspannt und lächelt. Ich lächle mit ihr und fordere sie auf, bei den ruhigen, warmen Gefühlen in ihrem Bauch und dem Gefühl der Kleinen in ihrem Arm zu bleiben. Die Kleine ruht in ihrem Schoß, und Tanya sagt ihr, dass sie sehr froh ist, bei ihr zu sein. Ich ermutige sie, tief in ihren Bauch zu atmen, in den Raum, der übrig blieb, als sie die »Ekligkeit« herausatmete. Gemeinsam genießen wir mehrere Minuten, tief zu atmen, zu entspannen und zu feiern, dass sie nicht länger das Gefühl in sich hält, schlecht und falsch zu sein, wie auch ihre erneuerte Fähigkeit, Empfindungen in ihrem Körper wahrzunehmen, selbst wenn sie nicht angenehm sind. Die unangenehmen Erfahrungen führten sie zu dieser wertvollen Dreijährigen. Wir erzählen ihr Trauma wieder, als eines, das sie nicht länger von ihrem Körper abschneiden muss, damit sie in Sicherheit ist, sondern das stattdessen eine Quelle der Sicherheit und Stabilität wie auch ein Ausgangspunkt eines Weges zu ihren verbannten Teilen sein kann. Diese neue Beziehung zu ihrem Körper muss verstärkt werden.

Nach und nach ließ Tanya die Erfahrung ans Licht kommen, von ihrem Großvater missbraucht worden zu sein. Mit der Zeit wurde sie fähig, sich auf ihre körperlichen Empfindungen zu fokussieren, um zu verhindern, dass ihre Gefühle außer Rand und Band liefen. Ihre Verdauung verbesserte sich. Sie hörte auf, ein Schlafmittel zu nehmen. Sie fuhr fort, Empfindungen, Bewegung und sogar Berührung, die sie genoss, zu erforschen. Sie begann, sich an den runden Formen ihres Körpers zu erfreuen. Nachdem sie all dies in der Sicherheit unserer Sitzungen erkundete, begann sie, ihre neue Leuchtkraft aus unseren Sitzungen herauszutragen. Sie besuchte einen Salsakurs und begann zu daten. Sie lernte, angenehme Empfindungen zu tolerieren und nach solchen Berührungen zu fragen, die sie genießen konnte. Sie fand mehr davon wieder, was Joseph Campbell als die »Begeisterung, lebendig zu sein« beschrieb, das Geburtsrecht des Körpergewahrseins, das durch Trauma verloren geht.

Nach einer Entlastung gebe ich in der Sitzung Zeit, um die Veränderungen, die automatisch im System des Klienten geschehen, wahrzunehmen und zu verankern. Ich fahre fort, die körperliche Erscheinung des Klienten zu beobachten, um spontane Wechsel in seinen Energien und in Haltung, Muskeltonus, Gesichtsausdruck und Atmung wahrzunehmen. Ich nehme sie wahr, benenne sie und fordere den Klienten auf, wahrzunehmen, was anders ist. Viele bemerken Veränderungen in ihren Wahrnehmungen. Zu hören, zu sehen oder zu riechen kann lebendiger sein. Der Klient kann einen Impuls, sich zu bewegen, wahrnehmen. Ich verstehe, dass dies die Qualitäten sind, die aufgrund des Traumas abgestumpft waren. Diese Augenblicke und sogar Tage und Wochen nach einer Entlastung sind eine wertvolle Zeit. Unsere Systeme tendieren dazu, sich Veränderung zu verweigern, selbst positiver. Teile finden Sicherheit in dem, was ihnen vertraut ist. Ohne die Veränderungen in Körper und Verhalten zu verankern und zu integrieren, werden die alten Muster ihre Autorität wahrscheinlich wieder geltend machen, wenn der Klient nach mehreren Wochen der neuen Verhaltensweisen in die Welt der alten eintritt. Gewahrsein stellt den Anker zur Verfügung.

Es ist nicht einfach für unsere Teile, zehn bis fünfzehn Minuten am Ende einer Sitzung zu reservieren, um zu integrieren, was auch immer sich verändert hat, ob es sich um eine komplette Entlastung eines Teils handelt oder nicht. Ich habe sowohl von meinen Erfahrungen als Körpertherapeutin als auch vom Yoga die Wichtigkeit dieser Zeit gelernt. Ich habe tiefgreifende Veränderungen in der Struktur meiner Körpertherapieklienten bemerkt, als sie sich von der Liege erhoben. Anschließend schüttelten sie sich kurz durch und sahen genauso aus, wie sie gekommen waren. Beim Yoga ist die abschließende Haltung savasana: auf dem Rücken auf dem Boden zu liegen. Yogis erzählen uns, dass diese Minuten des »Nichtstuns« von allen »Übungen« die wichtigste sei. Dennoch nutzen einige Kursteilnehmer den Moment, um ihre Handys zu überprüfen, ihre Matten zusammenzurollen und hinauszuschleichen.

Die Kraft dessen, am Ende einer Sitzung einfach Gewahrsein zu üben, kann nicht oft genug betont werden. Die Tendenz ist auch bei mir, ein wenig Zeit aus dem letzten Sitzungsviertel zu borgen, um zu sehen, ob vielleicht noch ein wenig mehr geschafft werden könnte – eine Folge davon, dass wir im Westen das Tun dem Sein vorziehen. Ich lerne jedoch, wie wertvoll es ist, wenigstens fünfzehn Minuten zu reservieren, um zusammen mit meinen Klienten bei dem zu sein, was sich gewandelt hat. Wir würdigen den Mut und die Teile, die erschienen sind und vielleicht bereit waren, dem Selbst genug zu trauen, um sich zurückzuziehen. In diesen Minuten geben wir dem Entfalten der Veränderungen Zeit, die sich im dritten Viertel vollzogen haben. Dieser Raum bietet Platz, damit das, was zu erblühen begann, weiter gedeihen kann. Vielleicht wechselt der Klient vom Sitzen zum Stehen und weiter zum Bewegen im Raum, um mit der Anwendung der Veränderungen in seiner Welt zu experimentieren. Vielleicht bemerkt der Klient körperliche Empfindungen, wenn er sich die ursprüngliche herausfordernde Situation, die zu Beginn der Sitzung beschrieben wurde, erneut vorstellt. Wir beginnen und beenden die Sitzung mit Somatischem Gewahrsein.

Fazit

Mit der Praxis des Körpergewahrseins wurde eine sichere Grundlage für die anderen Praktiken bei jedem IFS-Schritt geschaffen. Somatische IFS-Therapeuten verbinden sich mit der Erde und ihrem eigenen Körpergewahrsein, während sie geschickt durch das Gebiet der Beschützer ihrer Klienten navigieren, die annehmen, dass sie das Gewahrsein des Körpers blockieren müssen. Wenn die Beschützer lernen zu vertrauen, dass das Wahrnehmen der Körperempfindungen, wie sie sich von Augenblick zu Augenblick entfalten, nicht länger zu Überwältigung und weiterer Verletzung führt, fürchten sie sich nicht mehr vor Gewahrsein. Gewahrsein selbst ist transformativ. Die Wahrnehmungsfähigkeiten des Klienten sind erwacht. Die Beziehung zu seinem Körper fängt an, sich zu verändern. Die verletzlichen Teile, deren Geschichte im Körper gespeichert ist, können erscheinen. Die impliziten Erinnerungen und die präverbalen Bindungstraumata werden über den Körper kommuniziert. Der Therapeut hört nicht nur die Geschichte, sondern kann die Körpergeschichte lesen, die durch die Haltung und Mimik ausgedrückt wird. Die verbale Geschichte der Teile und die Körpergeschichte werden ein kohärentes Narrativ und werden vom Therapeuten und dem Klienten vollständig bezeugt. Die Lasten werden losgelassen, und der Klient kann in einem höheren Maße in seinem Körper leben. Gewahrsein des Körpers führt zu einem gesteigerten Gewahrsein im Körper, in jeder Zelle und jedem Körpersystem. Das Körpergewahrsein führt dazu, dass die verkörperte Selbstenergie wiederhergestellt und kultiviert wird.

Die Praxis des Körpergewahrseins – von objektivierenden Gewohnheiten dahin zu wechseln, die subjektiven innerkörperlichen Erfahrungen zu entwickeln – hilft den Klienten wiederzuentdecken, was ihnen tatsächlich Freude bereitet. Indem sie sich auf ihre körperlichen Empfindungen einstimmen, entdecken sie, dass Bewegung und achtsames Essen Quellen einer tieferen und länger anhaltenden Befriedigung sind, als zu rauchen, Fast Food und Süßigkeiten zu essen und vom Sofa aus fernzusehen. Wenn die Teile, die gewohnheitsmäßig Substanzen genutzt haben, um schmerzhafte Gefühle zu beruhigen, zu lindern oder zu unterdrücken, bereit sind, uns zu vertrauen, können wir die Teile adressieren, die sie beschützt haben – die verletzlichen, die am meisten Schmerz halten. Wenn der Schmerz freigelassen wird, der im Gewebe des Körpers und seinen Organen gehalten wird, wird der Körper lebendiger.

Das Körpergewahrsein unterstützt und umschließt die anderen vier Praktiken der Somatischen IFS. Wir fangen mit dieser Praxis an und flechten sie durchgängig in eine Sitzung ein. Das Körpergewahrsein hilft uns Therapeuten, verkörperter zu sein, damit wir eine stärkere Verkörperung unserer Klienten fördern können. Wir verbinden uns mit der Erde, um Stabilität und Sicherheit in den Aufruhr der inneren Welt des Klienten zu bringen. Unserer Faszien gewahr, fühlen wir uns gehalten, unterstützt und verbunden. Unsere Sinnesnerven assistieren uns dabei wahrzunehmen, was in unserem Inneren und Äußeren ist. Wir helfen unserem Klienten, sich auf die körperlichen Empfindungen seiner Teile einzustimmen, um Heilung und Befreiung zu erfahren. Wenn die Lasten losgelassen werden, ist mehr körperliches Gewahrsein verfügbar. Das Körpergewahrsein führt unausweichlich zum Atem, zur zweiten Praxis: Bewusste Atmung.

Sicher in der festen Erde verankert, können wir nun mit dieser nächsten Praxis die Energien von oben durch uns zirkulieren fühlen. Unsere vertikale Ausrichtung ist notwendig für eine Selbst-geführte Beziehung.

Wir verlassen uns auf unsere Verbindung mit dieser Senkrechten, auf unsere Verbindung mit unserem innersten Selbst als Anker für die komplexere Welt der Beziehungen. Wir kehren zu ihr zurück, wenn unser vertikaler Kern verkörperter Selbstenergie beginnt, sich wacklig anzufühlen durch Teile, die sich durch die Energien einer anderen Person verunsichert, ängstlich oder überwältigt fühlen. Wenn wir vollständig in dieser durch unseren Körperkern verlaufenden vertikalen Linie der Selbstenergie leben, sind wir Verbindende von oben und unten. Als solche haben wir den Mut und die Ressourcen, die unterirdische Welt unserer Klienten mit Zuversicht zu betreten.

ÜBUNGEN

Übung 1: Das Körpergewahrsein öffnen

ZIEL: eine Baseline etablieren, um die Veränderungen verfolgen zu können. Die Fähigkeit erlernen, sich in den Körper einzustimmen und Empfindungen wahrzunehmen sowie diese Fähigkeit auszuüben und zu entwickeln. Die Fähigkeit entwickeln, Empfindungen durch Sprache zu beschreiben.

Anleitung

1. Wenn Sie diese Übung zum ersten Mal machen, ist es empfehlenswert, mit einer Dauer von fünf Minuten zu beginnen und sich dann allmählich auf fünfzehn Minuten zu steigern. Wenn Sie anfangen, sich an irgendeinem Zeitpunkt müde oder abgelenkt zu fühlen, dann lenken Sie Ihr Gewahrsein einfach darauf. Es gibt keine richtige oder falsche Weise, diese Übung auszuführen.

2. Legen Sie sich auf den Boden. Machen Sie es sich so bequem wie möglich. Halten Sie Rücksprache mit allen Teilen, die Bedenken über Ihre

Absicht haben, Ihr fokussiertes Gewahrsein auf Ihre körperlichen Empfindungen zu richten, und sehen Sie, was diese von Ihnen brauchen und ob sie bereit sind zurückzutreten. Sobald sie das getan haben, können Sie weitermachen.

3. Nehmen Sie wahr, wohin sich Ihr Gewahrsein richtet. Richtet es sich auf Ihr allumfassendes Gefühl für Ihren Körper? Richtet es sich auf schmerzhafte Bereiche oder auf angenehme Gefühle? Mit welchen Bereichen können Sie sich leichter verbinden? Welche Bereiche sind schwieriger zu fühlen? Fertigen Sie eine Karte Ihres Körpers an, entweder imaginär oder real, auf dem diese Bereiche gekennzeichnet und die Empfindungen benannt sind.

4. Wählen Sie eine Körperstelle, auf die Sie sich fokussieren. Verweilen Sie mit der/den Empfindung(en), und nehmen Sie wahr, was im Lauf der Zeit mit Ihrem Gewahrsein geschieht. Nehmen Sie wahr, wie Sie gegenüber dieser Körperstelle empfinden.

Reflexion

1. Welche Teile waren fähig zurückzutreten, um Ihnen diese Übung zu ermöglichen? Wie geht es diesen jetzt?

2. Zeichnen Sie einen Umriss Ihres Körpers, einschließlich der Worte, die die Empfindungen in den unterschiedlichen Körperstellen beschreiben. Die Zeichnung soll auch die Stelle anzeigen, auf die Sie sich fokussiert haben. (Ziehen Sie die folgende Liste mit möglichen Empfindungen zurate.)

3. Wie fühlten Sie gegenüber dieser Körperstelle? Benennen Sie das Gefühl auf Ihrer Körperzeichnung.

4. Welche Wirkung hatte Ihr Gewahrsein auf diese Körperstelle?

Empfindungswörter: gehalten, taub, angespannt, gereizt, fließend, zitternd, kalt, warm, schwer, leicht, eng, weit, ruhig, brennend, schmerzend, bewegt, dicht, still, entspannt, lebendig, unruhig, juckend, prickelnd, blockiert.

Übung 2: Sich mit der Erde verbinden

ZIEL: die Empfindung der Verbindung mit der Erde durch die Füße und den Beckenboden erfahren; diese Verbindung stärken oder wiederherstellen.

Anleitung

Nehmen Sie sich nach jedem der folgenden Schritte einen Moment Zeit, um sich gewahr zu werden. Sie können diese Übung draußen oder aus einem Fenster schauend machen. Diese Übung kann in einer fünfzehn- bis dreißigminütigen Meditation ausgeführt werden oder in gekürzter Form zwischen Sitzungen oder zu Beginn einer Sitzung mit einem Klienten.

1. Stehen Sie auf. Bringen Sie Ihr Gewahrsein in Ihre Füße auf dem Fußboden oder Untergrund. Heben Sie Ihre Zehen und wackeln Sie mit ihnen. Senken Sie sie nun wieder ab. Erheben Sie sich auf Ihren Fußballen. Federn Sie sanft auf ihnen. Ruhen Sie ihre Füße aus. Erheben Sie sich nun wieder auf Ihre Fußballen und lassen Sie Ihre Füße einige Male auf den Boden klatschen. Ihr ganzer Körper wird wackeln. Machen Sie das einige weitere Male. Lassen Sie das Rütteln unnötige gewohnheitsmäßige Anspannungen in Ihrem restlichen Körper freisetzen. Nehmen Sie die Empfindungen in Ihren Füßen wahr.

2. Erlauben Sie Ihrem Gewicht in die untere Hälfte Ihres Körpers zu sinken. Stellen Sie sich vor, dass es langsam wie Sand in einer Sanduhr in Richtung Ihrer Füße fließt. Lassen Sie Ihre Füße mit dem Boden verschmelzen.

3. Sehen Sie, ob es irgendwelche Anspannungen, Gefühle, Überzeugungen oder Einstellungen gibt, die Sie nicht länger brauchen und in die Erde schicken möchten.

4. Stellen Sie sich vor, dass Wurzeln von Ihren Füßen hinab durch die Schichten der Erde und des Gesteins wachsen. Gibt es bestimmte Qualitäten, die Ihre Teile brauchen und die die Erde unter Ihnen bieten kann? Visualisieren Sie, wie die Wurzeln aus Ihren Füßen diese Geschenke aufnehmen. Stellen Sie sich vor, wie diese Geschenke gleich Saft in Ihrem Körper aufsteigen. Das Mark Ihrer Knochen kann der Leiter sein: die Knochen Ihrer Füße, die Knochen Ihrer Beine – Tibia, Femur –, Ihr Kreuzbein, die Knochen Ihres Rückgrats bis hinauf zu den Knochen Ihres Kopfes.

5. Nehmen Sie wahr, wo in Ihrem Körper Sie Dankbarkeit wahrnehmen für die Geschenke, die Sie während dieser Meditation empfangen. Denken Sie auch an all die Geschenke, die die Erde Ihnen seit Ihrer Geburt gegeben hat. Schicken Sie Ihre Dankbarkeit von dieser Körperstelle abwärts in Richtung Erdkern.

6. Setzen Sie sich nun hin. Wählen Sie einen Stuhl, der eine vertikale Ausrichtung fördert, bei der Ihr Becken ein wenig höher positioniert ist als Ihr Knie und bei dem Ihre Füße auf dem Boden ruhen. Der Boden Ihres Beckens ist auch ein Ort des Erdens. Laden Sie Ihren Beckenboden ein, sich direkt in die Sitzfläche Ihres Stuhls sinken zu lassen und sich mit den Energien der Erde zu verbinden, die aufwärts durch Ihre Knochen fließen.

7. Nehmen Sie sich einige Minuten Zeit, um auszuruhen und die Empfindungen in Ihrem Körper wahrzunehmen.

REFLEXION (Machen Sie sich Notizen oder teilen Sie Ihre Erfahrungen mit einem Partner.)

1. Wie fühlt sich Ihr Körper im Moment an? (Nutzen Sie die Empfindungswörter von der letzten Übung.)

2. Welche Gedanken, Erinnerungen, Bilder, Einsichten und Gefühle haben Sie während dieser geführten Meditation erfahren? Zeigen diese Erfahrungen Teile oder Selbstenergie an?
3. Was wurde in die Erde losgelassen?
4. Was wurde von der Erde empfangen?
5. Hatten Sie Schwierigkeiten mit irgendeinem der Schritte?
6. Unsere Verbindung mit der Erde durch unseren Körper wiederherzustellen soll Bereiche im Gehirn, autonomen Nervensystem, endokrinen System und Immunsystem aktivieren. In welcher Form nehmen Sie diese Veränderungen wahr?

3

Bewusste Atmung: Innere und äußere Welten verbinden

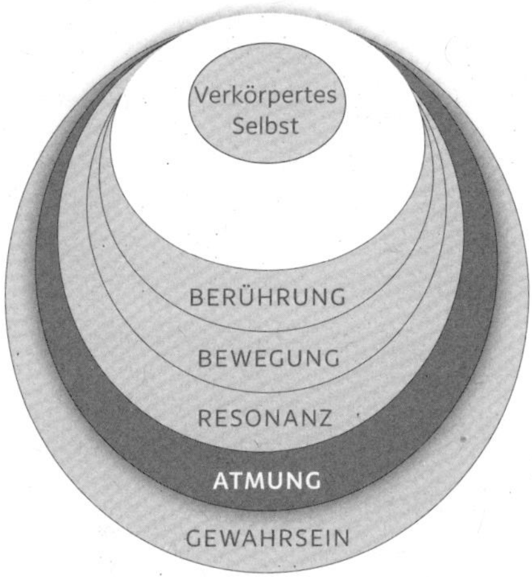

Wenn wir unseren Körper wahrnehmen, werden wir uns unserer Atmung gewahr. Gewahrsein unserer Atmung verbindet uns mit dem Element Luft, dem Himmel, dem weiten Kosmos. Diese zweite Praxis des Somatischen IFS vervollständigt die vertikale Linie, die mit dem Körpergewahrsein begann. Durch diese vertikale Linie sind wir mit dem verbunden, was über uns und unter uns ist. Gleich einer fest verwurzelten Pflanze strecken wir uns nach der Sonne und den Sternen. Wir verbinden uns mit einer Linie von Energie, die von unseren Füßen oder unserem Beckenboden durch die Spitze unseres Kopfes und darüber hinaus reicht. Da die Erde häufig mit dem weiblichen Element des Seins assoziiert wird, während der Himmel mit dem männlichen Element des Handelns verbunden wird, vereinigen wir mit dieser vertikalen Ausrichtung das Weibliche und Männliche, das Sein und Handeln, das Geben und das Empfangen, Himmel und Erde, Körper und Geist, Innen und Außen. Wenn wir unser Gewahrsein auf die Luft und den Raum über uns richten und dabei mit dem Grund unter uns verbunden sind, unterstützen wir die Reise der Seele, die in antiken Mythologien und in zeitgenössischen psychologischen Modellen eingebettet ist, diese anscheinend gegensätzlichen Qualitäten zu verbinden und eine vertikale Achse zu etablieren, die in turbulenten Zeiten unser Anker ist.

Im Ruhezustand atmen wir im Durchschnitt etwa eintausend Mal pro Stunde, hauptsächlich unbewusst. Glücklicherweise hängt unser Leben nicht davon ab, ob wir uns unserer Atmung bewusst sind. Eine Struktur, die tief in unserem Hirnstamm liegt, kümmert sich darum. Das Licht des Bewusstseins in diese großteils unbewusste Handlung zu bringen hat enormes Potenzial, den Heilungsprozess zu unterstützen. Bewusstsein in diesen unwillkürlichen Akt des Lebens zu bringen, von dem unser Leben ganz und gar abhängt, stellt uns ein Tor zum Zustand unseres inneren Systems zur Verfügung und ebenso zu den Geschichten, die darauf warten, enthüllt zu werden.

Wenn ich eine Sitzung habe und mich mit dem Boden verbinde, beginne ich, mich interessiert meiner Atmung zuzuwenden. Welche Empfindungen nehme ich wahr, während ich ein- und ausatme? Wie ist gerade meine Atemfrequenz? Welche Stellen meines Körpers bewegen sich, während ich ein- und ausatme? Kann ich die vertikale Linie der Energie zwischen der Erde und dem Himmel spüren, die mich verankert? Muss ich kleine Veränderungen in meiner Ausrichtung vornehmen, damit diese Energie frei fließen kann? Ich weite meinen Fokus, um den Raum, der mich und meine Klientin hält, einzuschließen, den Raum, in den wir beide hinein- und aus dem wir herausatmen. Mein behaglich von meinen Lungenflügeln eingerahmtes Herz öffnet sich für meine Klientin.

Ein Atemzug kann meiner Klientin helfen, innerlich ihr Gewahrsein zu verlagern. Manchen Klientinnen fällt es leichter, eine somatische Erforschung zu beginnen, indem sie ihre Atmung wahrnehmen, statt den Körper als Ganzes. Beschützer wie auch verletzliche Teile fühlen sich vom Rhythmus des Ein- und Ausatmens gehalten und sanft geschaukelt. Selbstenergie kann mit dem Einatmen zu Teilen geschickt werden. Lasten können durch das Ausatmen losgelassen werden. Neue Qualitäten kommen mit dem Einatmen an. Wenn Gefühle das System zu überfluten beginnen, können die rhythmischen Wellen der Atmung ein Anker in der stürmischen emotionalen See sein. Die Therapeutin kann spezielle Atemtechniken anwenden, um das autonome Nervensystem zu beeinflussen, das entweder hochgradig aktiviert oder zu träge ist.

Ein fokussiertes Gewahrsein der Atemmuster kann Teile offenbaren, die die Atmung beeinflussen. Gewahrsein in die Atmung zu bringen nimmt verschiedene kortikale Strukturen in Anspruch, wo wir – neben der Art von Gewahrsein, die wir mit Selbstenergie verbinden – auch die Teile finden, die unsere Atmung bewerten und sie verändern wollen. Sofern diese Beschützer ihr Wissen um die richtige Atmung beiseitelegen können, können Teile enthüllt werden, die tief in die körperlichen Strukturen der Atmung eingebettet sind. Selbstenergie kann so einfach zu ihnen geschickt werden wie zu atmen. Sie ist niemals weiter als einen Atemzug entfernt.

Bewusste Atmung ist mit dem Element Luft verbunden

Gewahrsein des Luftelements macht uns unserer wechselseitigen Abhängigkeit und der Notwendigkeit einer ausgeglichenen Gegenseitigkeit beim Austausch von Sauerstoff und Kohlenstoffdioxid zwischen Pflanzen und Tieren bewusst. Jedes Einatmen bringt das Geschenk des Sauerstoffs, der durch die Fotosynthese unserer Pflanzen bis hin zum brasilianischen Regenwald freigesetzt wird. Jedes Ausatmen entsendet Kohlenstoffdioxid, das Abfallprodukt der Zellatmung, um die Bäume, Wälder und sich wiegenden Kornfelder zu ernähren. Tiere und Pflanzen brauchen einander, um die Qualität der Luft zu erhalten, von der unser Leben abhängt. Wie gut wir diese wertvolle Ressource erhalten, beeinflusst lebende Wesen viele Generationen lang. Der Rhythmus unserer Atmung ist ein Echo dieser reziproken Beziehung. Vielleicht kann der Rhythmus des Aufnehmens und Loslassens von Luft Teile beruhigen, die giftige Lasten durch schmerzhafte Umgebungen absorbiert haben und ihnen – eine sicherere Umgebung wahrnehmend – ermöglichen auszuatmen, was sie nicht länger benötigen.

Das Element Luft hat auch eine metaphysische Assoziation und trägt zu den Qualitäten der Selbstenergie bei. In der Alchemie trägt Luft die spirituellen Eigenschaften in die physische Welt. In der Astrologie steht das Luftelement für eine starke Betonung mentaler Prozesse und intellektueller Unternehmen. Luft ist mit dem Licht verbunden, mit unserer Fähigkeit der Imagination, Intuition und Inspiration. Wenn wir uns dem unendlichen Raum über uns öffnen, öffnen wir uns für all diese potenziellen Qualitäten, die für unsere heilenden Beziehungen notwendig sind.

Sich mit dem Luftelement zu verbinden öffnet uns auch dafür, Geschenke aus dem unendlichen Raum um uns herum zu empfangen. Lynne McTaggart, eine investigative Journalistin, hat ein Buch geschrieben, in dem sie einen Paradigmenwechsel vollzieht und behauptet, dass dieser vibrierende Raum die ultimative Heilkraft ist. Sie beschreibt dieses Feld als ein ausgedehntes Energiemeer, das alles im Universum in einem Netzwerk des Energieaustauschs verknüpft.

> »Es gibt keine Dualität von ›Ich‹ und ›Nicht-Ich‹ in Hinsicht auf unsere Körper in Relation zum Universum, sondern ein zugrundeliegendes Energiefeld. Dieses Feld ist verantwortlich für die höchsten Funktionen unseres Geists. Es ist die Informationsquelle, die das Wachstum unseres Körpers leitet … Das Feld ist die Kraft – und nicht Bakterien oder Gene – die letztlich bestimmt, ob wir gesund oder krank sind. Es ist die Kraft, die angezapft werden muss, um zu heilen.«[17]

Dieser Raum, der fast nichts zu sein scheint, könnte tatsächlich fast alles sein. Die Weiträumigkeit dieses Raums scheint für unsere Sinne leer zu sein, doch seit der Geburt der Quantenmechanik wissen Physiker, dass leerer Raum nicht wirklich leer ist. Nach dieser Theorie ist der Raum um ein Teilchen mit zahllosen »virtuellen« Teilchen gefüllt. Wie Staubpartikel von einem Lichtstrahl offenbart werden, lernen wir, dass das Nichts etwas enthält. Die scheinbare »Leere« brodelt vor Energie und Teilchen, die in und aus der Existenz huschen. Der Zustand des *samadhi*, in dem Meditierende ein Gefühl des Einsseins mit dem Universum erfahren, spiegelt die Realität der physischen Phänomene wider, die auf der grundlegendsten Stufe hauptsächlich leerer Raum ist. Vielleicht kann dieses Feld, das von Meditierenden erfahren und von McTaggart beschrieben und untersucht worden ist, im Somatischen IFS als das Feld der Selbstenergie betrachtet werden, das uns umgibt, informiert und nährt.

In Supervisionsgruppen und Ausbildungen leite ich die Teilnehmenden an, auf eine neue Weise zuzuhören, wenn eine Kollegin einen Fall schildert. Wir beginnen mit einigen Atemzügen, wobei wir beim Ausatmen bewusst Hörgewohnheiten loslassen und uns beim Einatmen für einen neuen Ansatz öffnen. Ich bitte sie, nicht nur auf den Inhalt der Sprecherin zu hören, sondern auch auf ihren eigenen Körper, ihr inneres System und das Feld des Selbst – einfach für die Informationen aufnahmebereit zu sein, welche auch immer als Gedanken, Worte oder Bilder zu ihnen kommen. Jede Teilnehmerin teilt der Person, die spricht, die Aspekte mit, mit denen sie sich befasst hat, und dann antwortet diese auf all diese Informationen. Recht häufig sind es scheinbar irrelevante Informationen, die Teilnehmende aus dem Feld hören, die für Kollegin, die einen Fall mitgeteilt hat, am hilfreichsten ist.

Auch unser Körper besteht in erster Linie aus Raum. Obwohl auf der Ebene der Wahrnehmung unser Körper zum großen Teil aus Flüssigkeit, Knochen und Gewebe besteht, wissen wir, dass auf der subatomaren Ebene unser Körper vor allem leerer Raum ist. Ungefähr 99,9999 Prozent sind Leere. Indem wir die Luft fühlen, die unsere Haut berührt, sie einatmen und uns für den uns umgebenden Raum öffnen, können wir die Geräumigkeit in unseren scheinbar festen Körpern erfahren, die wir häufig mit Selbstenergie verbinden. Wenn unsere Teile die Kontrolle übernehmen, fühlt sich unser Körper eher verdichtet als weiträumig an: eng, dicht, schwer. Oftmals können schon ein paar Atemzüge eine weite Luftigkeit öffnen, die Raum für uns schafft, uns von unseren Teilen zu unterscheiden. Der weite Himmel kann den Schmerz unserer Teile wie eine Wolke halten und den Lasten ermöglichen, sich in der Atmosphäre aufzulösen.

Ich verbinde das Element Luft mit der Quelle einer Führung, die von außen zu kommen scheint. Wenn ich nicht weiß, was zu tun ist, ich eine Agenda habe, eine Vorstellung, dass ich etwas verwirklichen muss, *sonst* … öffne ich mich für den Raum um mich herum, den Raum, der mich und meine Klientin hält. Die Leere des Raums um mich herum und in mir hilft mir, mich in mein Nichtwissen hinein zu entspannen, in ein Nicht-wissen-Müssen. Ich kann mich für eine überraschende Weisheit jenseits meines bewussten Wissens öffnen. IFS erkennt neben Teilen und dem Selbst »Führer« an, die der Selbstenergie der Therapeutin und Klientin im Heilungsprozess assistieren können. Diese Führer erscheinen, wenn sie willkommen geheißen und eingeladen werden. Manchmal erscheinen sie in anthropomorpher Form, manchmal als Gedanken oder Worte. In meinen frühen Tagen als Therapeutin hörte ich häufig Worte oder Gedanken, die zunächst belanglos oder störend erschienen, und schob sie beiseite. Aber sie konnten hartnäckig sein. Ich erfuhr, dass ihr Ratschlag immer hilfreich war, und nun traue ich diesen Stimmen als Weisheit, die aus einer größeren Quelle als meiner eigenen stammt, aus dem unendlichen Raum um uns herum.

Bewusste Atmung ist eine Brücke

Die Bewusste Atmung verbindet die Praxis des Körpergewahrseins und der Radikalen Resonanz, das Intrapersonale mit dem Interpersonalen, das Unbewusste mit dem Bewussten, jeden von uns mit allen anderen lebenden Wesen und den spirituellen Bereichen. Sie bringt uns zurück in den gegenwärtigen Augenblick, wieder und wieder. Wenn uns unsere Teile mit Bedauern in die Vergangenheit führen und mit Beklommenheit in die Zukunft, bringt uns der einfache Akt, unsere Atmung wahrzunehmen, zurück in unseren Körper und zum gegenwärtigen Moment – der einzige Ort und die einzige Zeit, wo wir Selbstenergie finden können.

Als Brücke zwischen dem Unbewussten und Bewussten dient die Atmung in der Psychotherapie als ein wertvolles Werkzeug. Wenn wir Gewahrsein in unsere meist unbewussten Atemmuster bringen, bringen wir Gewahrsein in Teile, die außerhalb unserer bewussten Wahrnehmung gelegen haben. Schnelles Atmen kann auf einen ängstlichen, aktvierten Teil hindeuten, während flaches Atmen mit Dissoziation oder

Depression verbunden sein kann. Unterschiede zwischen dem Ein- und Ausatmen können mit existenziellen Glaubenssätzen, Geburtstraumata oder beschützenden Teilen zusammenhängen, die unsere Gefühle zu kontrollieren suchen. Manchmal bewirkt der einfache Akt, bewusstes Gewahrsein in die Atmung zu bringen, eine Veränderung. Eine tiefe, langsame Atmung kann die Brücke sein, die uns von Angstgefühlen zu aufgeregter Erwartung führt.

Die Bewusste Atmung ist eine Brücke, die uns mit allen lebenden Wesen verbindet. Alle Menschen auf diesem Planeten wie auch der Adler, der am Himmel aufsteigt, das Eichhörnchen, das in den Blättern herumhüpft, der Pottwal, der durch die Meeresoberfläche bricht – alle atmen ein und aus und sind abhängig von derselben Luft. Unser gemeinsames Bedürfnis nach diesem lebenserhaltenden Gas ist vielleicht der klarste Ausdruck unserer Einheit. Unsere Atmung kann unser Bewusstsein in die transpersonalen Bereiche ausdehnen. Wir werden uns bewusst, dass die uns umgebende Luft dieselbe ist, die sich in uns befindet, und dass die Selbstenergie in uns dieselbe Selbstenergie um uns herum ist. Dieser gemeinsame synergistische Austausch sowohl von Gas als auch von Energie ist der universale Tanz unserer essenziellen Einheit und wechselseitigen Abhängigkeit.

Unser Atem verbindet die materiellen und nicht materiellen Bereiche. Die Verbindung zwischen Atem und Selbst/Geist/Seele ist in vielen Kulturen nachgewiesen und wird in ihren Sprachen reflektiert. Das englische Wort *spirit* leitet sich vom lateinischen *spiritus* ab, was auch Atem bedeutet. Das griechische Wort *psyche* bedeutet Atem und Seele; *pneuma* bedeutet Atem und Geist. Das hebräische Wort *ruah* und Sanskrit *prana* bedeuten auch beide Atem und Geist. *Prana* ist in der Philosophie des Vedanta eine Lebenskraft, die durch den Atem eintritt und in alle Teile des Körpers reist. Verschieden Atemtechniken (*pranayama*) sind ein wesentlicher Aspekt des Yoga und werden in der Praxis der Bewussten Atmung angewandt.

Seit alters her steht Gewahrsein der Atmung im Mittelpunkt kontemplativer Praktiken. Durch Atemübungen kann man einen tiefen Bewusstseinszustand oder *samadhi* erreichen. Vorstellungen der Vergangenheit und der Zukunft fallen ab, und das Individuum und Universum sind Spiegel voneinander und enthalten sich gegenseitig. Zen-Meister vergleichen diesen Zustand des Geistes und Körpers mit einem klaren Himmel, in dem Wolken entstehen und vergehen können. In diesem Zustand transzendieren wir die Illusion des Dualismus, womöglich unsere ubiquitärste und tiefgreifendste Last. Shunryu Suzuki beschreibt in *Zen-Geist – Anfänger-Geist*, wie unsere Atmung dazu führen kann, dass wir diese Überzeugung, die den Kern unseres Leidens bildet, entlasten:

> »Wenn wir einatmen, gelangt die Luft in unsere innere Welt. Wenn wir ausatmen, geht die Luft heraus in die äußere Welt … Wenn dein Geist rein und ruhig genug ist, um dieser Bewegung zu folgen, dann gibt es nichts: kein ›Ich‹, keine Welt, weder Geist noch Körper, nur eine schwingende Tür.«[18]

Es gibt eine bekannte Geschichte über einen Meditierenden, der von der Anweisung, seine Atmung wahrzunehmen, gelangweilt war. Als er sich bei seinem Lehrer beklagte, er sei gekommen, um Erleuchtung zu suchen und nicht um sich endlos auf seine Atmung zu fokussieren, drückte sein Lehrer seinen Kopf in ein Wasserbehältnis und ließ ihn erst los, als der Akt des Einatmens wahrhaftig gewürdigt werden konnte. Kürzlich zeigte mir ein Atemwegsvirus sehr konkret, wie wichtig unbehindertes Atmen für unsere Fähigkeit ist, Zugang zu unserer verkörperten Selbstenergie zu haben. Zwei Wochen lang konnte ich nicht vollständig ein- oder ausatmen, ohne quälende Hustenanfälle zu bekommen. Ich fühlte mich, als ob ich neben mir stünde, bis meine Bronchien frei genug geworden waren, um wieder vollständig atmen zu können. Und dann musste ich das neue eingeschränkte Atemmuster ablegen, das ich während der

Grippe entwickelt hatte. Wie der Meditierende genoss ich die Rückkehr der Fähigkeit, volle Atemzüge nehmen zu können.

Eine Anekdote über den Buddha weist darauf hin, wie der einfache Akt des Atmens eine Brücke zur Freude sein kann. Es heißt, der Buddha sei einen Monat lang verschwunden, als er in Nordindien lehrte. Bei seiner Rückkehr fanden seine Schüler heraus, dass er in einem Retreat gewesen war und *anapanasati* (das »volle Gewahrsein der Atmung«) geübt hatte. Sie wunderten sich und fragten: »Wieso sollte man in einem Retreat mit so einer grundlegenden Übung Zeit verbringen, wenn man bereits erleuchtet ist?« Der Buddha antworte schlicht: »Weil es eine wundervolle Weise zu leben ist.«

Die Praxis der Bewussten Atmung ist auch eine Brücke zwischen dem, was wir kontrollieren oder ändern können und was nicht. Unsere Atmung als sowohl vorsätzlicher als auch unwillkürlicher Vorgang kann uns helfen, einen Wechsel zu vollziehen, wenn es sich anfühlt, als ob unsere Teile die Kontrolle über unsere Stimmungen und Handlungen hätten. Die Atmung gilt als einzige Funktion des Körpers, die willentlich das unwillkürliche Nervensystem beeinflussen kann. Zum Atmungssystem gehören sowohl willkürliche Nerven und Muskeln als auch unwillkürliche. Der Atem kann die natürliche Balance unseres autonomen Nervensystems offenbaren und uns helfen, geschmeidig die Brücke von Aktivierung zu Entspannung zu überqueren.

Die Anatomie der Atmung

Um das Bewusstsein unserer Atmung zu verfeinern, ist es hilfreich, etwas über die Physiologie des Atemvorgangs und die vielen unterschiedlichen Körpersysteme und Zellmikrostrukturen zu wissen, die an dieser großteils unwillkürlichen Handlung mitwirken.[19] Besser mit den Knochen,

Muskeln, Zellen, dem Blutkreislauf und dem Nervensystem vertraut zu sein, schafft die Möglichkeit, bewusst zu wählen. Bewusstsein offenbart Teile und bietet einen Weg, um zur Selbstenergie zurückzukehren.

Die Reise der Sauerstoffmoleküle aus der Atmosphäre in jede Zelle, wo die Mitochondrien sie nutzen, um die lebenspendende Arbeit der Zelle anzutreiben, beginnt im Stammhirn. Hier misst eine Struktur namens Medulla oblongata automatisch den Sauerstoff- und Kohlenstoffdioxidgehalt im Blutstrom. Diese primitive Gehirnstruktur sendet Nervenimpulse zu Muskeln im Zwerchfell und ist verantwortlich für den unwillkürlichen Aspekt der Atmung. Wenn das Blut Sauerstoff benötigt, kontrahiert das Zwerchfell, wobei ein Vakuum in der Brusthöhle geschaffen wird, das Luft durch die nasalen Passagen einzieht. Die Luft wandert durch den Kehlkopf in die Luftröhre, verzweigt sich in zwei Bronchien und tritt in unsere Lunge ein. Diese Luft wird in mikroskopisch kleine Zweige aufgeteilt, bis sie schließlich die winzigen, Alveolen genannten Lungenbläschen erreicht, die die Sauerstoffmoleküle durch ihre Zellmembran in die Kapillaren diffundieren, ein rotes Blutkörperchen nach dem anderen. Wenn die Medulla oblongata einen Anstieg an Kohlenstoffdioxid misst, wird dieses Gas in die Kapillaren entlassen und wandert zu den Lungenbläschen; der Zwerchfellmuskel entspannt sich, wobei ein normaler Druck in der Brusthöhle wiederhergestellt wird, was Luft aus der Lunge drückt. Ein gesunder Erwachsener wiederholt diesen Vorgang stündlich zehn bis zwanzig Mal, vorwiegend unbewusst, veranlasst von unserem primitiven Gehirn.

Das Zwerchfell ist der Hauptmuskel bei der Atmung. Es ist ein großer, dünner, kuppelförmiger Muskel, der am unteren Brustbein, rückseitig am unteren Lendenwirbel und an den Seiten des siebten bis zwölften Rippenknochens befestigt ist. Das Zwerchfell ist wie eine Kathedralendecke, welche die Bauchhöhle, die Organe des Verdauungssystems enthält, von der Brusthöhle trennt, die das Herz und die Lunge enthält. Wenn er die

Botschaft vom Stammhirn bekommt, dass Sauerstoff gebraucht wird, dann kontrahiert dieser Muskel, der über den Organen unseres Bauches liegt, abwärts. Die Kuppelform verflacht und verbreitert sich, sodass sie einer Platte ähnelt, wenn sich das Zentrum nach unten bewegt, wobei auf die darunter gelegenen Organe ein sanfter Druck ausgeübt wird. Während das Zwerchfell nach unten drückt, erheben sich die Ränder. Dies führt dazu, dass die darüber gelegene Brusthöhle sich weitet und Luft in die Lunge gesogen wird. Wenn das Zwerchfell sich entspannt und zu seiner ursprünglichen Kuppelgestalt zurückkehrt, bewirkt der elastische Rückstoß der Brusthöhlenwand, dass dieser Bereich kontrahiert und Luft aus der Lunge presst. Andere Muskeln des Halses und des Brustbereichs sind auch am Akt der Atmung beteiligt. Das Zwerchfell steht in Beziehung zum Beckenboden und Gaumensegel des Mundes. All diese Muskeln sind an unsere Knochen – Rippen, Brustbein, Schlüsselbein, Wirbelsäule und Schädel- und Beckenknochen – angeschlossen und interagieren mit ihnen.

Unser autonomes Nervensystem (ANS) ist ein weiteres wichtiges System, das an der Atmung beteiligt ist. Wenn wir einatmen, aktivieren wir den sympathischen Zweig des Nervensystems (SNS). Er kann mit einem körperlichen Gaspedal verglichen werden, das uns aktiviert, um auf eine wahrgenommene Bedrohung zu reagieren. Wenn wir ausatmen, hemmt der parasympathische Zweig (PNS), der mit Bremsen in einem Auto verglichen werden kann, den sympathischen Zweig. Das SNS beschleunigt unsere Atmung, das PNS verlangsamt sie. Nach der Polyvagaltheorie wird unser SNS mobilisiert, um zu kämpfen oder zu fliehen, wenn wir Gefahr wahrnehmen. Wenn wir erfolgreich in Sicherheit gelangen, bremst ein evolutionär jüngerer Aspekt des PNS unsere sympathische Aktivierung, und wir fühlen uns ruhig und sicher. Gelingt es uns nicht, dann übernimmt ein primitiverer Teil unseres PNS die Kontrolle, und wir schalten ab, kollabieren oder dissoziieren. Das Atemmuster kann in der schnellen Hochatmung der SNS-Mobilisierung oder der langsameren, oberflächlicheren Atmung der PNS-Dissoziation fixiert sein, oder wild zwischen diesen beiden Gegensätzen oszillieren.

Unsere Teile können unser ANS veranlassen, seinen Fuß auf dem Gaspedal zu lassen oder sogar gleichzeitig auf Gas und Bremse zu treten, was unsere Systeme in derselben Weise abnutzt, wie es unser Auto schnell abnutzen würde. Wenn die Atmung jedoch von einem bewussten Prozess kontrolliert wird, kann sie das Gas- und Bremspedal unseres ANS regulieren wie auch unseren Puls, Blutdruck, Verdauung und Stoffwechsel. Der Atem kann sowohl für die Klientin als auch die Therapeutin ein Weg vom dissoziierten PNS-Zustand über die mobilisierte SNS-Aktivierung bis schließlich zum weiterentwickelten PNS-Zustand der sozialen Bindung sein.

Das Bewusstsein des Atems kultivieren

Gewahrsein in die anatomischen Strukturen zu bringen, die an der Atmung beteiligt sind, erweitert das Bewusstsein des Atemprozesses. Dies stellt uns ein Tor zu den Teilen unseres inneren Systems zur Verfügung und einen Weg zum verkörperten Selbst. Wir können den Grad an Bewegung in unserem Brustkorb wahrnehmen. Berührung und Gewahrsein in diesen flexiblen »Korb« aus Knochen und Muskeln zu bringen, an dem die Atemmuskeln vorn, seitlich und hinten befestigt sind, kann dem Brustbereich helfen, nachgiebiger zu werden. Dies ermöglicht ein volleres Einatmen wie auch Ausatmen. Die Rippen sind vorn am Brustbein angeheftet. Wenn wir während des Einatmens eine Hand auf das Brustbein legen, fühlen wir die nach oben und außen gerichtete Bewegung dieses Knochens. Wenn wir unsere Hand auf den Bereich genau unter unserem Brustbein legen, bewegt sich unsere Hand beim Einatmen nach außen und beim Ausatmen nach innen. Unser Schlüsselbein (*clavicula*) und alle angehefteten Knochen und Muskeln unserer Schultern und Arme schweben über dem Brustkorb. Mit der anderen Hand auf dem Magen fühlen wir die rhythmische Ausdehnung und das Zusammenziehen in unserem Bauch. Wenn wir diese untere Hand zu unserem Rücken bewegen, fühlen wir das Zwerchfell sich abflachen, wenn der Atem sich in unseren Körper hinein und aus ihm heraus bewegt. Unsere Hände auf die Seiten unserer Rippen bewegend, verfolgen wir die Aktionen unseres Zwerchfells und der Zwischenrippenmuskeln, die unseren Brustkorb heben und senken. Mit einer Hand unter der Achsel jedes Arms fühlen wir die oberen Lungenlappen sich mit Luft füllen und leeren.

Das Gewahrsein dieser Bewegungen kann sofort zu einem größeren Aktionsradius der Bewegungen und einer Veränderung unserer Atmung führen. Wir können womöglich subtile Bewegungen in Kopf und Hals, Schultern und Armen, Rückgrat und Beckenboden wahrnehmen. Unsere Atmung kann langsamer, tiefer und voller werden. Neben der Veränderung in unserer Atmung können wir vielleicht eine Zunahme bei einigen Qualitäten der Selbstenergie erfahren. Wir könnten wie der Buddha entdecken, dass es eine wundervolle Art zu leben ist, sich mit der Atmung zu befassen. Oder wir könnten uns über Einschränkungen in unserer Atmung bewusster werden. Vielleicht fühlen wir uns auch wie eine Meditationsanfängerin gelangweilt, uns auf diesen einfachen Vorgang zu konzentrieren.

Bei vielen Menschen kann es Teile triggern, Gewahrsein in den Akt des Atmens zu bringen. Bewusstsein über Atemmuster kann existenzielle Probleme aktivieren, die mit der Einstellung zu Leben und Tod zusammenhängen. Unserer Atmung zuzuhören kann die Geschichten enthüllen, die in unserem Nervensystem gespeichert sind. Traumaüberlebende können davon überwältigt werden, wenn sie sich auf ihren Atem fokussieren. Deswegen ist es wichtig, die Rolle des autonomen Nervensystems bei der Atmung zu berücksichtigen.

Meine Freundin und Kollegin Deb Dana hat kürzlich meine Wertschätzung der Praxis der Bewussten Atmung in Bezug auf das ANS erweitert. Ihr Buch Die *Polyvagal-Theorie in der Therapie* beschreibt ihre Methode, unsere Atemmuster zu verfolgen, wahrzunehmen und zu benennen, um den Zustand unseres ANS einzuschätzen wie auch zu regulieren und zu formen, indem wir uns mit dem Flow unseres ANS anfreunden. Ist ein bestimmter ANS-Zustand erst einmal erkannt, empfiehlt Dana einige Atemübungen, um die Aktivitätsmuster des Nervensystems umzuformen. Dies ermöglicht eine Reparatur und Erfahrung relationaler Verbindung und Sicherheit:

> »Im Allgemeinen erhöhen eine langsamere Atmung, verlängertes Ausatmen und Widerstandsatmung die parasympathische Aktivität. Übereinstimmendes Einatmen und Ausatmen erhält die autonome Balance, während schnelle Atmung, ungleichmäßige Atmung und scharfes Ein- oder Ausatmen die sympathische Aktivität erhöhen.«[20]

Uns unserer Atmung bewusst zu sein ermöglicht es uns Therapeutinnen, den Zustand unseres ANS einzuschätzen und so zu regulieren, dass wir unseren Klienten eine sichere Verbindung anbieten können, um ihr ANS wahrzunehmen und zu gestalten. Durch diesen Prozess der Koregulation unserer ANS werden belastete Teile in einer Atmosphäre der Sicherheit und des Vertrauens willkommen geheißen, in der ihre Geschichten gesehen und erzählt werden können. Klientinnen und Therapeutinnen können erkennen, in welcher Beziehung ihre Atmung zu ihrem körperlichen Zustand steht und wie ihr körperlicher Zustand eine psychologische Geschichte erzählt.

Wenn die auf den Akt der Atmung gerichtete Aufmerksamkeit Gefahr signalisiert, gibt es viele Atemübungen, die das ANS der Klientinnen verändern, damit sie den Teilen, die ihre Geschichten erzählen, die Energie einer sicheren und mitfühlenden Verbindung entgegenbringen können. Die ausgewogene Atmung, die Dana erwähnt, auch als Quadrat-Atmung bekannt, kann eine Möglichkeit darstellen, auf sichere Weise Atemübungen einzuführen wie auch Angstgefühle zu managen. Atemtechniken aus dem Yoga wie die Feueratmung oder die Atmung der Freude können mehr Energie in einen kollabierten, erstarrten Zustand bringen. Die Klientin kann damit experimentieren, allmählich ihr Ausatmen oder Einatmen zu verstärken, um zu sehen, was ihr am meisten Trost, Linderung und Sicherheit verschafft. Dana schlägt auch vor, Aufmerksamkeit in das Ausatmen, in die unwillkürlichen Seufzer zu bringen, die das Ausatmen ihrer Klientinnen begleiten, als eine Möglichkeit, die inhärente Weisheit ihres autonomen Nervensystems anzuerkennen, um ihr System zu regulieren. In ähnlicher Weise ermutige ich dazu, beim Einatmen zu gähnen und beim Ausatmen zu seufzen und Geräusche zu machen als Möglichkeit, das ANS von der sympathischen Aktivierung hin zum parasympathischen ventrovagalen Zustand zu verändern.

Wie das bewusste Gewahrsein unserer Atmung Zugang zu Teilen bieten kann, können bestimmte Atemübungen uns helfen, uns von Teilen zu trennen und über den Atem Selbstenergie zu ihnen zu bringen. Wie Yogis glauben, dass der Atem *prana* die Wirbelsäule hinauf und zu jedem Ort im Körper trägt, können wir durch die Praxis der Bewussten Atmung Selbstenergie in alle Stellen unseres Körpers schicken, ganz egal wie weit sie von der Lunge entfernt sind. Wir finden eine Selbst-Qualität wie Interesse oder Mitgefühl und atmen in diese Stelle. Der Atem kann den Fluss der Selbstenergie erwecken und lebendiger machen, und von hier aus lenken wir den Atem in jede Körperstelle.

Verkörperte Rede in der Somatischen IFS-Therapie

Wenn die Teile ihre Geschichten erzählen müssen, kann die Bewusste Atmung ihnen helfen, ihrem Schmerz eine Stimme zu verleihen. Häufig sind Teile belastet worden, bevor sie über ihre Gefühle und Bedürfnisse kommunizieren konnten. Ihren Wahrheiten wurde womöglich nicht erlaubt, eine Stimme zu besitzen. Vielleicht wurde ihnen nicht zugehört oder geglaubt. Ihr Schmerz kann abgeschnitten, im Gewebe vergraben sein. Worte sind vielleicht nicht fähig, die Orte zu finden, wo sie vergraben sind. Andere Teile können versuchen, ihre Geschichten zu erzählen. Das verbale Erzählen fühlt sich getrennt von dem Ort im Körper an, wo die Worte geboren werden. Die Wahrheit, die ganz gekannt werden will, ist gefangen in den Muskeln und Organen, die bei der Atmung und beim Reden beteiligt sind. Dies führt dazu, dass die Stimme künstlich, angespannt, flach oder gedämpft klingt. Die Geschichten haben noch keine Möglichkeit gefunden, in verkörperter Rede erzählt zu werden. Manchmal beginnt die Wahrheit, bevor sie geboren wird, bevor sie zu Worten wird, als ein Geräusch, ein Seufzen. Dieser Seufzer kann das erste Flüstern von etwas sein, das im Inneren versteckt ist, von etwas, was darauf wartet, geboren zu werden, darauf wartet, eine Welt zu werden. Ein Ausatmen kann zu einem Seufzer führen, der zu den Geräuschen und Worten führt, die mit unserer Wahrheit verbunden sind. Dies ermöglicht unserer Rede, verkörpert zu werden.

Eine Atemtechnik aus dem Yoga kann der Klientin helfen, ihre Stimme zu finden. Bei dieser Technik, die *ujjayi* genannt wird, werden beim Ausatmen die Muskeln des Kehlkopfes angespannt, was den Widerstand beim Ausatmen erhöht. Der Klang, den das Ausatmen erzeugt, gleicht dem von Meereswellen; aus diesem Grund wird diese Atmung manchmal Meeresatmung genannt. Diese Atemübung geht mit vielen körperlichen, emotionalen und spirituellen Vorzügen einher. Sie erhöht den

Sauerstoffspiegel im Blut, baut innere Hitze auf, reinigt von Giftstoffen und stärkt das Immunsystem. Die Vibrationen im Kehlkopf stimulieren die Sinnesrezeptoren, die dem parasympathischen Nervensystem signalisieren, die Herzfrequenz zu verlangsamen und den Blutdruck zu senken. *Ujjayi*-Atmung kann zu vielen Qualitäten führen, die wir mit verkörperter Selbstenergie verbinden, wie Ruhe, Zuversicht und Klarheit. Sie kann der Klientin auch die Tür öffnen, ihre Stimme zu finden, wie ich bei meiner Klientin Judy erlebte.

> Judy fühlt sich wacklig. Ihre Atmung geht flach. Sie sagt, es fühle sich an, als ob etwas in ihrer Brust sie anspannen würde, wie um einen Feind zu begegnen. Ich schlage vor, dass sie die Meeresatmung probiert und das Geräusch wahrnimmt. Mehrere Atemzüge leite ich sie an, nur so viel einzuatmen, wie es sich für sie stimmig anfühlt, und mit der Meeresatmung, auf das Geräusch hörend, auszuatmen. Das Geräusch ihres Ausatmens wird ihr vertraut, und sie fühlt sich sogar von ihm entspannt.
>
> Nach mehreren Atemzügen vermindert sich ihre Zittrigkeit. Sie atmet leichter und voller ein. Sie fährt fort, dem Geräusch ihrer Atmung zuzuhören, und bald wird das Geräusch zu einem Seufzen. Zunächst sind es Seufzer der Erleichterung, dass die Angst und Anspannung reduziert sind. Dann sagt sie, dass die Seufzer sich zu Gefühlen der Traurigkeit wandeln, die sich unter der Angst befanden.
>
> Während Judy bei der entstandenen Traurigkeit bleibt, fühlt sie einige Tränen hinter ihren Augen, die nicht herauskommen können. Ich bitte sie, sich auf den Ort in ihrem Körper einzustimmen, wo die traurigen Seufzer ihren Ursprung nehmen. Ich frage sie, ob sie das Geräusch hören kann, das der traurige Teil in ihrem Inneren macht. Als sie sagt, dass sie sich nicht sicher sei, schlage ich vor, einige andere Geräusche zu probieren. Als sie ein wenig verlegen zu sein scheint, stimme ich sanft mit ein, während sie mit unterschiedlichen Vokalgeräuschen und verschiedenen Tonhöhen experimentiert.

Wir probieren »aaaahhh« und »oooohhh« aus. Wir machen diese Klänge in unterschiedlichen Tonhöhen und Lautstärken. Schließlich kommt ein hohes »Ooooouuu« aus Judys Mund, das die Tränen bringt, die der Teil vergießen wollte.

Durch Atmen, Seufzen und das Erzeugen von Klängen befreit Judy die Stimme ihrer verletzlichen Teile, um deren Geschichte und Gefühle auszudrücken.

Teile beeinflussen die Stimmqualität – Timbre, Ton, Intonation, Rhythmus, Tonhöhe, Geschwindigkeit –, und Teile-geführte Rede oder verkörperte Rede ist aufgrund dieser Unterschiede offensichtlich. Wenn ich mit meinen Klientinnen am Telefon spreche, höre ich auf das Timbre, den Ton und die Geschwindigkeit ihrer Stimme, um den Zustand ihres Körpers und ihres Nervensystems einzuschätzen. Susan Aposhyan, die das Body-Mind Centering mit Psychotherapie verbunden hat, um die Body-Mind Psychotherapie zu erschaffen, schreibt, dass die Möglichkeit, uns befreit stimmlich auszudrücken, in der Therapie häufig vernachlässigt wird:

> »Da menschliche Wesen daran gearbeitet haben, ihren inneren Prozess vor anderen zu verstecken, haben wir eine Tendenz habitualisiert, unseren stimmlichen Ausdruck zu unterdrücken. Statt zu seufzen, stöhnen, grunzen, schreien oder zu lachen, lassen wir all unsere stimmlichen Impulse durch einen neurologischen Mechanismus laufen, um sie der sozialen Akzeptanz halber zu zensieren.«[21]

Diese stimmlichen Ausdrucksformen sind buchstäblich der Soundtrack der Körpergeschichten. Viele Menschen wurden beschämt, weil sie lautstark und wütend gesprochen oder geschrien haben oder wurden dafür bestraft, und die beschützenden Teile mussten zu Zensoren werden. Bestimmte Worte konnten tabu gewesen sein. Manchmal werden die hemmenden Zensoren in einer Sitzung überwunden, und die Klänge und Worte werden spontan geäußert. Der stimmliche Ausdruck des verbannten Teils muss willkommen geheißen und ermutigt werden, während der Beschützer beruhigt wird. Gewahrsein in den Klang zu bringen und ihn achtsam zu wiederholen kann einen Weg zur Heilung öffnen.

IFS ist kein Katharsis-Modell. Es geht nicht darum, Gefühle zu reinigen, sondern den zum Schweigen gebrachten Teile wieder eine Stimme zu geben und diese vom Selbst gehört werden zu lassen. Viele Menschen weinen nur still. Es kann sein, dass Worte gesprochen werden, aber die authentischen Gefühle sind nicht im Inhalt anwesend. Eine wütende Botschaft kann mit einem süßlichen Ton vermittelt oder als Entschuldigung formuliert werden. Verkörperte Rede kann damit beginnen, als Erstes innerlich die Worte zu hören: »Ich hasse dich!« Wir nehmen wahr, wie der Körper auf den Klang reagiert. Dann fragen wir, ob die Teile damit einverstanden sind, dass die Klientin die Worte sagt oder die Klänge macht, die sie im Inneren hört. Dieser Vorgang kann sehr ermächtigend für Teile sein, die zum Schweigen gebracht oder beschämt worden sind. Wir entdecken, wo die Worte im Körper ihren Ursprung nehmen. Mit der Erlaubnis der Beschützer ermöglichen wir dem Klang auf der Welle des Ausatmens zu reiten, unterstützt von der Rumpfmuskulatur.

Teile offenbaren sich durch die Stimme. Wenn wir unseren Klientinnen beim Sprechen zuhören, nehmen wir ihre Stimmqualität wie auch den Inhalt wahr. Die Stimmqualität kann sich verändern, was nahelegt, dass ein anderer Teil gerade erschienen ist. Wir hören vielleicht die Stimme eines Kindes. Wir können die Klientin fragen: »Wer ist derjenige, der gerade spricht?«

> In meiner Sitzung mit Alex wurde ich vom Ton seiner Stimme getroffen, als er seinem jungen Teil versicherte, dass das, was ihm widerfahren war, nicht dessen Schuld gewesen war. Seine Worte waren gut, aber seine Stimme war

nicht beruhigend. Sie war hoch, angespannt und zittrig. Es schien, als ob sein »Kleiner Junge«-Teil mit seinem Körper verschmolzen wäre – zumindest mit seinen Stimmbändern. Ich fragte mich, wie ich Alex helfen könnte, von seinem verkörperten Selbst aus zu sprechen und nicht vom verängstigen kleinen Jungen. Ich stellte eine Frage, um seinen Zugang zu dieser Energie zu bestimmen.

SM: Was fühlst du diesem kleinen Kerl gegenüber, Alex?

Alex: Er tut mir leid. Ich nehme an, es ist Mitgefühl.

Sowohl der Ton als auch die Worte legten nahe, dass Alex noch nicht so weit war, aber ich war der Ansicht, dass wir darauf aufbauen könnten.

SM: Wo in deinem Körper fühlst du dieses Mitgefühl?

Alex: In meinem Herzen.

SM: Atme in dein Herz. Lass dein Ausatmen das Mitgefühl von deinem Herzen in deine Kehle tragen. Lass deine Worte aus deinem Herzen kommen.

Nach mehreren Atemzügen wurde Alex' Stimme langsamer, tiefer und resonanter, während er dem kleinen Jungen sagte, dass nichts davon seine Schuld war.

Die verkörperte Rede der Therapeutin überträgt die Präsenz verkörperter Selbstenergie und ist wichtiger als die Worte, die gesprochen werden. Die Stimme der Therapeutin ist wie ein Musikinstrument, das den inneren Zustand der Klientin verändert. Ein langsamerer, sanfterer Ton kann die Klientin unterstützen, das Tempo zu drosseln und sich nach innen zu wenden. Die Tonhöhe der Stimme beeinflusst den autonomen Zustand. Nach der Polyvagaltheorie kann Rede, deren Frequenz zu niedrig ist, die Anwesenheit von Raubtieren signalisieren, während monotone oder hohe Tonhöhen Schmerz und Gefahr übermitteln. Die Prosodie, welche Intonation, Ton, Tonhöhe und Rhythmus der Sprache einschließt, kann entweder ein Hinweis auf Gefahr oder eine Einladung in die Sicherheit des ventrovagalen Zustands der sozialen Bindung sein.

Eine Therapeutin kann der Klientin eine Frage in einer Tonhöhe und mit einem Timbre stellen, die entweder Offenheit oder Verhör, Mitgefühl oder Beurteilung vermitteln. Nichts offenbart unsere Teile wie der Ton unserer Stimme. Wir können uns unseres Tons unbewusst sein, wenn wir sprechen. Wir können unsere Klientinnen beobachten, um einzuschätzen, ob der Ton, die Tonhöhe, Lautstärke und der Rhythmus unserer Sprache zum ventrovagalen Zustand der sozialen Bindung einladen oder womöglich die ANS-Stimulierung ihrer Teile aktiviert. Ich bin mir bewusst geworden, dass meine Sprechgeschwindigkeit sich erhöhen kann, wenn ein Teil sich Sorgen über die Zeit macht. Wenn ich mich nicht verstanden fühle, werde ich lauter und vermittle wahrscheinlich Frustrierung. Meinen Atem in meinen unteren Bauch zu bringen und zu erlauben, dass dies meine Stimme unterstützt, kann mir helfen, wieder zurück zur verkörperten Rede zu finden.

Die Praxis der Bewussten Atmung in der Somatischen IFS-Therapie

Der Sufi-Mystiker und Dichter Rumi hat Folgendes über das Atmen geschrieben: »Es gibt eine Art des Atmens, die voll von Scham und Einschränkung ist. Dann gibt es eine andere Art: ein Atmen der Liebe, das dich die ganze Strecke bis zur Unendlichkeit trägt.« Die Somatische IFS adressiert beide von Rumi genannten Arten der Atmung. Meist bringe ich einfach Gewahrsein in den Atem. Indem wir Einschränkungen, Störungen und Unregelmäßigkeiten in Atemmustern wahrnehmen, können wir Zugang finden zu Teilen mit Lasten der Scham, Angst, Traurigkeit, Verzweiflung oder Wut. Ich wende auch den »Atem der Liebe« an –

bestimmte Atemtechniken, die meine Klientinnen, wenn nicht ganz zur Unendlichkeit, so vielleicht doch in Richtung einer in höherem Maße verkörperten Selbstenergie führen, während das Nervensystem stärker unter vagaler Kontrolle ist.

Die Bewusste Atmung unterstützt die therapeutische Beziehung

Der Prozess der IFS-Therapie – und natürlich der Somatischen IFS-Therapie – beginnt mit der Therapeutin, die sich in einem so reinen Zustand verkörperter Selbstenergie befindet, wie es ihre Teile erlauben. Unser Atemmuster kann unseren Grad an Selbstenergie offenbaren, und es zu verändern, kann ihn erhöhen.

> Als ich mich zum ersten Mal mit meinem Klienten Kevin treffe, nehme ich wahr, dass meine Atmung ein wenig beschleunigt ist. Ebenso mein Herzschlag. Offensichtlich ist ein Teil von mir ängstlich. Ich atme beim Einatmen tiefer in den Bauchraum, wobei ich mehr Gewahrsein in meinen unteren Bauch bringe. Beim Ausatmen atme ich langsamer aus. Ich fühle mich geräumiger in meinem Torso. Ich fühle mich offener, nicht nur in meinem Körper, sondern es scheint so, als ob mein Gewahrsein auch offener wäre. Ich werde des Raums um mich und Kevin herum gewahr. Ich atme diese Energie in mein Herz ein. Ich bin neugierig, was mich und Kevin zusammengeführt hat. Innerhalb von ein oder zwei Atemzügen verlangsamt sich mein Herzschlag und meine Atmung. Ich atme bewusst Energie aus meinem Herzen in den Raum, der sich um mich und meinen Klienten Kevin herum befindet.
>
> Aus Kevin sprudeln schnell die Probleme hervor, zu denen er sich Hilfe erhofft. Während Kevin spricht, nehme ich Anspannung in seinem Kiefer wahr. Ich sehe das Heben und Senken seiner Brust und seines Abdomens. Die

meiste Bewegung findet in seiner oberen Brust statt, mit einiger Einschränkung in seinem unteren Torso. Seine Atmung geht nun schneller als meine. Einige Atemzüge lang spiegle ich sein Atemmuster, um meine Resonanz mit ihm zu erhöhen. Ich frage mich, ob ein Teil von ihm ängstlich ist. Ich frage mich, ob es mit dem zusammenhängt, wovon er gerade erzählt, oder es sich um eine Atemgewohnheit handelt. Ich kehre für einen oder zwei Atemzüge zu meinem eigenen Atemmuster zurück. Dann atme ich seine Angstgefühle ein und die Energie meines Herzens aus. Ich erinnere mich daran, während der Sitzung meine eigene Atmung im Auge zu behalten.

Bewusste Atmung hilft dem Klienten, sich nach innen zu wenden

Sobald Kevin und ich ein Gefühl für den Fokus unserer Sitzung haben, lenke ich seine Aufmerksamkeit nach innen, um seine Innenwelt zu erforschen. Kevin fällt dieser Wechsel schwer. Ich frage mich, ob er – basierend auf seiner Arbeit mit seinem letzten Therapeuten – angenommen hatte, dass der Veränderungsprozess geschieht, indem er mir Informationen zum Ordnen übermittelt und ich Interpretationen und Führung anbiete. Es ist auch möglich, dass er wie viele andere entdeckt hat, dass zu reden und sich auf etwas Äußeres zu fokussieren ihn davon abhält, von überwältigenden Gefühlen verschluckt zu werden. Möglicherweise wurde dies ein gewohnheitsmäßiger Schutz.

Mein Zwerchfell verengt sich bei dem Gedanken, dass Kevin und ich vielleicht nicht gut zusammenpassen. Mit einem Atemzug in mein unteres Abdomen wird mein Bauch lockerer. Ich bin neugierig, diese Person vor mir kennenzulernen. Ich frage mich, wie ich ihm helfen kann, ohne in die Rolle hineingezogen zu werden, seine Heilerin zu sein. Ich erkläre Kevin, wie ich arbeite und frage ihn, ob er bereit sei, sich von mir helfen zu lassen, seine Aufmerksamkeit nach innen zu richten, um seine Teile zu finden, die an diesen Problemen beteiligt sind. Er ist dazu bereit.

SM: Deine Teile, die mit diesen Problemen verbunden sind, können zunächst als Gefühle, Worte, Bilder oder körperliche Empfindungen erscheinen. Du kannst damit beginnen, deinen Atem wahrzunehmen. Du brauchst nicht in irgendeiner bestimmten Weise zu atmen. Achte einfach darauf, wie dein Atem ein- und ausfährt.

Kevin (lachend): Welcher Atem?

SM: Stimmt. Lass uns mit den Empfindungen in deinen Nasenlöchern beginnen, wenn die Luft hineinkommt und hinausgeht. Nimm nun jede Bewegung in deiner Brust wahr. Leg deine Hand auf deine Rippen.

Kevin: Mein Atem ist nicht sehr tief.

SM: Schau mal, ob du die Anspannung in deinem Kiefer loslassen kannst, und nimm weiterhin einfach wahr, dass du ein- und ausatmest.

Ich sehe, dass er immer noch recht flach und schnell atmet.

SM: Versuch, am Ende des Ausatmens eine kleine Pause einzulegen.

Kevin schaut mich ein wenig skeptisch an, doch als dies seiner Atmung ermöglicht, ein bisschen langsamer und tiefer zu werden, fühlt er sich ruhiger und schaut mich mit ein bisschen mehr Vertrauen in seinen Augen an. Er schließt seine Augen und ist bereit, nach innen zu hören, um das zu finden, worauf er sich in unserer Sitzung fokussieren möchte.

Bewusste Atmung gibt Zugang zu Teilen

Man kann zu einer ganzen Welt von Teilen Zugang finden, indem man einfach die Geschwindigkeit, den Fluss und den Rhythmus von Atemmustern beobachtet. Managerteile haben gelernt, Gefühle zu kontrollieren, indem sie die Muskeln und Faszien des Torsos und des Zwerchfells sowie Mund und Kiefer anspannen. Die Haltung wird beeinflusst, wenn die Brust sich verengt oder einfällt, und die erstarrte Position wiederum verhindert eine tiefere Atmung. Andere Managerteile können »korrekte«

Atemmuster gelernt haben, die sich über diese früheren Schutzmuster gelegt haben, wobei sie das von den Teilen induzierte eingeschränkte Atmen durch eine kompensierte tiefe Atmung ersetzen. Eine andere Kategorie der Beschützer, die Feuerbekämpfer, reagieren, wenn sie wahrnehmen, dass innerlich oder äußerlich eine Gefahr vorhanden ist. Ihre Atemmuster können entweder derjenigen einer schnellen, flachen SNS-Aktivierung oder einer dissoziierten PNS-Aktvierung ähneln. Glaubenssysteme offenbaren sich in habituellen Atemmustern. Teile, die das Einatmen einschränken, können glauben, dass sie es nicht verdienen zu empfangen. Teile, die das Ausatmen einschränken, können Angst vor dem Loslassen und vor dem Tod haben oder ein tiefes Verlangen danach, aufzugeben und nie wieder zu atmen.

Eines der Themen, die Kevin erforschen will, ist seine Nikotinsucht. Während er die Freuden des tiefen Atmens erkennt, realisiert er, wie sehr er die Behaglichkeit und Entspannung braucht, die ihm sein Einatmen geben, und dass Rauchen ihm ermöglicht, tief zu atmen. Er verpflichtet sich dazu, eine Pause zu machen, wenn er den Impuls spürt, sich eine Zigarette anzuzünden, und in der Pause tiefes, volles Einatmen zu üben. Dies gibt ihm den Raum zu wählen, ob er rauchen möchte oder damit fortfahren zu atmen, ohne zu rauchen.

Es gibt im Laufe des Tages viele Augenblicke, in denen Kevin nach seiner Zigarettenpackung greift und sich eine Zigarette anzündet, ohne die Atemübung zu machen. Doch allmählich entdeckt er, dass ihm das Atmen hilft, seinen Konsum zu drosseln. Dies ist sein erster Schritt, um das Rauchen aufzugeben. Er fängt an, die Ruhe zu genießen, die mit dem tiefen, langsamen Atmen einhergeht. Er nimmt auch wahr, wie automatisch seine habituelle schnelle, flache Atmung übernimmt.

Kevin bringt Gewahrsein in sein Atemmuster. Er bemerkt ein wenig Anspannung in seinem Bauch, wenn er einatmet. Sie lässt nach, wenn er kürzere, flachere Atemzüge nimmt. Er ist neugierig und atmet aus diesem Grund in die angespannten Stellen, um zu sehen, was sich dort befindet. Er ist erstaunt, einen schüchternen, etwa zehn Jahre alten Jungen zu finden. Er fängt an, mir zu erzählen, dass er in seiner Jugend häufig gemobbt worden war. Seine Schulkameraden hatten ihn dafür verspottetet, schwul zu sein, bevor er es überhaupt wusste. Er erzählte es niemand, aus Angst, es irgendwie zu verdienen. Als er anfängt, mir von einer bestimmten Erfahrung zu erzählen, bei der er auf dem Nachhauseweg von der Schule gemobbt worden war, wird er aufgeregt. Sein Atem geht schneller und seine Augen fangen an, im Raum umherzuhuschen.

Wenn Teile übernehmen

Viele angehende IFS-Therapeuten kämpfen damit, wenn die Teile der Klientin (oder ihre eigenen!) sämtliche Selbstenergie aus dem Raum zu saugen scheinen. Es gibt viele Gründe, warum unsere Teile glauben, übernehmen zu müssen. Manchmal stellen Beschützer sicher, dass die verletzlichen Teile verbannt bleiben. Sie können gewaltige Mengen an Kraft und Kontrolle wie auch erfinderischer Kreativität aufbringen, wenn sie glauben, dass das zum Vorteil des Systems ist. Sie vertrauen dem Selbst nicht. Sie denken, dass das Selbst ein anderer Teil ist, der sie überwältigen wird. Es funktioniert niemals, sie auszutricksen, mit ihnen zu streiten oder sie zu zwingen. Verletzliche Teile können auch das System mit ihren Gefühlen überfluten. Sie glauben, zwei Wahlmöglichkeiten zu haben: entweder die Kontrolle vollkommen zu übernehmen, um sicherzustellen, dass sie gehört werden und ihnen geholfen wird, oder wieder dort eingesperrt zu werden, wo sie isoliert und hilflos sind.

Als Kevins Erfahrung, gemobbt zu werden, aus der Verbannung an die Oberfläche kommt, bricht der emotionale und körperliche Ausdruck so kraftvoll hervor, dass er nicht präsent bei dem verletzlichen Jungen bleiben kann. Der

Teil ist verschmolzen, und er überflutet das System mit allen körperlichen Zeichen einer SNS-Aktivierung.

Ich bin froh, dass der Junge erschienen ist und möchte, dass ihm und seiner Geschichte mit Selbstenergie begegnet wird – sowohl Kevins als auch meiner. Ich nehme ein geringfügiges Echo einer SNS-Aktivierung in meinem Körper wahr. Ich stimme mich auf mein Zwerchfell ein, atme tief aus und entscheide mich, Kevin anzuleiten, sich auf sein Ausatmen zu fokussieren, um seinem Verbannten beim Entschmelzen zu helfen. Bewusst beruhige ich meine Stimme.

SM: Lassen wir die Geschichte für den Moment ruhen und kehren zu deinem Atem zurück. Fokussier dich auf dein Ausatmen. Während du ausatmest, schürze deine Lippen, wie du es tust, wenn du Zigarettenrauch hinausbläst. Atme langsam und vollständig aus. Fokussier dich nur auf das Ausatmen.

Ich führe dieses Atmen mit geschürzten Lippen zusammen mit Kevin einige Atemzüge lang aus.

SM: Was nimmst du nun in Hinsicht auf deinen Atem und deinen Bauch wahr?

Kevin: Es scheint, als ob die lange Ausatmung helfen würde, meine Atmung zu verlangsamen. Ich atme mehr in meinen Bauch. Ich fühle mich ruhiger.

Kevins Trauma war in seiner Atemmuskulatur, von seinem Kiefer hinab bis zu seinem Zwerchfell, eingefroren und kontrollierte sein Atemmuster. Er entdeckte, dass atmen – sich sowohl mit seiner natürlichen Atmung als auch bestimmten Atemtechniken zu befassen – eine effektive Praxis ist, um den mit seinem Trauma verbundenen Kreislauf aus Über- und Unterstimulierung zu steuern.

Nun, da seine Gefühle reguliert und eine sichere Verbindung zu mir wiederhergestellt ist, ist er fähig, seine Selbstenergie zu seinem jungen Teil mit der Geschichte zu bringen, von mehreren Jungen auf dem Nachhauseweg von der Schule attackiert und verspottet zu werden. Der Junge fühlt sich von seiner Präsenz getröstet und ist erleichtert, dass er seine schmerzvolle Geschichte offen ausdrücken konnte. Seine Last der Isolation und Angst scheint sich aufzulösen, als dieser Teil sich mit Kevin verbunden fühlt.

Bewusste Atmung bei der Entlastung

Kevins junger Teil hatte die Last auf sich genommen, dass die Misshandlung seine Schuld war. Sein Teil glaubte, so schlecht zu sein und eine solche Behandlung zu verdienen. Andere Jungen wurden nicht verprügelt, doch er wurde es. Schlecht zu sein wurde mit Schwulsein assoziiert. In einer homophoben Gesellschaft aufwachsend, litt er sein ganzes Leben lang an seiner Last, insbesondere als einige Familienmitglieder seine sexuelle Orientierung nicht annehmen konnten.

Kevins Teil erzählt uns, dass er seine Überzeugung loslassen möchte, schlecht zu sein. Er entdeckt seine Last als ein Pressen in seinem Unterleib und seinem Bauch. Als ich Kevin frage, wie er anfangen möchte, sein Schlechtsein loszulassen, steht er von seinem Stuhl auf, schließt seine Augen und formt, breitbeinig dastehend, eine Faust.

Kevin (schreiend): Hör auf! Lass mich verdammt noch mal in Ruhe! (Er atmet gewaltige Atemzüge aus.) Die Schlechtheit kommt durch meinen Atem raus.

SM: Mach weiter. Das machst du großartig. Lass alles raus.

Kevin macht kurz eine Pause und macht mit mehr Stampfen und Schreien weiter. Als er mit seinem Selbst verbunden zu sein scheint, ermutige ich ihn, all die Schlechtheit aus seinem Körper zu lassen.

Kevin (Stimme ein wenig tiefer): Raus aus meinem Körper. Wenn du mich nicht akzeptieren willst, ist das dein Problem!

SM: All den Krampf in deinem Körper, all die Schlechtheit, lass sie mit deinem Stampfen, deinen Worten und deinem Atem los.

> Kevin atmet vollständig und mit großen Zügen aus. Seine Atmung verlangsamt sich allmählich. Sein Gesicht sieht entspannt aus, seine Brust erscheint praller. Er sagt mir, dass er sich fühle, als ob ein vibrierender Motor in seinem Körper angeworfen worden sei. Ich ermutige ihn, bei den Gefühlen der Vibration zu bleiben, sich im Raum umherzubewegen und das Gefühl der Atmung in einer Welt zu genießen, in der es in Ordnung ist, schwul zu sein.

Da es Orte gibt, wo es noch nicht sicher ist, schwul zu sein – und ebenso Menschen –, hat Kevin herausgefunden, dass er sich auf seine Atmung als Möglichkeit fokussieren kann, sich selbst zu beruhigen, wenn Situationen in seinem gegenwärtigen Leben ihn aktivieren. Es ist ein Trost für ihn zu wissen, dass Ruhe nur einen oder zwei Atemzüge weit entfernt ist.

Fallbeispiele für die Bewusste Atmung

Raum schaffen für unaufgelöste Trauer

Meine Klientin Naomi hat eine regelmäßige eigene Yoga- und Meditationspraxis. Sie hatte während ihrer Yoga- und Pranayamaübungen bemerkt, dass ihr das Ausatmen schwerer fiel als einzuatmen, und sie wollte unsere Sitzung nutzen, um den Grund davon zu erfahren.

> Naomi fokussiert sich auf den Akt ihrer Atmung und entdeckt sofort einen Teil, der ihre Atmung bewertet und sie verändern möchte. Er ist bereit, beiseitezutreten. Nun ist sie schlicht neugierig. Sie fühlt beim Einatmen die Ausdehnung in der Mitte ihrer Lunge und nimmt eine Verengung wahr, als der Atem hinausgeht. Sie erforscht die Verengung. Sie entdeckt ein wenig

Anspannung um ihren Nabel herum. Daraufhin beginnt ein Gefühl der Traurigkeit in Richtung ihrer Kehle aufzusteigen. Die Anspannung ergreift ihren Nabelbereich stärker, aber Naomi bleibt ruhig und interessiert gegenüber der Traurigkeit und Anspannung.

SM: Atme in diese Anspannung in deinem Nabel. Als ob dein Atem ein sanftes Hallo sagen würde.

Naomi: Die Anspannung hält die Traurigkeit zurück. Sie denkt, dass wir versuchen werden, sie zum Loslassen zu veranlassen, und dann wird die Traurigkeit zu groß sein. Sie wird mich ganz einhüllen.

SM: Lass sie wissen, dass wir auf ihrer Seite sind. Wir wollen nicht, dass du von Traurigkeit umschlossen wirst. Wir verstehen, dass es wichtig gewesen ist, die Traurigkeit unten zu halten, weil sie zu fühlen zu viel für dich gewesen wäre. Schicke diese Botschaft mit deinem Atem in die Anspannung, während du atmest.

Naomi: Mein Ausatmen kann jetzt ein wenig tiefer sein. Ich fühle ein wenig Traurigkeit hochkommen, aber bisher ist es nicht zu viel für mich.

SM: Wo in deinem Körper ist dieser Teil, der sich traurig fühlt?

Naomi: Er ist hier, in meinem zweiten Chakra. Ich spüre ein junges Mädchen. Es ist etwa sieben. Es weint. Es vermisst Papa. Nach der Scheidung meiner Eltern zog er weg und gründete eine neue Familie. Ich sah ihn danach nicht oft wieder.

Naomi atmet in ihren Bauch, wobei sie beim Einatmen Willkommensein und Liebe zu dem kleinen Mädchen sendet. Sie lädt es ein, beim Ausatmen ihre Traurigkeit mit ihr zu teilen. Naomi fährt in dieser Form viele weitere Atemzüge lang fort, ein paar Tränen vergießend, tiefer atmend und sich ruhiger fühlend. Sie beschließt, diese Beziehung durch Atmung in ihren Meditationen fortzuführen.

Atem und Klang, um sexuelle Wunden zu heilen

Martha, die eine Vergewaltigung erlebt hatte, hatte Schwierigkeiten in ihrer sexuellen Beziehung. Frisch zum zweiten Mal verheiratet, vermied sie ihren Ehemann und befürchtete, dass ihr unaufgelöstes Trauma die Beziehung zerstören würde.

> Wir beschließen, mit dem Teil zu beginnen, der Angst hat, mit ihrem Ehemann sexuell zu interagieren. Als sie mir von einigen gescheiterten Versuchen erzählt, mit ihm intim zu sein, bemerke ich, dass ihre Atmung schnell und flach ist.
>
> **Martha** (mit angespannter Stimme): Ich habe Angst vor ihm.
>
> **SM:** Fühlt es sich richtig an zu sagen, »ein Teil von dir hat Angst vor ihm«?
>
> **Martha:** Ja. Es hilft, sich daran zu erinnern, dass es nur ein Teil von mir ist.
>
> **SM:** Wo nimmst du diesen ängstlichen Teil in deinem Körper wahr?
>
> **Martha:** In meinem ganzen Rumpf. Ich stelle auch fest, dass ich nicht sehr tief atme.
>
> **SM:** Lass uns sehen, ob es hilft, Atem in den Rumpf deines Körpers zu bringen und ihn die Stellen berühren zu lassen, die deine Atmung flach halten. Beobachte dabei, ob der Teil bereit ist, mit dir über seine Angst zu sprechen.
>
> **Martha:** Das ist die Dreizehnjährige. Sie denkt, dass alle Männer gefährlich sind. Sie hat Angst, dass sie sich auflösen würde und wieder vergewaltigt werden könnte, falls sie ihre Angst aufgäbe.
>
> Marthas Atmung wird wieder schneller, flacher und ist auf ihre obere Brust beschränkt. Ich bitte den Teil damit zu warten, mehr von seiner Geschichte zu erzählen, während sie und ich uns um ihre Atmung kümmern. Beim Einatmen lässt Martha ihren dreizehnjährigen Teil wissen, dass sie bei ihm ist. Sie atmet bewusst lange, langsame Atemzüge aus und sagt ihrem Teil, dass er nun in Sicherheit sei.

Martha: Nun sehe ich ein Mädchen, das wegrennen möchte. Aber ich werde den Teil bitten, beiseitezutreten.

SM: Bevor du das machst, frag den Teil, der wegrennen möchte, ob er das dreizehnjährige Mädchen ist.

Als Martha dies bejaht, sage ich ihr, sie solle das Mädchen ermutigen, zu einem sicheren Platz zu rennen. Martha ist dort bei ihr, und zusammen nehmen sie die Ansichten, Geräusche und Gerüche in ihrem Hinterhof wahr.

SM: Was geschieht nun im Rumpf deines Körpers mit deiner Atmung?

Martha: Mein Rumpf fühlt sich kühl und geräumig an, gefüllt mit weißem Licht. Aber meine Schultern sind immer noch angespannt. Mir fällt es immer noch schwer zu atmen.

SM: Bleib einfach bei deiner Atmung und nimm sowohl wahr, was sie erschwert als auch die Empfindungen des Ein- und Ausatmens, die Bewegungen, die du bemerkst. Atme in den kühlen, weißen, geräumigen Rumpf, und schürze deine Lippen, wenn du ausatmest. Wenn dein Atem hinter deinen Kehlkopf wandert, beobachte, ob er einen Klang erzeugen will. Vielleicht hörst du einen Ton oder einen Vokalklang, den du machen möchtest, während die Luft durch deinen Kehlkopf vibriert.

Zunächst ist der Ton, den Martha erzeugt, rau und harsch. Aber als sie fortfährt, mit unterschiedlichen Tönen und Vokalklängen zu experimentieren, sagt sie mir, dass sie die Schwingung in ihrem Brustbein und ihren Schultern genieße. Einige Minuten lang wechselt sie das Erzeugen von Tönen mit dem Atmen durch geschürzte Lippen ab. Sie sagt mir, dass das Mädchen die Töne auch möge. Marthas Schultern entspannen sich. Martha fragt das Mädchen, ob sie nun all ihre Ängste loslassen könne, da sie sich an einem sicheren Ort befinde. Sie lässt ihre Ängste ins Universum los.

Nach dieser Entlastung fragt Martha das Mädchen, ob sie immer noch Angst davor haben würde, mit ihrem Ehemann Sex zu haben. Das Mädchen antwortet, dass der Mann ihr wehgetan habe, aber Marthas Ehemann niemals versucht hätte, sie zu verletzen. Martha sagt ihrem Teil, dass, wenn sie Sex hätten, es nicht die Dreizehnjährige sei, mit der er Sex habe, sondern die erwachsene Martha. Martha sagt mir, dass das Mädchen sich entspannt habe, als es dies hörte. Und sie bemerkt, dass ihre Schultern sogar noch entspannter sind und sie leichter atmen kann.

Wut durch Atem und Töne transformieren

Sophia nahm an einem dreitägigen Somatischen IFS-Seminar teil. Sie meldete sich freiwillig als Klientin, um vor der Gruppe Somatische IFS zu demonstrieren. Während ich vor ihr saß, nahmen wir uns alle einen Augenblick Zeit, um uns mit der Erde und dem Raum um uns herum zu verbinden. Wir schlossen unsere Augen und atmeten in unsere Herzen, mit der Absicht, Sophia in Selbstenergie zu halten.

Als ich meine Augen öffne, sehe ich, dass Sophia äußerst aktiviert ist. Sie hält ihre Hände angespannt in ihrem Schoß, ihre Atmung ist schnell und flach.

SM: Okay, Sophia. Ich sehe, dass etwas in deinem Körper geschieht. Bist du damit einverstanden, dass wir damit beginnen?

Sophia: Da ist eine Anspannung (darauf zeigend), die wie ein Band von der Rückseite meines Halses zur Kehle verläuft.

SM: Wie fühlst du dieser Anspannung gegenüber?

Sophia: Das würde ich gern herausfinden.

SM: Alles klar, du könntest die Anspannung fragen, wovor sie sich fürchtet, was passieren würde, wenn sie nicht da wäre.

Sophia: Ich würde toben.

SM: Kann sie uns zeigen oder erzählen, was so gefährlich ist an deiner Wut?

Sophia (lachend): Ich könnte jemand niederstrecken.

SM: Hast du schon einmal jemand niedergestreckt?

Ich bin von ihrer Reaktion überrascht. Sophia nickt bejahend mit ihrem Kopf und wird noch aufgeregter. Sie putzt ihre Nase, und schnell sprudelt aus ihr eine Geschichte hervor, wie sie nach Hause kam und ihren Vater, wieder einmal betrunken, auf den Treppenstufen vor dem Haus fand. Sie sagte einige sehr gemeine Sachen zu ihm. Ich weiß, dass ich den Prozess verlangsamen muss, oder ihr System wird bald vollständig von dem Gefühl überflutet werden, das dabei ist zu explodieren.

SM: Ich möchte die restliche Geschichte hören, aber im Moment möchte ich, dass du eine Pause einlegst und wahrnimmst, was in deinem Körper geschah, als du geredet hast.

Sophia: Jetzt fühle ich mehr Anspannung, wie ein Halsband um meinen Hals und meine Schultern. Es ist schwer zu atmen. Es ist schwer, meinen Körper überhaupt zu bewegen. Ich fühle mich erstarrt.

Ich kann diese Anspannung in ihrem Körper sehen. Ihr Hals und ihre Schultern sehen wie der Deckel eines Druckkochtopfs aus, und ich spüre, dass die Energie von unten hervorbrechen will. Ich brauche nicht zu fragen, wie sie dieser Anspannung gegenüber empfindet. Ich weiß, dass ihr wenig Selbstenergie zur Verfügung steht – sie beginnt, emotional und körperlich überflutet zu werden, und sie wird von einem starken Impuls getrieben, die Geschichte weiterzuerzählen.

SM: Schau einen Moment lang in meine Augen. Wie ist es jetzt?

Sophia: Es beruhigt sich ein wenig.

SM: Gut. Lass uns versuchen, noch ein bisschen ruhiger zu werden. Erinnerst du dich daran, dass wir darüber sprachen, durch geschürzte Lippen zu atmen, um unser Nervensystem zu beruhigen? Kannst du das jetzt machen, während du mich anschaust?

Während Sophia das tut, kann ich sehen, dass ein wenig Ruhe eingekehrt ist. Ich frage sie, wie alt sie war, als sie ihren Vater betrunken aufgefunden hatte. Sie sagt mir, dass sie achtzehn gewesen sei. Sophia kehrt zur Geschichte zurück.

Sophia: Dieser Tag brachte das Fass zum Überlaufen. Ich sprang über seinen Körper, sagte ihm ein paar sehr böse Dinge und spuckte dann auf ihn.

Ich sage Sophia, dass es wichtig für sie ist, wirklich mit der Geschichte in Resonanz zu treten, wie die Achtzehnjährige sie erzählt. Ich möchte, dass Sophia fähig ist, mit dem Teil präsent zu sein, der die starken Gefühle hält, damit sie ihm helfen kann, diese offensichtlich überwältigende Geschichte zu verarbeiten.

SM: Kannst du die Achtzehnjährige fragen, ob sie damit einverstanden ist, wenn ich sie manchmal bitte, mit ihrer Geschichte zu pausieren, damit sie ruhiger bleiben kann?

Sophia: Ja, sie ist froh, deine Hilfe zu haben.

SM: Spulen wir das Band dieser Geschichte zurück und kommen noch einmal zu der Stelle, an der du den Impuls hattest, über seinen Körper auf die Treppenstufen zu springen. Wo fühlst du diesen Impuls?

Sophia: Er ist genau hier (ihre Hand in ihr Zwerchfell pressend). Er fühlt sich wie ein Stein an.

SM: Gut. Bleib bei diesem Stein. Fokussier dich auf ihn. Lass deinen Atem ihn berühren. Lass ihn wissen, dass du verstehst, dass dies das Fass endgültig zum Überlaufen brachte.

Sophia: Ja, er wird weicher. Er fühlt sich nicht mehr wie ein Stein an.

Ich bin kurz davor vorzuschlagen, dass wir die Achtzehnjährige zurückholen und sie in die Gegenwart bringen, um ihr zu helfen, diese starken Gefühle zu entlasten.

Sophia: Und dann ist er gestorben.

Ich fühle einen Schock durch meinen Körper laufen. Ich lasse ihn mit meinem Atem heraus. Ich stelle meine vertikale Verbindung wieder her. Dann bitte ich sie, mir wieder in die Augen zu schauen.

SM: Sophia, hättest du gern, dass wir diesen schrecklichen Tag, als deine Wut gegen deinen Vater hervorbrach, noch mal neu erleben? (Als sie Ja sagt, fahre ich fort.) Okay, wir werden beide in diese Szene gehen, um bei ihr zu sein.

Sophia sitzt auf den Treppenstufen vor ihrem Haus zwischen ihrem Vater, der bäuchlings auf den Stufen liegt, und der Achtzehnjährigen. Ich bin auch bei ihr. Ihr Teil erzählt uns, dass sie nie eine Kindheit hatte.

SM: Wie hätte sie die Situation gern anders?

Sophia: Sie möchte, dass ich für sie mit ihm spreche, obwohl er vielleicht nicht fähig ist, es zu hören.

Sophia beginnt, in einer tiefen, kontrollierten Stimme zu ihrem Vater zu sprechen, über seine Fehler, ihre Wut und ihre Traurigkeit über den Verlust ihrer Kindheit. Sie sagt ihm, dass er viele, viele Fehler gemacht habe. Ihre Stimme erscheint gepresst, während sie diese Worte spricht. Ich fordere sie auf, zu fühlen, wo ihre Wut ihren Ursprung nimmt, und wieder zeigt sie auf ihr Zwerchfell.

SM: Atme tief in diese Stelle, wo du die Wut findest. Lass deine Stimme von dort kommen, während du sagst: »Du hast viele Fehler gemacht.«

Dieses Mal ist ihre Stimme klar, fest und tief. Ihre Wirbelsäule streckt sich. Ich spüre, dass womöglich mehr da ist, was ausgedrückt werden könnte, wenn wir nicht so auf die Worte fokussiert wären.

SM: Atme wieder in diese Wut, und mache beim Ausatmen einen Ton, der diese Wut ausdrückt.

Sie probiert verschiedene Töne und Vokale aus. Sie atmet in die Traurigkeit darüber, keine Kindheit gehabt zu haben, und gibt beim Ausatmen einen anderen Ton von sich. Sophias Erscheinungsbild verändert sich. Sie sieht jetzt ruhig und glücklich aus. Sie sieht kraftvoll aus.

Sophia: Weißt du, ich fühle Liebe für meinen Vater. Obwohl manche Menschen wollen, dass ich ihn nicht liebe, mache ich es trotzdem.

SM: Ja, ich bin froh, dass du das fühlen kannst. Atme in diese Stelle, wo du die Liebe fühlst und sprich von diesem Ort aus.

Sophia sagt ihrem Vater, dass sie ihn liebt. Sie erzählt mir, diese Liebe auszudrücken habe ihr als lebenswichtige Erfahrung in ihren letzten Momenten mit ihrem Vater gefehlt. Als sich die Sitzung dem Ende nähert, sagt sie, dass die Anspannung in ihrem Hals, in Schultern und Bauch komplett verschwunden sei. Sie fühlt sich frei und voller Liebe.

Die Bewusste Atmung führt uns zur Praxis der Radikalen Resonanz

Atmen als Brücke in so vieler Hinsicht vereinigt unsere innere Welt mit unserer äußeren und ist ein Tor zu unserer Verbindung mit anderen. Mit dem Luftelement verbunden, öffnet das Gewahrsein unserer Atmung uns für die Weiträumigkeit der Selbstenergie in unserem Körper. Wir sind uns des Austauschs zwischen Außen und Innen bewusst. Wenn das Bewusstsein unserer Atmung unser Gewahrsein des weiten Raums um uns herum vergrößert, erkennen wir, dass wir alle in einem größeren Behältnis gehalten werden. Dies dient uns als eine Ressource in unserer therapeutischen Arbeit, von der wir zehren können. Genauso wie wir mit jedem Atemzug lebensspendenden Sauerstoff empfangen, können wir Führung aus dieser scheinbaren Leere empfangen, wenn wir uns für den uns umgebenden Raum öffnen.

Gewahrsein der Atmung unserer Klientinnen – der Geschwindigkeit, des Musters und wie es sich im Lauf der Zeit verändert – gibt uns Informationen über ihre innere Welt, über den Zustand ihres autonomen Nervensystems. Unseren Atem mit dem unserer Klientinnen zu koordinieren hilft uns, ein Gefühl aus dem Inneren dessen zu bekommen, was sie gerade erfahren. Wir atmen in ihr inneres System und gehen damit in Resonanz, und wir schicken beim Ausatmen unser Mitgefühl mit. Unsere Klientinnen schlicht dazu aufzufordern, Gewahrsein in ihre Atmung zu bringen, kann transformierend sein. Daneben gibt es viele Atemtechniken, die jeden Schritt des IFS-Prozesses erleichtern können.

Unsere Atmung erinnert uns an unsere allgemeine Abhängigkeit von der fragilen Luftschicht, die diesen Planeten umgibt, den wir alle teilen. Dieses Gewahrsein vereinigt uns mit allem Leben – Pflanzen und Tieren – und löst die Annahmen unserer Teile hinsichtlich Isolation und Unterschiede auf. Wir atmen ein, und unser Körper dehnt sich aus. Unser Gaumensegel, unser Zwerchfell und unser Beckenboden schaffen Raum, um diese lebensgebenden Energien zu empfangen. Wir atmen aus, und unser Körper zieht sich zusammen, loslassend und die Pflanzen ernährend. Ein, aus, ein, aus. Einfaches Gewahrsein führt zu einer Veränderung. Unser Nervensystem wird von dem rhythmischen Ein und Aus beruhigt. Der Rhythmus unserer Atmung ist der Kontrapunkt zum Trommelschlag unseres Herzens. Das Herz, wohlig zwischen unseren Lungenflügeln eingebettet, erhält als Erstes die lebensspendende Luft. Sowohl Luft als auch *prana* von unserer Lunge nähren das Herz und massieren und beruhigen die Beschützer, die es bewachen. Mit dieser intimen Beziehung zwischen dem Herzen und der Lunge fließen wir sanft in die relationalen Bereiche der Radikalen Resonanz.

Wie uns das Körpergewahrsein automatisch zur Praxis der Bewussten Atmung führt, führt uns Bewusste Atmung zu der nächsten Praxis: Radikale Resonanz. Wir etablieren unsere vertikale Ausrichtung, indem wir uns durch Körpergewahrsein erden und uns für den Raum um uns herum durch Bewusste Atmung öffnen. Wir stehen in Kommunikation mit den Energien von oben und unten und sind mit ihnen in Harmonie. Diese Verbindung ermöglicht uns, ein Blitzableiter für die Energien in der therapeutischen Beziehung zu sein.

ÜBUNGEN

Gewahrsein in die Atmung bringen

ZIEL: sich der gewohnheitsmäßigen Muster der Atmung – Qualität, Tiefe, Geschwindigkeit, Rhythmus, Ort, Körperbewegung – bewusst werden, um Zugang zu Teilen zu finden.

Anleitung

1. Würdigen Sie Teile, die Vorstellungen von einer »korrekten« Atmung haben, und lassen Sie sie wissen, dass sie sich während dieser Übung entspannen können. Die Übung dient dazu, Ihr Gewahrsein für Ihre habituellen Atemmuster zu öffnen, ohne zu versuchen, diese zu verändern. Lassen Sie andere Beschützerteile wissen, dass Sie, sollten Sie sich zu irgendeinem Zeitpunkt überwältigt fühlen, die Übung stoppen werden.
2. Bringen Sie Ihr Gewahrsein in Ihre Ein- und Ausatmung. Nehmen Sie die Empfindungen von der Nase bis zum Zwerchfell wahr, die Luft aufzunehmen und sie durch die Nase herauszulassen.
3. Nehmen Sie die Geschwindigkeit und den Rhythmus Ihrer Atmung einige Atemzüge lang wahr.
4. Vergleichen Sie Ihr Ein- und Ausatmen und nehmen Sie etwaige Unterschiede wahr. Sind sie gleich lang? Fühlt sich das eine leichter oder freier als das andere an?
5. Bringen Sie Gewahrsein in die Stellen Ihres Körpers, die sich bewegen, während Sie atmen – oberer, mittlerer und unterer Torso, Seiten, vorn und hinten. Nehmen Sie etwaige Bewegungsunterschiede wahr.
6. Bringen Sie Gewahrsein zu jenen Stellen in Ihrem Körper, die sich nicht so frei bewegen, während Sie atmen. Nehmen Sie sich ein wenig Zeit, um zu untersuchen, wo und wie die Muskeln Ihres Körpers dazu beitragen, eine tiefere Atmung einzuschränken.

7. Fokussieren Sie sich auf einen Aspekt Ihrer Atmung, auf den Sie neugierig sind – die Geschwindigkeit, den Rhythmus, die Tiefe. Erforschen Sie ihn mehrere Atemzüge lang. Sie können damit experimentieren, diesen Aspekt leicht zu übertreiben oder abzuschwächen.
8. Während Sie diese Übung machen, nehmen Sie wahr, was mit Ihrer Atmung, Ihrem Gewahrsein und Ihren Gefühlen geschieht.

Reflexion

1. Was haben Sie über Ihre gewohnheitsmäßigen Atemmuster herausgefunden?
2. Welcher besondere Aspekt Ihrer Atmung interessierte Sie?
3. Führte es zu irgendwelchen Gefühlen, Überzeugungen, Erinnerungen oder Bildern, Ihr Gewahrsein in diesen Aspekt zu bringen? Zeigen diese einen Teil an?
4. Falls ja, heißen Sie diesen Teil willkommen und sehen Sie, ob er einverstanden ist, von Ihnen kennengelernt zu werden. Wenn er ein Beschützer zu sein scheint, fragen Sie ihn über seine Ängste, seine Rolle, wann sein Verhalten begann, was er lieber machen würde, was er Sie wissen lassen möchte, was er von Ihnen braucht – alles, worauf Sie neugierig sind. Wenn es ein verletzlicher Teil ist, zeigt er Ihnen vielleicht etwas durch Ihr Atemmuster. Gibt es irgendetwas, was Ihr Teil gerade braucht?

Den Atem ändern – sich selbst regulieren

Ziel: Gewahrsein in die Atmung bringen, um den Zustand des autonomen Nervensystems anzuzeigen. Atemtechniken lernen und üben, um Gefühlzustände zu regulieren und das ANS in Richtung des ventrovagalen Zustands zu verändern.

Anleitung

1. Identifizieren Sie zunächst den aktuellen Zustand Ihres ANS, entweder indem Sie Ihre Atmung wahrnehmen oder sich Ihrer Gefühle gewahr werden – oder beides. Wenn Sie sich ängstlich, aufgewühlt oder unruhig fühlen, zeigt dies einen sympathischen Zustand an. Wenn Sie sich müde, benommen, niedergeschlagen oder getrennt fühlen, zeigt dies einen dorsovagalen parasympathischen Zustand an.

2. Atemtechniken, um die sympathische Aktivierung zu adressieren:

   - Quadratatmung: Atmen Sie bis vier zählend ein, während Sie sich vorstellen, die erste Seite eines Quadrats zu zeichnen. Halten Sie Ihren Atem bis vier zählend an, während Sie die zweite Linie zeichnen. Atmen Sie bis vier zählend aus, während Sie die dritte Linie zeichnen. Und halten Sie Ihren Atem an, während Sie die vierte Linie zeichnen. Wiederholen Sie diesen Vorgang, bis Sie sich ruhiger fühlen.
   - Durch einen Strohhalm blasen: Atmen Sie ein, als ob Sie durch einen Strohhalm atmen würden. Schürzen Sie beim Ausatmen Ihre Lippen, und atmen Sie lange und langsam aus.
   - Meeresatmung oder *ujjayi*-Atmung: Spannen Sie beim Ausatmen die Muskeln des Kehlkopfs an, um den Widerstand für die Ausatmung zu erhöhen. Der Ton, den Sie erzeugen, wird sich wie Meereswellen anhören.
   - Erlauben Sie Ihrem Ausatmen, allmählich länger als Ihr Einatmen zu werden. Machen Sie eine Pause am Ende des Ausatmens.

3. Atemtechniken, um die dorsovagale Aktivierung zu adressieren:

   - Atmen Sie tief in Ihren gesamten Oberkörper ein. Drücken Sie die Luft anschließend sofort wieder heraus, und nehmen Sie wahr, wie er sich wieder mit Luft auffüllt. Sie können wie eine Lokomotive klingen, wenn der Atem ein bisschen schneller und rhythmischer wird. Ihr Bauch wird sich in Richtung der Wirbelsäule einziehen.

- Wenn Sie mit Pranayama aus dem Yoga vertraut sind, können Sie die Feueratmung ausführen, die der vorangegangenen Übung ähnelt und nur schneller ist.
- Legen Sie Ihre Arme im Stehen seitlich an den Körper an. Atmen Sie ein, wobei Sie Ihre Arme heben; die Handflächen zeigen nach oben zur Decke. Atmen Sie aus, wobei Sie, mit den Handflächen nach unten zeigend, Ihre Arme wieder seitlich an Ihren Körper bringen und Ihren Nabel in Richtung Ihrer Wirbelsäule einziehen. Wiederholen Sie diesen Vorgang.
- Gibt es einen Ton, den Sie machen möchten, während Sie ausatmen? Sie können ihn vielleicht zunächst innerlich hören – einen Vokalklang oder sogar ein Wort.
- Lassen Sie Ihre Atmung wieder normal werden. Nehmen Sie jegliche Veränderung in Ihrer Atmung und Ihrem emotionalen Zustand wahr.

Reflexion

1. Wie schätzten Sie Ihren ANS-Zustand ein: sympathisch oder dorsovagal?
2. Welche Atemtechniken haben Sie ausprobiert? Wie war die Wirkung?
3. War eine dieser Übungen besonders hilfreich, Ihr ANS in Richtung des ventrovagalen Zustands zu verschieben, in dem man sich sicherer und ruhiger in seinem Körper fühlt?
4. Falls ja, fassen Sie die Absicht, diese Technik zu üben, sodass Sie sich eher an sie erinnern, wenn Sie aktiviert sind.

Einem Teil über die Atmung Selbstenergie schicken

ZIEL: den Atem nutzen, um Raum für einen Teil zu schaffen, Selbstenergie zu einem Teil zu schicken und bei einer Entlastung zu unterstützen.

Anleitung

1. Nehmen Sie eine bequeme Haltung ein, und bringen Sie Ihr Gewahrsein in mehrere Ihrer Atemzüge. Fühlen Sie die Geräumigkeit in Ihrem Körper mit jedem Einatmen. Lassen Sie Ihr Gewahrsein mit jedem Ausatmen tiefer in Ihr System wandern.
2. Während Ihr Gewahrsein sich vertieft, finden Sie vielleicht einen Teil, der bereit ist, kennengelernt zu werden. Laden Sie diesen Teil ein, Sie in der Weiträumigkeit zu treffen, die Sie durch Ihre Atmung geschaffen haben.
3. Nehmen Sie wahr, wie Sie diesem Teil gegenüber fühlen. Ihr Atem kann Ihnen einen verkörperten Hinweis geben, wie Sie sich fühlen. Wenn Sie irgendeine Antwort wahrnehmen, die nicht Selbstenergie anzeigt, ist das ein anderer Teil. Lokalisieren Sie diesen Teil in Ihrem Körper, und laden Sie ihn anstelle des ersten in die Geräumigkeit ein.
4. Wenn Sie einen gewissen Grad verkörperter Selbstenergie gegenüber diesem Teil fühlen, atmen Sie dorthin, wo Sie ein wenig Selbstenergie empfinden, und atmen Sie diese Energie dahin aus, wo Sie den Teil in Ihrem Körper spüren. Machen Sie das einige Atemzüge lang: in die Selbstenergie atmen, Selbstenergie zu diesem Teil ausatmen. Der Teil kann sich vom Rhythmus Ihrer Atmung geschaukelt fühlen.
5. Fahren Sie mit dem Atmen fort, wobei Sie beim Ausatmen einen Ton aus Ihrer Selbstenergie zu dem Teil schicken. Probieren Sie unterschiedliche Töne aus, um herauszufinden, welcher Ton ihn berührt. Versuchen Sie »hmmm« und »aaaahh«. Nehmen Sie wahr, wie der Teil auf diese Töne antwortet.

6. Fahren Sie mit dem Atmen fort, wobei Sie eine verbale Botschaft zusammen mit dem Atem zu dem Teil schicken, wie »Ich weiß«, »Ich bin hier« oder andere Worte, von denen Sie spüren, dass der Teil sie zusammen mit Ihrem Atem hören sollte. Es kann sein, dass der Teil ein Lied hören möchte. Er könnte eine Geschichte haben, die er Ihnen erzählen möchte.
7. Wenn Sie spüren, dass der Teil bereit ist loszulassen, was er trägt – Angst, Scham, die Überzeugung, dass er allein ist, Schmerz, Anspannung –, können Sie den Teil auffordern, das Ausatmen zu nutzen, um diese Last der Luft, dem unendlichen Raum, zu geben.
8. Nehmen Sie noch einige Atemzüge, um mit diesem Teil zum Abschluss zu kommen.

Reflexion
(Sie können Notizen machen oder mit anderen arbeiten)

1. Welcher Teil erschien in dem von Ihnen geschaffenen Raum?
2. Falls es Ihnen schwerfiel, gegenüber dem Teil Selbstenergie zu fühlen, welcher Teil war es, der Angst oder Bedenken hatte? Wurde ihm von Ihrem Atem geholfen?
3. Welche Erfahrung machte Ihr Teil, als Sie Ihre Selbstenergie zu ihm atmeten.
4. War er fähig, eine Last loszulassen?

4

Radikale Resonanz: Beziehungsbereiche verstärken

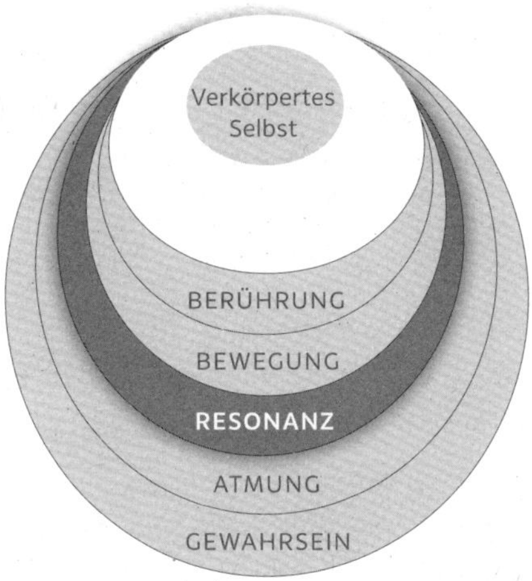

Im Erd-Fundament des Körpergewahrseins verwurzelt und von der Luft der Bewussten Atmung, die unsere inneren und äußeren Welten überbrückt, belebt, führt uns die Praxis der Radikalen Resonanz über die vertikale Ebene hinaus, um die reiche Komplexität des horizontalen Felds zu erforschen. Ausgerichtet zwischen Erde und Himmel, von den vielen Energien von oben und unten genährt und gestärkt, stützt uns unsere vertikale Ausrichtung, wenn wir uns in diesen Bereich wagen, der vor Beziehungen übersprudelt.

Um den Übergang von der vertikalen zur horizontalen Ebene der Beziehungen zu erleichtern, mögen es manche meiner Klienten, die Sitzung mit einer kurzen Gehmeditation zu beginnen. Mein Klient und ich stehen Seite an Seite. Wir verbinden uns mit dem Boden, indem wir unseren Körper schütteln, mit den Zehen wackeln und unsere Knochen spüren. Wir verbinden uns mit dem Himmel und dem uns umgebenden Raum, indem wir unsere Atmung wahrnehmen und unsere Arme nach oben über unseren Kopf ausstrecken. Wir fangen an, zusammen in einer bestimmten Weise zu gehen und zu atmen, wobei wir uns beim ersten Schritt bewusst mit der Erde und beim zweiten bewusst mit dem Himmel verbinden. Gelegentlich halten wir an, um die Energien von Erde und Himmel in unserem Herz zu sammeln. Diese Pause verstärkt die Balance des Lebens: zur Vertikalen zurückzukehren, um sich auszuruhen und bereit zu machen – und sich anschließend wieder in die Horizontale, in den verletzlichen Bereich innerer und äußerer Beziehungen wagen.

Es kann chaotisch werden, wenn wir in die Welt der Beziehungen hinaustreten. Unsere inneren Systeme können komplex sein, und interpersonale Systeme bieten mehr Komplexität und Möglichkeiten. Der Tanz der Beziehungen ist riskant und delikat. Unsere Teile stoßen aufeinander, und wir brechen oder schlagen uns – gleich Steinen – die herausstehenden Stellen aus. Das Gewahrsein dieser vertikalen Linie, die durch unseren Körper verläuft, liefert uns einen Container, während wir durch die gewundenen und oftmals bewegten Gewässer der Beziehungen navigieren. Wir können besser atmen. Unser Herz wird unterstützt. Unsere Organe fühlen sich nicht eingequetscht. Unser Hals muss sich nicht anstrengen, um den dreieinhalb Kilogramm schweren Schädel zu tragen. Uns mit der Stabilität und Unterstützung der Erde und mit der Weisheit des unendlichen Raums über uns verbindend, wagen wir es, diesen komplexeren und häufig unsicheren Bereich der Beziehungen zu betreten.

Der erste quellenmäßig belegte Gebrauch des Wortes relationship, also »Beziehung«, stammt aus dem 18. Jahrhundert, und zwei Jahrhunderte später bezieht es sich spezifisch auf romantische oder sexuelle Beziehungen. In den letzten Jahrzehnten hat dieses Wort eine weitaus allgemeinere Bedeutung angenommen. Im Somatischen IFS betrachten wir die heilende Kraft der Resonanz spezifisch in Hinsicht auf die Beziehung zwischen dem verkörperten Selbst (entweder des Therapeuten oder des Klienten) und den Teilen des inneren Systems, obwohl wir anerkennen, dass Resonanz in jeder intimen Beziehung transformierend wirken kann.

Wir stehen von dem Moment unserer Zeugung an in Beziehung. Unsere frühesten Erfahrungen werden das Muster unserer späteren Verhaltensweisen in Beziehungen. Diese impliziten Geschichten sind subkortikal in unserem Gehirn oder Körper gespeichert und werden durch das Verhalten unserer Teile umgesetzt. Die »bekannten aber nicht erinnerten« frühen Bindungserfahrungen werden in Haltung, Gestik, Muskelanspannungen, Atemmustern, Dissoziation und sexueller Energie ausgedrückt. Durch diese rohe, elegante und primitive Poetik hallen frühe Bindungsverletzungen von Teilen im verkörperten Selbst des Klienten oder Therapeuten wider.

Was ist Resonanz?

Resonanz ist ein Begriff, der oft in den Feldern der Akustik, Physik, Chemie und Elektrizität angewandt wird, um auf die Wechselwirkung vibrierender Systeme Bezug zu nehmen. Jedes Objekt hat eine natürliche Frequenz, und Resonanz beschreibt das Phänomen, das geschieht, wenn in einem Raum gespielte Musik eine im selben Raum stehende Vase vibrieren lässt. Wenn die Objekte in einer vergleichbaren Frequenz schwingen, oszillieren die Objekte mit einer größeren Amplitude. Resonanz ist die kodependente dynamische Interaktion zweier verbundener Systeme. Bei der resonanten Interaktion im Somatischen IFS geht es sowohl darum, die Schwingungen von Teilen und dem Selbst zu verstärken als auch darum, sich mit ihnen zu synchronisieren – innerhalb des dyadischen Systems und innerhalb größerer Systeme.

Als Klarinettenspielerin, die mit einem anderen Instrument ihr eigenes stimmte, konnte ich hören, dass die oszillierenden Schwingungen kohärenter wurden, als wir in einen Gleichklang kamen. Als meine Töne geringfügig höher oder tiefen waren als die des anderen, hörte ich einen pochenden Klang innerhalb der Tonhöhe, eine Art »wah-wah-wah«. Als mein Instrument immer mehr in die richtige Stimmung kam, wurde das Pochen langsamer und langsamer, bis die Tonwellen synchron waren und kein Pochen mehr zu erkennen war. Die Befriedigung, stärker in einen Gleichklang zu kommen, um gemeinsam zu musizieren, ist damit vergleichbar, wie es sich anfühlt, sich auf den somatischen Soundtrack der frühen Beziehungstraumata meiner Klienten einzuschwingen, die ihre verbalen Geschichten begleiten, und sich ihnen in einem somatischen Duett anzuschließen, während unsere Energien in eine größere Kohärenz gelangen.

Wissenschaftler haben die elektromagnetische Frequenz der Erdschwingung gemessen und berichten uns, dass neben allen Objekten alle Lebewesen eine bestimmte schwingende Frequenz aufweisen, die gemessen werden kann und alle Strukturen des menschlichen Körpers einschließt. Der scheinbar feste menschliche Körper ist nach Einstein Energie, deren Schwingung tief genug ist, sodass wir sie wahrnehmen können. Es zeigt sich, dass die Resonanzfrequenz unseres Planeten mit jener unserer Zellen übereinstimmt und mit der des menschlichen Bewusstseins während des Alphawellenzustands des Gehirns (unserer stillen oder meditativen Zeiten). Es gibt Beweise, dass die Geschwindigkeit unserer Schwingung sich erhöht, wenn wir unsere elektronischen Geräte bedienen, und Wissenschaftler berichten uns, dass der natürliche Puls der Erde, die sogenannte Schumann-Resonanz, sich ebenfalls erhöht. Es scheint wahrscheinlich, dass unsere unterschiedlichen Teile, wenn man sie messen würde, verschiedene Frequenzen aufweisen würden und die Wellenlänge der Selbstenergie stärker mit dem Puls des Planeten im Einklang wäre.

Die Resonanz im Somatischen IFS betrachtet eine Beziehung als den Fluss von Energie und Informationen zwischen Teilen und dem Selbst. Intime Beziehungen, einschließlich der therapeutischen Beziehung, offenbaren körperbasierte Bindungserfahrungen. Die Energie und Informationen dieser Erfahrungen werden als schwingende Frequenzen über Körper und rechtshemisphärische Gehirnstrukturen übertragen. Diese psychobiologischen Wurzeln unserer Beziehungserfahrungen von der Zeugung über die Kindheit werden durch somatische Praktiken zu Bewusstsein gebracht. Der resonante Körper ist das Gefährt für die psychobiologische Gestimmtheit der Selbstenergie, die nötig ist, um die frühen Geschichten zu empfangen und gewohnheitsmäßige Muster, in Beziehung zu sein, neu zu verdrahten. Wie ein Instrument, das ein perfekt gestimmtes C von sich gibt, ein geringfügig verstimmtes Instrument in Kohärenz bringen kann, kann ein Individuum, dessen Selbst in Resonanz mit der Frequenz der Teile steht, diese Frequenzen in Kohärenz mit der Frequenz der Selbstenergie bringen.

Ein Klient begibt sich mit all seinen Beschützern im Zustand der Alarmbereitschaft in Therapie, wobei diese annehmen, dass sie zurückgewiesen, beleidigt oder verlassen werden, wenn sie irgendein Zeichen von Verletzlichkeit zeigen. Seine Teile sammeln Informationen über das Maß an Sicherheit und Akzeptanz in der Beziehung. Ein Großteil der Energien und Informationen, die eine sichere, resonante Beziehung signalisieren, werden nonverbal als eine Kommunikation von rechter zu rechter Gehirnhälfte übertragen, häufig unbewusst. Der Therapeut, der offen dafür ist, die energetischen Schwingungen der Teile seines Klienten zu empfangen, kann diese Schwingungen verstärken und in Kohärenz bringen, die ansonsten vielleicht nur schwach gefühlt worden wären. Das innere System des Klienten kann sich zunächst – und sehr wahrscheinlich viele Male im Lauf des Therapieprozesses – auf den Therapeuten verlassen, als Vehikel der Resonanz zu fungieren, bis die Teile dem Selbst des Klienten vertrauen, eine sichere Bindungsfigur für deren verwundete Teile zu sein.

Die impliziten Geschichten der neuronal basierten und verkörperten Bindungsmuster der Teile, die in den intersubjektiven und häufig turbulenten Gewässern der therapeutischen Beziehung schweben, erzwingen eine Reaktion, die vom Therapeuten erfordern kann, sich in die Mysterien seines eigenen Körpergeists hinabzubewegen. Die Klarheit der Selbstenergie verhindert, in einem empathischen Emotionstümpel ins Schwimmen zu geraten. Statt ein Beobachter oder gar ein erfahrener Führer zu sein, schwingt der Therapeut mit den Erschütterungen der Misshandlung, Vernachlässigung, des Betrugs und des Verlassenwerdens mit. Die unausgesprochenen Geschichten der Teile fühlen sich ergründet. Ihre belasteten Geschichten über Zurückweisung und Isolation lösen sich im emotionalen, rechtshemisphärischen, wasserartigen Beziehungsbereich auf.

Die eigene verkörperte Selbstenergie des Klienten tritt als sichere Bindungsfigur für seine jungen Teile in Erscheinung. Die Schwingungen der verkörperten Selbstenergie werden sowohl im Therapeuten als auch Klienten verstärkt. Die resultierenden Energien sind mehr als ein Additionsprozess und größer als eine Übertragung oder Ansteckung. Das dynamische Zusammenspiel, das gemeinsam im Beziehungsfeld geschaffen worden ist, multipliziert die verkörperten Selbstenergien exponentiell.

*Wieso **Radikale** Resonanz?*

Das Adjektiv »radikal«, das diese Praxis beschreibt, akzentuiert – in Ergänzung dazu, dass es praktischerweise eine Alliteration bildet – die tief verwurzelte Qualität einer resonanten Beziehung. Wenn in einer Beziehung all unsere Sinne und Herzen offen sind und jede Zelle lebendig erscheint, ist die Erfahrung so radikal wie möglich. »Radikal« leitet sich vom Lateinischen *radicalis* ab, was »Wurzeln haben« bedeutet. Der Zustand der Resonanz ist keine seichte Verbindungserfahrung. Er bedeutet nicht, an der Oberfläche entlangzugleiten und therapeutische Plattitüden anzubieten. Nur wenn wir durch unsere Wurzeln verbunden sind – wie bei Pflanzen, deren Wurzeln sich verflechten oder die aus demselben Wurzelstock wachsen – können wir die Art radikaler Verbindung anbieten, die ein tiefes Vertrauen ermöglicht.

Peter Wohlleben schreibt in seinem Buch *Das geheime Leben der Bäume* über elektrische Impulse, die mithilfe von Pilzen in der Erde von den Wurzeln der Bäume übertragen werden.[22] Es scheint, dass isolierte Bäume und jene, die aus landwirtschaftlichen Gründen gepflanzt worden sind, diese Fähigkeiten verloren haben. An der Wurzel, auf der grundlegendsten Ebene, dürsten lebende Wesen nach Resonanz mit anderen Lebewesen. Manche unserer Klienten haben wie der isolierte Baum ihre Fähigkeit verloren, eine sichere, verwurzelte Verbindung mit einem anderen menschlichen Wesen zu etablieren. Beschützende Teile, die entschlossen sind, dass der Klient nie wieder Verletzungen durch die Hände anderer erleiden muss, haben seine Wahrnehmungsfähigkeiten, Signale der Sicherheit zu lesen, betäubt und verzerrt. Im Gegensatz zu Bäumen können Teile, die die angeborene Fähigkeit blockiert haben, zwischen Gefahr und Sicherheit zu unterscheiden, geheilt werden. Die Reparatur beginnt mit dem Therapeuten, der sich flexibel und flüssig mit dem Zustand des Klienten synchronisiert und verkörperte Selbstenergie überträgt. Sie beginnt mit dem Therapeuten, der darauf vertraut, dass seine Energie kraftvoll transformierend ist.

Mit dieser Praxis tauchen wir in den mysteriösen Bereich ein, von dem geglaubt wird, dass er jenseits unserer Fähigkeit liegt, wahrzunehmen oder zu messen – zumindest, wenn wir nur durch eine Newtonsche Linse blicken. Durch diese Linse sehend, werden wir den Energieaustausch zwischen dem Klienten und Therapeuten wahrscheinlich als »Hokuspokus« abtun. Die Quantenphysik hat gezeigt, dass Atome aus unsichtbarer Energie – und nicht greifbarer Materie – bestehen und diese Gesetze auf jeder Ebene des Universums gelten. Materie kann sowohl als fester Partikel als auch als Welle verstanden werden. Materie und Energie sind voneinander abhängig und miteinander verbunden. Es zeigt sich, dass wir an der Wurzel weitaus verbundener sind, als wir wahrnehmen oder uns sogar vorstellen können.

Die Realität eines Quantenuniversums vereinigt die Cartesianische Trennung von Geist und Materie wieder, die die westliche Theorie und Praxis dominiert hatte. Die Quantenphysik vereinigt uns mit unseren antiken Wurzeln, wobei sie offenbart, dass Materie und Energie vollständig verschränkt sind und zu einer Weltsicht führen, die jener unserer frühesten Vorfahren und mancher noch überlebenden indigenen Kulturen nicht unähnlich ist, die glauben, dass Felsen, Wasser, Luft und Tiere – einschließlich Menschen – alle gleichermaßen von Geist, von unsichtbarer Energie erfüllt sind. Noch immer nutzen heute manche Kulturen, wie die australischen Aborigines oder Schamanen aus dem Amazonasgebiet, ihre Fähigkeit der Energiewahrnehmung – ihre Fähigkeiten sind also nicht verkümmert wie die meisten von uns in entwickelten Zivilisationen. Tausende Jahre bevor westliche Wissenschaftler die Gesetze der Quantenphysik entdeckt haben, maßen und behandelten östliche Heilpraktiken die energetischen Unausgewogenheiten, die zu körperlichen, emotionalen und spirituellen Krankheiten beitragen. Wenn der Großteil des Energieaustauschs in unseren Therapieräumen unter der Bewusstseinsschwelle stattfindet, können wir damit anfangen, uns bewusst zu sein, dass wir seiner nicht bewusst sind. Durch Absicht und Empfänglichkeit kann sich unsere Fähigkeit entwickeln, Energieübertragungen wahrzunehmen.

> Heute meditierte ich mit meiner Sangha, die aus etwa einem Dutzend Menschen besteht. Ich saß neben einer Frau, bei der unlängst Brustkrebs diagnostiziert worden war. Ihr Kopf war bedeckt, da ihr Haar aufgrund der Chemotherapie anfing auszufallen. Als mein Geist und Körper begannen sich niederzulassen, spürte ich einen großen Ball warmer Energie von meinem Bauch zu meinem Kopf aufsteigen, Tränen begannen mein Gesicht hinunterzulaufen, und meine Nase fing an zu laufen. Ich prüfte meine Teile, um herauszufinden, ob irgendeiner von ihnen traurig war, und es wurde klar, dass die Traurigkeit nicht aus meinem inneren System kam. Ich spürte auch eine vage Empfindung auf meiner rechten Körperseite. Ich nahm diese Frau wahr, die an meiner Seite saß – schniefend, nach einem Taschentuch suchend und damit kämpfend, still zu sitzen. Sie rutschte auf ihrem Kissen herum und schaute regelmäßig auf die Uhr. Als es Zeit für die Gehmeditation wurde, ging ich mit ihr in ein anderes Zimmer und setzte mich mit ihr hin. Nach einigen Tränen und einem kurzen Gespräch wechselte ihr Körper – auf die starken Chemikalien reagierend, die ihn fluteten – in einen Zustand über, in dem sie sich wieder der Gruppe anschließen konnte. Sie vertraute mir an, dass ihre Krankheit sie davon überzeugt, ein Buch zu schreiben, das sie schon über ein Jahrzehnt im Kopf hat. Ihre Präsenz beeinflusste unsere ganze Sangha vermutlich auf eine Art, die über unsere Gewahrseinsebene hinausging. Ich bemerkte, dass unsere Gruppe sogar noch offenherziger und zusammenhaltender als sonst erschien.

*

Charles nahm in einem Somatischen IFS-Retreat an einer Übung zu Radikaler Resonanz teil. Sein Übungspartner sprach von seiner Angst, Fehler zu machen, und Charles merkte, dass es ihm schwerer fiel, zu atmen. Er bat um meine Hilfe, und gemeinsam fanden wir einen Teil, der dieselbe Angst wie sein Partner hatte, Fehler zu begehen. Charles' Teil gab sich derartig extrem Mühe, perfekt in Resonanz zu sein, dass er einen erdrückenden Druck in seiner Brust verursachte. Sein Teil war von seinen eingewanderten Eltern unter Druck gesetzt worden, erfolgreich zu sein. Er stellte sich vor, seine Hand auf den Rücken, hinter das Herz des jungen Teils zu legen, und sprach beruhigend zu dem Jungen. Er entlastete den Perfektionismus und das Bemühen sowohl seines Teils als auch seiner Eltern. Seine Atmung wurde wieder normal, und sein Herz fühlte sich offen an. Sein Übungspartner sagte ihm – statt sich verlassen zu fühlen, während Charles mit seinem Teil arbeitete –, dass sein eigener, angestrengeter Teil zusammen mit jenem von Charles entlastet worden sei und er sich auch entspannter fühle.

Vielleicht nimmt uns Resonanz dahin mit, wo die Ideen von Therapeut und Klient, von selbst und anderen sich aufzulösen beginnen und sich jenseits von inter-, intra- und transpersonaler Heilung ausdehnen, um eine harmonischere Beziehung mit anderen Menschen, allen Lebewesen, dem Planeten und sogar dem Universum zu schaffen. Vielleicht könnte das Wiederherstellen unserer Fähigkeit, in Resonanz zu sein, die Sichtweise unserer narzisstischen Teile heilen, dass wir das Recht haben, andere Menschen, Tiere und den Planeten zu dominieren. Vielleicht könnte es zu einer größeren sozialen und wirtschaftlichen Gleichheit führen. Statt mit unserer Praxis fortzufahren, die Ressourcen der Erde für unseren eigenen Gewinn auszubeuten, könnten wir das sechste Massensterben vermeiden, bei dem über eine Million Arten von diesem Planeten verschwinden werden. Vielleicht beginnt dieser Traum mit dem Mut, radikal mit dem Schmerz eines anderen in Resonanz zu sein.

Radikale Resonanz ist mit dem Element Wasser verbunden

Die Wellen des Lake Michigan glucksen leise, während sie unschuldig über die Felsen am Ufer nahe meines Zuhauses schwappen. Der sanfte Klang des sich bewegenden Wassers trügt über die Kraft des Wassers, Felsen in Sandkörner zu verwandeln, die vom Wind zu einer Düne geweht werden. Indem es sich frei und kontinuierlich bewegt, fließt Wasser geduldig, kraftvoll und gründlich über jedes Hindernis, wobei es die Ablagerungen säubert, davonträgt und sie schließlich flussabwärts zum Meer spült. Tropfen auf Tropfen trägt es Stein ab. Wasser lehrt uns über Beziehungen und den Prozess des Wandels. Mit Schmerz in einer vollständig verkörperten Weise in Resonanz zu sein löst letztlich die harten Stellen der Verletzung auf. Wie Wasser Gestein abträgt und Meeresströmungen tatsächlich die festen Formen der Erde neu gestalten, kann die Praxis der Radikalen Resonanz die neuronalen Aktivierungsmuster im Gehirn neu formen und andere chemischen und energetischen Muster im Körper verbessern.

Unser Leben beginnt mit Wasser. Das Leben auf unserem Planeten begann, als Moleküle in einer Ursuppe oder an einer hydrothermalen Spalte tief im Meer den Wechsel zu einer lebendigen Zelle vollzogen. Jeder von uns beginnt sein Leben als eine Wasserkreatur. Das befruchtete Ei treibt im Fruchtwasser, und während es sich dort entwickelt, ist es in einem Zustand, in dem das menschliche Embryo dem eines Fisches ähnelt: mit Kiemenbögen und -spalten. Unsere Zellen kommunizieren miteinander und erschaffen sich neu, während sie sich durch ihre Wasserwelt bewegen. Die Flüssigkeiten in der Zelle tauschen Substanzen mit der interstitiellen Flüssigkeit aus, die alle Zellen umgibt. Die Bewegung der Flüssigkeit ähnelt der pulsierenden Bewegung einer Qualle. Aus den Embryozellen, die sich durch das Ausdehnen und Zusammenziehen der

Zellflüssigkeit entwickelt haben, wachsen unser Kopf, Steiß und unsere vier Gliedmaßen. Die Muster einer Wasserkreatur verbleiben, obwohl wir auf diesen Mustern aufbauen, um fähig zu sein, an Land zu laufen. Wie Emilie Conrad schreibt: »Der menschliche Körper schraubte sich aus der kreisenden Tendenz lebendigen Wassers. Er ist eine Erweiterung des Urmeeres. Er erscheint getrennt, hält aber eine stetige Resonanz aufrecht. Wir sind in einer fortwährenden Beziehung mit allen flüssigen Systemen *überall im Universum*, als ein ungetrenntes Ganzes funktionierend.«[23]

Das Potenzial einer Selbst-geführten Beziehung ähnelt den Qualitäten des Wassers. Wasser stillt unseren Durst. Wasser löst auf, säubert und reinigt. Wasser weicht die harte, ausgetrocknete Erde auf und stellt dort Leben wieder her, wo es verdorrt gewesen ist. Wasser ist transformierend. Wasser selbst verändert sich von flüssig zu fest zu gasförmig. Welche Form Wasser auch annimmt – Nebel, Regentropfen, Teich, Fluss, See –, letztlich finden alle ihren Weg zum Meer und vermischen sich miteinander, eins werdend.

Wasser wird als Element des Unbewussten betrachtet und mit Intuition, Emotion, Empathie und psychischer Energie assoziiert. Wie das Unbewusste kann die Oberfläche eines tiefen Sees ruhig oder vom Wind geriffelt sein. Das reflektierte Licht kann die verborgenen Tiefen verdecken. Unsere Gefühle möchten gleich Wasser fließen. Von Angst oder Scham verdammt, stagnieren sie. Wenn sie sich befreien, können Wellen tobenden Wassers das System überfluten und gegen das Ufer krachen. Wenn die Gefühle und Energien einen sicheren Kanal finden, fließen sie sanft abwärts zu einem Hafen der Stille und des Friedens.

Im Aikido lernte ich eine einfache Übung, bei der ich meinen Arm ausgestreckt halte, während ich mir vorstelle, dass meine Energie von meinem Rumpf aus durch meine Fingerspitzen fließt wie durch einen Feuerwehrschlauch. Die Übung demonstrierte, dass diese Visualisierung meine Arme gegen die Kraft, wenn sie nach unten gedrückt würden, weitaus widerstandsfähiger machte als zu versuchen, sie anzuspannen. Dieses Aikido-Prinzip auf die therapeutische Beziehung anwendend, verbinden wir uns mit unserem Kern – dem Kern unseres Körpers, dem Rumpf, und dem Hauptgrund, wieso wir zusammen sind. Wir nehmen Reaktionen von Teilen auf den Widerstand oder das Drücken unserer Klienten wahr. Wir verbinden uns mit unserer flüssigen Natur und den tieferen Wassern, die unsere verschlungenen Wurzeln nähren. Die relationalen Wasser fließen, wobei sie alle stockenden Teiche und gefrorenen oder verdorrten Stellen in uns wegräumen. Und unsere Resonanz kann diese Fluidität anbieten, um die fest gebundenen Beschützer des Klienten nachgiebiger zu machen.

Wassermetaphern sind reichlich vorhanden, wenn wir den Beziehungsprozess der Therapie betrachten. Zu Beginn einer Sitzung mit unserem Klienten zu sitzen ist, als würden wir an einem dunklen See sitzen und gern etwas über die Temperatur, die Konsistenz des Seeuntergrunds und das Leben darin wissen wollen. Unsere Interaktionen können wie ein Kieselstein sein, der in stilles Wasser geworfen wird. Der Kieselstein sinkt außer Sichtweite, und die kleinen Wellen formen immer größer werdende Kreise. Der Kieselstein kann auch in der Dunkelheit unserer Psyche kleine Wellen schlagen und unaufgelöste Angst, Sehnsucht und Verzweiflung aufwühlen.

Die innere See unseres Klienten beginnt, aufgewühlt zu werden, und irgendetwas sprudelt aus den dunklen Wassern hoch. Einige rohe Gefühle – Traurigkeit, Wut oder Angst – steigen an die Oberfläche. Wir hören auf die Sprache unseres Klienten – Ton, Geschwindigkeit, Amplitude, Rhythmus, Prosodie – wie auch auf Mimik, Atmung, Haltung, Blick und Gesten und suchen nach Hinweisen, was unter der Oberfläche der Worte lauert. Die Gefühle ihrer Teile können anfangen, ihr System zu überfluten. Unser Klient spürt, dass wir mit ihm durch ihre raue See reisen. Wir werden auch umhergeworfen, und unsere eigenen unverarbeiteten Gefühle in der Tiefe unseres Körpergeists können aufgewühlt werden. Wir halten unseren Kopf über Wasser, indem wir uns mit den Gezeitenrhythmen unserer Atmung und unseres Herzschlags sowie den längeren Rhythmen der Ausdehnung und des Zusammenziehens verbinden. Unsere innere See wird ruhig, und diese ruhige Präsenz wird durch unseren Blick, unseren Atem, unsere Haltung, den Klang unserer Stimme wie auch über Worte übertragen. Unser verkörpertes Selbst kann als ein Anker, eine Boje oder ein Leuchtturm agieren, während die innere Welt unseres Klienten enthüllt und bezeugt wird. Und die Lasten werden in den Beziehungsgewässern aufgelöst.

Resonanz in der Geschichte und zeitgenössischen Praxis

Wie bei der Bewussten Atmung reichen die Wurzeln der Praxis der Resonanz sowohl tief in die Spiritualität als auch Wissenschaft. Im 13. Jahrhundert forderte uns der Dichter und Mystiker Rumi ein, unsere Vorstellungen von richtigem und falschem Handeln loszulassen, sodass wir uns im Gras eines nondualen, resonanten Beziehungsfelds hinlegen könnten. In der Geschichte der Psychotherapie gibt es viele Referenzen auf den Zustand der Resonanz mit verschiedenen Etiketten. Wilhelm Reich nutzte die Begriffe »vegetative Identifikation« und »organische Übertragung«, um auf die körperliche interpersonale Regulation zu verweisen, die aus der unbewussten Interaktion zwischen dem Therapeuten und Klienten hervorgeht.[24] C. G. Jungs Theorie des »kollektiven Unbewussten« beschreibt einen Modus geteilter Informationsmuster.[25] Stanley Keleman, eine auf Reich und Jung aufbauende führende Figur der Körperpsychotherapie, nutzte als Erster den Begriff »somatische Resonanz« für den biologischen Rapport zwischen zwei Menschen.[26]

Viele Zeitgenossen erkennen die zentrale Bedeutung der Resonanz in heilenden Beziehungen an. Radikale Resonanz, die affektive und psychobiologische Prozesse einschließt, ist nicht länger auf den Bereich gefühlsduseliger, kaum respektierter »New Age«-Therapeuten beschränkt. Zeitgenössische Psychoanalytiker beziehen sich auf das »relationale Unbewusste«: die nonverbale Kommunikation zwischen dem Unterbewusstsein des Therapeuten und Klienten. Neuste intensive interdisziplinäre Forschungen transformieren die Psychotherapie weg vom behavioristischen und kognitiven Fokus dahingehend, psychobiologische Prozesse einzuschließen, da sie die therapeutische Beziehung betreffen.

Die Explosion von Entdeckungen in den Neurowissenschaften und der Bindungstheorie in den letzten dreißig Jahren hat unser Verständnis dieses Phänomens erweitert und validiert. Neurowissenschaftler entdecken, wie und wo diese scheinbar mysteriöse unbewusste Kommunikation im Gehirn stattfindet.

Sie haben uns über das soziale Interaktionssystem, die Rolle der Amygdala, der Insula, des präfrontalen Cortex, der Spiegelneuronen und Bindungshormone wie auch der Resonanzschaltkreise belehrt. Wir verstehen, wie diese Informationen die neuronale Plastizität des Gehirns bestätigen. Therapeuten verstehen das Potenzial der psychobiologischen Einstimmung, um das durch Trauma und fehlerhafte Bindung beschädigte Gehirn neu zu verdrahten, und sind engagiert, diesen reichen Quell an Informationen bei ihren Klienten anzuwenden. Die Praxis der Radikalen Resonanz ist der Schlüssel zu dieser Heilung.

Der Neuropsychologe Allan Schore beschreibt dieses Phänomen der Resonanz konzise als »implizite, nonverbale, affektgeladene, rechtshemisphärische Kommunikation«[27]. Seine Forschung mit Müttern und Kindern sowie Therapeuten und ihren Patienten untermauert die Idee, dass Gehirne in beiden Arten von Beziehungen reorganisiert und reguliert werden können. Sowohl Mütter als auch Therapeuten können als

»interaktive psychobiologische Regulatoren« dienen. Ein wichtiger Grundsatz seiner Arbeit ist, dass in einer Beziehung die linke Gehirnhälfte durch bewusste Sprache kommuniziert. Die rechte kommuniziert ihre unbewussten Zustände nonverbal an aufnahmebereite rechte Gehirnhälften mit körperbasierter emotionaler Empathie.

Andere Forscher haben unterschiedliche Adjektive benutzt, um »Resonanz« zu modifizieren. Laurie Carr nutzt den Begriff »empathische Resonanz«[28]. Forscher haben herausgefunden, als sie die funktionelle Magnetresonanztomographie anwendeten, um die Gehirnaktivität während des Beobachtens und Imitierens von Gesichtsausdrücken aufzuzeichnen, dass unsere empathische Resonanz in den Gefühlen, die mit Körperbewegung verbunden sind, geerdet ist. Der Biologe Rupert Sheldrake weitet das Konzept der Resonanz über den interpersonalen zum transpersonalen Bereich aus.[29] Er spricht von »morphischer Resonanz« als kumulatives Gedächtnis sich ähnelnder Systeme über Kulturen und Zeiten hinweg. Seiner Hypothese nach werden alle biologischen Systeme, von Molekülen über Körper bis zu Gesellschaften und sogar Galaxien, von morphischen Feldern geformt. Diese Felder haben eine Resonanz, die über Generationen mit einem inhärenten Gedächtnis widerhallt, das lebendige System formt und organisiert. Bonnie Bainbridge Cohen, die Erfinderin des Body-Mind Centering, nutzt den Begriff »zelluläre Resonanz«, um die reziproke Beziehung zwischen den Zellen des Körpers, Menschen, anderen Lebensformen und sogar dem Universum zu beschreiben.[30]

Der Psychiater und renommierte Hirnforscher Daniel Siegel hat ausführlich über den interpersonalen Tanz zwischen biologischen und psychologischen Systemen zweier Wesen geschrieben, die in einer bedeutenden Beziehung stehen. In seinem Buch *Der achtsame Therapeut* beschreibt Siegel Resonanz als wechselseitig transformativen Aspekt intimer Beziehungen. Seine Theorie der »interpersonalen Neurobiologie« definiert eine Beziehung als das Teilen des Flusses von Energie und Information (Energie mit Bedeutung und Symbolismus). Der Körper, einschließlich des Gehirns, ist der Mechanismus dieses Flusses, und der Geist ist der selbstorganisierte verkörperte und relationale Prozess, der diesen Fluss von Energie und Information, der in einem Individuum und zwischen Individuen in einer Beziehung lokalisiert ist, reguliert. Dieses Zusammenspiel stimuliert die Aktivität und das Wachstum von Fasern im Gehirn, um Beziehungswunden zu heilen. Es führt zu einer größeren Gehirnintegration. Wenn wir bereit sind, uns von einer Beziehung berühren zu lassen, dann berühren wir auch andere. Er berichtet, dass in manchen Fällen »Veränderungen im EEG und in der Herzfrequenzvariabilität gemeinsam auftreten. Die Funktionen unseres autonomen Nervensystems … werden gleichgerichtet und wir gehen miteinander in Resonanz … Unser Job ist, nicht derjenige zu sein, der alles weiß, sondern der zu sein, der präsent, abgestimmt und offen für das ist, was ist.«[31]

Es scheint, als ob wir nicht die getrennten, autonomen Individuen sind, für die uns unsere Teile halten. Nicht nur das Gehirn des Klienten wird transformiert, sondern auch das des Therapeuten. Siegel sagt: »Resonanz offenbart die tiefe Realität, dass wir ein Teil eines größeren Ganzen sind … dass wir von einem andauernden Tanz in uns, zwischen uns und unter uns geschaffen werden.«[32] Der »Tanz« kann ein intrapersonaler sein, wenn wir uns auf die Rhythmen des Körpers einstimmen und sie ausdrücken. Wir können ihn auf die intrapersonale Ebene befördern, wenn wir eine andere Person auf der Tanzfläche finden und unserem Tanz ermöglichen, vom Rhythmus eines anderen beeinflusst zu werden. Und der relationale Tanz kann uns an den Rand des Transpersonalen führen. Wenn jeder von uns sich selbst erlaubt, vom inneren Zustand seines Gegenübers betroffen zu werden, ist der Tanz, den wir gemeinsam erschaffen, einer der Kohärenz und Harmonie. Wir können entdecken, dass wir »den andauernden Tanz in, zwischen und unter uns«

tanzen. Wenn wir uns auf etwas einstimmen, ist das Schaltschema unseres Nervensystems dergestalt, dass »wir eine Resonanz erschaffen, in der unser beobachtendes Selbst einige der Merkmale dessen annimmt, was wir beobachten«[33].

Siegel deutet auf den Prozess, durch den eine heilende Beziehung auftreten kann. Er beschreibt den Prozess mit einem Akronym, das ironischerweise »PART«, also Teil, lautet. Das P steht für *Präsenz* oder *Achtsames Gewahrsein* und einen Zustand der Empfänglichkeit für das, was im relationalen Feld erscheint. Es wurde nachgewiesen, dass Präsenz die Enzymspiegel erhöht, die die Enden der Chromosomen reparieren und instandhalten, um die Zellen gesund zu erhalten. Das A steht für *attunement*, also Einstimmung: das Fokussieren der Aufmerksamkeit auf die innere Erfahrung einer anderen Person wie auch von uns selbst. Das R steht für Resonanz, die Siegel sowohl als Verknüpfung als auch Trennung einschließend beschreibt: nicht die Person zu werden, sondern ihre Gefühle zu empfinden, sodass es uns verändert und der anderen Person ermöglicht, »sich gefühlt zu fühlen«. Das t steht für *trust*, also Vertrauen, das körperlich gemessen werden kann. Es erscheint in einer Beziehung der Präsenz, Einstimmung und Resonanz.

Jack Kornfield, einer der wichtigsten Lehrer, der die buddhistische Achtsamkeitspraxis im Westen eingeführt hat und auf brillante Weise östliche Philosophie mit westlicher Psychologie verbindet, beschreibt limbische Resonanz: »Wenn eine Person mit Panik oder Hass in einen Raum kommt, fühlen wir es sofort. Und außer wenn wir sehr achtsam sind, wird der negative Zustand dieser Person sofort beginnen, unseren eigenen zu überschreiben. Wenn eine freudig-gefühlvolle Person einen Raum betritt, können wir diesen Zustand auch fühlen.«[34] Kornfield und Siegel haben gelegentlich ihre buddhistische Psychologie und neurowissenschaftlich orientierte »Mindsight« verknüpft, um ihre Erforschungen des Gehirns, Geists und der Seele zu teilen. Und ihre Methoden zu lehren, die anderen helfen, einen resilienten und kraftvollen Weg zu finden, in unserer herausfordernden Welt zu sein.

Bevor ich mit Siegels Arbeit vertraut wurde, war das Buch, das mich für die reziproke Natur der Resonanz und die daraus hervorgehende Revision unseres Gehirns erweckte, *A General Theory of Love*. Die Mysterien der Liebe und Verbindung werden von drei Psychiatern erforscht, die aus der Hirnforschung schöpfen – insbesondere in Bezug auf die limbischen Strukturen des Gehirns. Sie verwenden den Begriff »limbische Resonanz«, die sie beschreiben als »eine Symphonie des gegenseitigen Austauschs und der inneren Anpassung, mit der sich zwei Säugetiere auf den inneren Zustand des jeweils anderen einstellen«[35]. Sie berichten uns, dass diese angeborene Fähigkeit die Basis sozialer Verbindung und insbesondere von heilenden, liebevollen Beziehungen sei. »Limbische Zustände können den Sprung von einem Geist zum anderen machen … die limbische Aktivität der Personen um uns herum bewirkt, dass unsere Gefühle fast unmittelbar in Kongruenz kommen.«[36] Sie zitieren Forschungsstudien, die nahelegen, dass limbische Resonanz tatsächlich beschädigte subkortikale Strukturen bei Bezugsperson und Kind sowie bei Therapeut und Klient überarbeiten können.

Körpersysteme, die mit Radikaler Resonanz verbunden sind

Flüssigkeiten

Wie unser Planet besteht der menschliche Körper zu etwa zwei Dritteln aus Wasser. Über die Hälfte der Körperflüssigkeiten sind in den Zellen, und ein weiteres Viertel umgibt die Zellen. Die Interstitialflüssigkeit enthält Zucker, Salze, Hormone, Aminosäuren, Fettsäuren, Neurotransmitter und Zellabfallprodukte. Die Flüssigkeit in der Zelle ist zähflüssig und enthält Nährstoffe und Strukturen, die die essenzielle Arbeit der Zelle verrichten. Wir bekommen Zugang zu den Qualitäten der Fluidität und Responsivität, indem wir Gewahrsein in die Körperflüssigkeiten und Organe bringen, die mit diesen Flüssigkeiten verbunden sind. Unser Blutplasma, unsere Lymphe, Gewebsflüssigkeit, Gehirn-Rückenmarksflüssigkeit und Gelenkflüssigkeit zirkulieren alle kontinuierlich und tragen zur Homöostase bei. Kommunikation und Transformation innerer und äußerer Umgebungen finden in unseren Körperflüssigkeiten statt, und diese können blockiert werden. Die Lasten unserer Teile können in den Flüssigkeiten unseres Körpers gehalten werden. Linda Hartley vom Body-Mind Centering stellt eine Verbindung her zwischen dem blockierten und gestörten Fluss dieser Flüssigkeiten und einer verwandten Blockierung im Geist durch unterdrückte oder nicht ausgedrückte Gefühle. Sie hat entdeckt, dass das Gewahrsein des natürlichen Fließens dieser Flüssigkeiten helfen kann, das Fließen neu zu ordnen und »stagnierende« Gefühle freizusetzen.

> »Was wir beobachten und erfahren, ist, dass unterdrückte oder nicht ausgedrückte Gefühle in den Körperflüssigkeiten gehalten werden können. Es ist möglich, dass die Körperflüssigkeiten die Ladung emotionaler Energie anziehen, in ähnlicher Weise, wie Wasser als Leiter elektrischer Energie fungiert. Diese gehaltenen Gefühle können wie ein gestauter Fluss stagnieren, bis dort das Gewahrsein des natürlichen Flusses wiedererweckt wird. Durch dieses Gewahrsein können die Flüssigkeiten selbst neu angeordnet werden.«[37]

Bei einer Fortbildung bei Lisa Clark, die ebenfalls Body-Mind Centering praktiziert, entdeckte ich, dass es meine Resonanzfähigkeit steigert, vertrauter mit meiner flüssigen Natur zu werden. Als ich angeleitet worden war, mich in die »Körperzeit« fallen zu lassen, um mich auf die verschiedenen Flüssigkeiten einzustimmen, erfuhr ich, dass jede Flüssigkeit ihre eigene Qualität, ihren eigenen Rhythmus hat. Der Rhythmus des Bluts fühlt sich wie die Wellen des Meeres an; die arterielle Durchblutung fühlt sich wie eine Welle an, die auf die Küste zueilt, während die venöse sich anfühlt wie eine Welle, die sich vom Sand zurückzieht, um Stärke zu sammeln. Jede bietet einen anderen Aspekt relationaler Resonanz an. Ich erfuhr, dass die Lymphe aus dem Plasma des arteriellen Bluts hervorgeht. Wie das Blut fließt sie von der Peripherie zum Zentrum. Im Gegensatz zum Blut verlässt sie sich auf Bewegung, um zu fließen. Wenn ich mich bewege, während ich mich auf mein Lymphsystem fokussiere, spüre ich ein Gefühl der Klarheit in Hinsicht auf Beziehung. Ich erfuhr, dass unser Blut, die Lymphe, die Gehirn-Rückenmarks- und Gelenksflüssigkeit alle aus der Gewebsflüssigkeit entstehen, die unsere Zellen umgibt. Clark lehrt, dass die rhythmische Bewegung von Flüssigkeiten in unsere Zellen und aus ihnen heraus die Grundlage ist für die spätere Entwicklung unserer Bewegungsmuster und der zugehörigen Gefühle, Überzeugungen und Verhaltensweisen.

Durch meine Erfahrungen als Craniosacral-Therapeutin bin ich mit den Qualitäten der Gehirn-Rückenmarksflüssigkeit vertraut. Während die Craniosacralflüssigkeit (CSF) in den Strukturen des Gehirns produziert und von ihnen absorbiert wird, gibt es subtile rhythmische Wellen von Bewegung, die durch den ganzen Körper gehen. Sich dem langsamen Pulsieren zu widmen ist tief entspannend, sowohl für mich als auch meinen Klienten. Und gemeinsam treten wir in einen egolosen, ozeanischen Zustand ein. Bainbridge Cohen sagt, dass wir durch die CSF den »zentralen Kern des schrankenlosen Selbst« kontaktieren.[38] Diese Flüssigkeit hat mir viel über resonante Beziehungen beigebracht. Ich muss als Erstes geerdet sein, bevor ich Kontakt herstelle. Meine Berührung als Craniosacral-Therapeutin ist so sanft wie eine Feder – ganz anders als mit den Händen in die faszialen Einschränkungen meines Klienten zu »graben«. Anspannungen, die sich irgendwo in meinem Körper befinden, mischen sich in meine Fähigkeit ein, die subtilen rhythmischen Wellen zu spüren. Während die Flüssigkeit die Membranen und Knochen des Körpers bewegt, achte ich auf die Gezeiten und Wellen, statt sie einzuschätzen, zu bewerten und etwaige Fehlfunktionen zu beheben. Meine Hände folgen sanft dem unnormalen Rhythmus, der Asymmetrie, dem trägen Fluss, sie bezeugend, unterstützend und womöglich aufbauschend. Als Antwort auf diese Berührung kommen die Rhythmen des CSF-Systems schließlich zu einem Stillstand. Diese Pause im gewohnheitsmäßigen Verhalten, die wie eine selbstinduzierte Auszeit ist, wird »Punkt der Stille« genannt. In dieser Pause reorganisiert sich das System in einem besseren Muster, mit einer widerstandsfähigeren, gleichmäßigeren und symmetrischeren Bewegung. Viele Klienten lassen während dieses Prozesses emotionale Lasten los. Ich finde es immer noch spannend mitzuerleben, wie ein dysfunktionales System sich selbst auf gänzlich organische und paradoxe Weise in ein bevorzugtes Muster zurückversetzt. Aus zahllosen Erfahrungen habe ich gelernt, dass achtsame Aufmerksamkeit die inhärente Selbstkorrektur des Systems unterstützt.

Unsere magische, intelligente Zellmembran

Die Zelle kommuniziert mit anderen Zellen durch ihre äußere Umgebung. Jede Zelle hat eine erstaunliche Fähigkeit, ihre innere und äußere Umgebung zu spüren und angemessene Verhaltensänderungen vorzunehmen. Jede Zellmembran weist die Kreativität und Intelligenz auf, zu wissen, was hineinzulassen und zu empfangen wie auch loszulassen ist. Ihre Aufgabe besteht darin, zu schützen. Sie reagiert auf ihre Umgebung, und wird von anderen Zellen beeinflusst und beeinflusst diese. Zellen kommunizieren miteinander über die Gewebsflüssigkeit durch die

Zellmembranen. Die Beziehung zwischen einer Zelle und ihrer äußeren Umgebung ist ein Mikrokosmos einer interpersonalen Beziehung.

Der Zellbiologe Bruce Lipton nahm bahnbrechende Untersuchungen an der Zellmembran vor, die Prinzipien der Quantenmechanik mit unserem Verständnis der Zellbiologie verbanden. In seinem Werk *Intelligente Zellen* beschreibt er die Aktion der Zellmembran auf der molekularen Ebene, wo Rezeptor- und Effektorproteine als Zellintelligenz fungieren. Rezeptorproteine erhalten Informationen über die Umgebung – sowohl im Inneren als auch außerhalb der Zelle. Sie lesen schwingende Energiefelder und vibrieren wie Stimmgabeln. Diese Effektorproteine generieren das Zellverhalten. Um die Wahrnehmungsschalter der Membran zu studieren, die das Zellverhalten verändern, experimentierte Lipton mit den Zellen, die die Blutgefäße auskleiden. Er fand heraus, dass selbst diese einzelnen Zellen sich nach Nahrung ausstrecken und vor schädlichen oder giftigen Substanzen zurückschrecken. Die semipermeable Membran wählt aus, welche Moleküle sie hinein- und hinauslässt, woran sie festhält und was sie loslässt. Auf diese Weise kommt es zu Leben und Wachstum.[39]

Der Körpergeist jedes Individuums besitzt eine komplexere Version einer semipermeablen Membran mit der Fähigkeit, zu empfangen und Handlungen als Reaktion darauf, was empfangen wurde, durchzuführen. Das Gehirn übernimmt die Aufgabe der Zellmembran: von den inneren und äußeren Umgebungen Informationen zu empfangen und das innere System zu regulieren und zu moderieren. Das limbische System erhält Informationen von Zellen im ganzen Körper und generiert Gefühle durch die Freisetzung von Signalen im Nervensystem. Dennoch behalten die individuellen Zellen ihre Intelligenz. Wie in ihrem Buch *Moleküle der Gefühle* beschrieben, hat Candace Pert entdeckt, dass die neuronalen Rezeptoren des Gehirns in den meisten Körperzellen vorhanden sind – und der »Geist« demnach nicht im Kopf existiert, sondern im ganzen Körper.[40] Die Überzeugungen unserer Teile, werden – bewusst wie auch unbewusst – in unseren Zellen gehalten und beeinflussen jede Zelle unseres Körpers. Mit dem Gehirn und den Rezeptorproteinen unserer intelligenten Zellmembranen nehmen wir Signale der Sicherheit oder ihr Fehlen wahr und interpretieren diese. Wir wählen, was wir hinein- und was wir herauslassen, was wir bewahren und was nicht länger benötigt wird.

Wie unsere Zellen sind wir semipermeabel für die Gefühlszustände anderer. Wir beobachten untereinander die nonverbalen Signale und verleihen diesen Daten Sinn, aber wir schwingen auch mit Energiefeldern, häufig unter der Bewusstseinsschwelle. In einem der Osmose ähnelnden Prozess werden wir von den Gefühlen oder der Selbstenergie des jeweils anderen beeinflusst. Wir alle erfahren die Durchlässigkeit von Stimmungen, Einstellungen und emotionalen Feldern. Wir haben auch Filter und Grenzen. Manche Gefühle können sich wie Regentropfen an einem Fenster auffädeln oder wie ein gebratenes Ei von einer Teflonpfanne abgleiten. Wir können bestimmte Einstellungen der Kritik oder der Abwehr gerade tief genug aufnehmen, um einen Hauch der darunterliegenden Verletzlichkeit wahrzunehmen. Gefühle fließen wie Gerüche in unser inneres System. Wir spüren Unwohlsein oder Unbehaglichkeit auf, die anzeigen können, dass die semipermeablen Grenzen unseres Klienten in Gefühlen einrasten, um Scham oder Bewertung zu vermeiden. Wir spüren hinein in die Blockierung wie auch in die Sehnsucht, die Tiefen der Verzweiflung oder Wut zu offenbaren. Unser Durst für Verbindung ist für emotionale Gesundheit so essenziell wie Wasser für unsere körperliche Gesundheit. Vielleicht kann es uns in unseren resonanten Beziehungen unterstützen, Gewahrsein in diese magische und intelligente Struktur zu bringen, die jede einzelne unserer Billionen von Zellen umgibt.

Das limbische System

Echsen fehlt das limbische System. Sie legen ihre Eier in den Sand und gleiten davon. Säugetiere haben diese Gehirnstruktur. Sie ist der Grund, wieso sie mit ihren Jungtieren kuscheln und mit ihnen in einem sanften Flüsterton reden. Das limbische System, eingerahmt vom Reptiliengehirn und dem Neocortex, ist eine evolutionäre Entwicklung, die uns eine größere soziale und emotionale Intelligenz ermöglicht. Wie an früherer Stelle in diesem Kapitel beschrieben, ist das limbische System der Aufbewahrungsort für Gefühle, wo unsere frühen Beziehungsmuster vollständig im impliziten Gedächtnis codiert sind. Es ist auch der Ort, wo die neuronalen Defizite durch neue Erfahrungen modifiziert werden können. Gesunde, Selbst-geführte Interaktionen können diese neuronale Plastizität nutzen, um Neuronen besser neu zu verdrahten. Neue neuronale Schaltkreise und Leitungsbahnen können durch Interaktionen mit einem auf den Klienten eingestimmten, akzeptierenden Therapeuten geschaffen werden.

Neurowissenschaftler haben einige Strukturen ausgemacht, einschließlich Spiegelneuronen, die bei der Radikalen Resonanz beteiligt sind. Ihre Forschung vertritt die Ansicht, dass wir veranlagt sind, somatische Veränderungen in Relation zu einer anderen Person zu vollziehen. Wenn wir uns auf das Verhalten unseres Klienten einstimmen, seine Gesten, seinen Stimmklang und seine Gesichtsausdrücke, feuern Spiegelneuronen in unserem Gehirn. Diese Information reist schnell vom Kortex durch die Insula und die limbischen Regionen zu den Neuronen der Interozeption. Dieser Prozess verbindet sich mit dem Körpergewahrsein und hilft uns zu wissen, was wir in unserem Körper fühlen. Unsere Spiegelneuronen ermöglichen subkortikale Resonanz, wobei sie uns – von innen heraus – ein Gefühl dessen geben, was unsere Klienten fühlen. Unsere limbischen Strukturen schreiben unseren körperlichen Empfindungen eine emotionale Bedeutung zu, und die Information reist weiter zum präfrontalen

Cortex, der an Empathie und Resonanz beteiligt ist – Qualitäten, die unseren Klienten am effektivsten nonverbal kommuniziert werden. Das System der Spiegelneuronen verdeutlicht die tiefgehend soziale Natur unseres Gehirns.

Das Herz

Obwohl das Gehirn an der Radikalen Resonanz beteiligt ist, ist das Herz das weitaus resonanteste Organ. Herzzellen sind die ersten Zellen, die sich im Embryo bilden, und der Körper wächst im Herzfeld und wird hier organsiert. Das Herz ist weit mehr als eine Pumpe für unser Blut. Seit den Anfängen der Zivilisation wurde das Herz als Zentrum unserer Gefühle und unserer Fähigkeit zu lieben betrachtet. Forschungen des HeartMath Institute zeigen, dass das Herz von einem großen, kraftvollen Feld von etwa drei Meter Durchmesser umgeben ist und es die stärksten magnetischen und elektrischen Impulse im Körper produziert – fünf bis tausend Mal stärker als das elektromagnetische Feld, das vom Gehirn erzeugt wird.

Es ist möglich, dass das Herz ein deklaratives Gedächtnis besitzt. Im Jahr 1998 führte der Psychoneuroimmunologe Paul Pearsall[41] Untersuchungen an Herztransplantationspatienten durch, einschließlich eines achtjährigen Empfängers, dessen Spender ermordet worden war. Das Kind erinnerte sich an alle Einzelheiten des Mordes und war sogar fähig, den Mörder zu identifizieren. Durch seine Untersuchungen kam Paul Pearsall zum Schluss, dass die Zellen des Herzens ein Gedächtnis haben. Pearsall behauptet weiter, dass der ganze Körper ein infoenergetisches Intelligenzfeld sei und das Herz – nicht das Gehirn – in erster Linie die Körpersysteme lenkt.

Obwohl es Skeptiker gibt, die das Körper- und Zellgedächtnis infrage stellen, verlasse ich mich vor allem auf meine direkte Erfahrung, um von der Relevanz des Herzens für die Radikale Resonanz zu sprechen. Ich kann keine Empfindungen in den Strukturen meines limbischen Systems fühlen, um empirisch die Ergebnisse der Forschung verifizieren zu können, aber ich kann Empfindungen in meinem Herzen und um es herum spüren. In Beziehungen spüre ich entweder Empfindungen von Wärme und Offenheit oder eine Wand, Blockade und Leere. Meine Schüler, Supervisanden und Klienten spüren auch beide Empfindungen, die Teile oder das Selbst in ihren Herzen anzeigen. Unsere Teile haben Angst vor der Verletzlichkeit dieses Zentrums der Relationalität, dessen Kraft und Resilienz sie nicht erkennen. Den Schmerz alter Wunden fürchtend, als wir uns wegen eines gebrochenen Herzens verlassen und schlecht behandelt gefühlt haben, decken unsere Teile unser Herz mit Schutzschichten ab und isolieren es gegen unseren eigenen Schmerz und den der Welt. Mit einem eingeschränkten Zugang zu unserem eigenen Herzen bilden wir die Fähigkeit, mit unseren Ohren und unserem Gehirn zu hören, übermäßig aus. Wir fokussieren uns auf den Inhalt, um uns Klarheit über die Fakten zu verschaffen und uns an sie zu erinnern. Wie unser Gehirn dafür ausgelegt ist, in Resonanz zu sein, und die Fähigkeit besitzt, ein beschädigtes limbisches System wiederherzustellen, kann ein offenes Herz Heilenergie zu einem anderen Herzen schicken. In einer heilenden Beziehung entlasten wir diese Teile und legen die natürliche Fähigkeit unseres Herzens frei, in Resonanz zu sein. Nach Daniel Siegel ist Beziehung das Teilen des Energie- und Informationsflusses, und dieser Fluss ergießt sich von einem Herzen zum anderen.

Keines dieser Körpersysteme handelt unabhängig von den anderen. Tatsächlich besitzen das Herz und das Gehirn, die sich im Embryo fast berühren, ihr ganzes Leben lang ein starkes Kommunikationssystem. James Doty, Neurochirurg an der Stanford University und Direktor des Center for Compassion und Altruism Research und Education, ist auf dem neuesten Stand unseres Wissens darüber, wie das Gehirn und das

Herz miteinander sprechen.[42] Er spricht von der Zwei-Wege-Straße der neuronalen Enervierung, die zwischen dem Stammhirn und dem Herzen verläuft und unsere Kampf-oder-Flucht-Reaktionen neu formen kann. Er hegt die besondere Hoffnung, dass das, was er als unser »evolutionäres Gepäck« ethnischer Konflikte bezeichnet, von der resonanten Kommunikation zwischen dem Herzen und Gehirn neu geformt werden kann. Seine Forschung zu dem, was Mitgefühl im Körper und in Aktion bedeutet, hat nicht nur für unser individuelles Leben Folgen, sondern auch für unsere Gesellschaft.

Der Körper als Berater

Als Therapeuten wissen wir um die Wichtigkeit von Grenzen und Abgrenzung. Wir haben angenommen, dass es wichtig ist festzustellen, ob ein körperliches Symptom unser eigenes oder das eines unseres Klienten ist. Radikale Resonanz besagt, dass körperliche Empfindungen innerhalb des intersubjektiven Felds der therapeutischen Beziehung auftreten. Unsere Teile können sich vor der Intimität dieser radikalen Verbindung fürchten. Unsere eigenen Beziehungstraumata können getriggert werden. Es können unsere eigenen Ängste anstelle des »Widerstands« des Klienten sein, die in die therapeutische Beziehung eingreifen, wobei sie somatische Dissonanz statt Resonanz erzeugen. Es ist für uns als Therapeuten und Praktizierende essenziell, die Trigger zu kennen, die unsere Resonanz blockieren, sodass wir die unserem Körper eigene Fähigkeit wiederherstellen können, die Energien und Informationen zu erhalten und mit ihnen zu schwingen, die im Beziehungsfeld schweben. Um wessen Symptome es sich handelt, ist weniger wichtig als das, was wir mit ihnen machen.

Als ich begann, IFS zu unterrichten, hatte ich Bauchschmerzen, die verschwanden, sobald ich nicht mehr vor der Gruppe stand. Ich nahm an, dass es die Nerven waren, doch als ich es überprüfte, fand ich einen Teil, der dieses körperliche Symptom nutzte, um mich wissen zu lassen, dass etwas in der Tiefe der Gruppe lauerte, was meine Aufmerksamkeit erforderte. Natürlich wusste ich, dass in jeder Gruppe Ängste, Unsicherheiten, Wettkämpfe und Gegensätze versteckt sind, bis genug Sicherheit vorhanden ist. Ich brauchte keinen Bauchschmerz, der manchmal so intensiv war, dass er meine Fähigkeit behinderte, präsent zu sein, um mich daran zu erinnern. Ich separierte mich von den Teilen, die wollten, dass der Schmerz verschwindet. Ich dankte dem Teil für seine Fähigkeit, mit den Energien der Gruppe in Resonanz zu treten, und ließ ihn wissen, dass ich die Botschaft erhalten hatte. Ich sagte dem Teil, dass ich besser zuhören können würde, wenn er sein Signal dimmte. Das Unwohlsein löste sich bald auf, als ich mich mit den subtilen Botschaften meines Körpers befasste und lernte, mit dem Strom der Hoffnungen und Ängste der Gruppe mitzufließen.

Bei einzelnen Klienten nehmen wir nicht automatisch an, dass auftretende körperliche Symptome notwendigerweise »unsere« sind, aber wir ziehen in Erwägung, dass sie Informationen über den Klienten und die Beziehung bieten. Übelkeit, Kopfschmerz, Agitation, Restriktion, Anspannung und Dissoziation können synchrone Körperzustände sein, die im Resonanzfeld der therapeutischen Beziehung aufsteigen. Langeweile kann ein Zeichen sein, dass der Prozess nicht richtig verläuft. Frust kann anzeigen, dass der Ärger des Klienten verbannt worden ist. Müdigkeit kann anzeigen, dass der Klient sich in Richtung Dissoziation bewegt. Die Therapiebeziehung kann andere intime Beziehungen des Klienten spiegeln. Diese Symptome können uns wichtige Informationen über die inneren Welten des Klienten geben, und wir heißen sie als wertvolle Berater willkommen und laden sie ein, ihre Informationen mit uns zu teilen.

Rezeptivität und Revision

Viele Wörter in Bezug auf eine resonante Beziehung beginnen mit dem Buchstaben R, wie Rezeptivität und Revision. Weiter Reziprozität, Rapport … Reaktivität und Ruptur. Und – hoffentlich – Reparatur. Viele dieser Wörter beinhalten auch die »Re«-Wurzel, die »wiederholt« oder »sich zu etwas zurückwenden« bedeutet. In einer Beziehung kehren wir zu unseren Wurzeln der Wahrnehmung, zur Interozeption, zurück, um eine Offenheit zu finden, damit die Signale empfangen werden können. Rezeptivität ermöglicht Resonanz, und Resonanz ermöglicht das, was Neurowissenschaftler als »Revision« bezeichnen. Aus ihren Forschungen haben wir gelernt, dass die somatische Übertragung, die in einer resonanten Beziehung auftritt, viele Körpersysteme umfasst. Das soziale Interaktionssystem des autonomen Nervensystems, die Kampf-oder-Flucht-Reaktion der Amygdala, Spiegelneuronen, Bindungshormone, die sozial-emotionale Voreingenommenheit der rechten Gehirnhemisphäre und der präfrontale Cortex – sie alle spielen eine Rolle beim therapeutischen Wandel.

Rezeptivität

Radikale Resonanz hängt von der Fähigkeit des Therapeuten ab, empfänglich für die emotionalen Energien des Klienten zu sein. Wir sind inhärent rezeptiv, aber diese Fähigkeit kann von unseren Teilen gestört werden, die glauben, dass dies ein riskantes Unterfangen ist. Sie werden sagen, dass offen zu sein das gewesen sei, was sie in Schwierigkeiten gebracht habe; es sei viel sicherer, zuzumachen. Teile können Angst davor haben, in einen emotionalen Wirbel gezogen und von Schmerz überflutet zu werden, und errichten deshalb eine Barriere. Es kann schwer sein, unsere Teile davon zu überzeugen, ausreichend weit zurückzutreten, damit wir den Schmerz des Klienten empfangen können – energetisch, emotional und körperlich. Ähnlich einem resonanten Objekt, das berührt wird, kann unsere Empfänglichkeit für die Energien unseres Klienten von Teilen blockiert oder unterbrochen werden. Statt Resonanz erfahren wir somatische Dissonanz. Die rezeptive Fähigkeit kann entweder unterdrückt – wenn wir uns gelangweilt, taub oder müde fühlen – oder geschärft werden, wenn wir uns abgelenkt, aufgewühlt oder ängstlich fühlen.

Wenn ich mich mit anderen Therapeuten berate, überlege ich, wie ich ihnen helfen kann, ihre Empfänglichkeit zu regulieren. Vielleicht schlage ich einer Therapeutin vor, in ihrem Körper einen anderen Ort zu finden, um die Vibrationsenergie ihrer Klienten zu empfangen. Einen Ort, an dem sie moduliert werden kann, um die größtmögliche Rezeptivität herzustellen. Beispielsweise stellte Jackie fest, dass es ihr bei einem Klienten half, ihre offene Empfänglichkeit auf die Rückseite ihres Körpers zu verschieben.

> Jackie ist eine außergewöhnlich empathische und sensible Therapeutin. Ich bewundere ihre Fähigkeit, somatisch so viel Energie und Information von ihren Klienten zu empfangen. Jackie beschreibt ihre Sitzung mit einer Klientin, und sie gibt mir ein lebhaftes Gefühl für deren Teile: für denjenigen, der verlassen wurde, als der Vater die Familie verließ, für den Manager-Teil, der keine Hoffnung hat, dazu fähig zu sein, im Leben besser zu funktionieren, für die verletzlichen Teile, die verzweifelt danach trachten, von Jackie gerettet zu werden, und für ihren Feuerbekämpfer-Teil, der sie so leicht von allem abschneiden könnte, wie ein heißes Messer durch Butter gleitet. Ich kann sogar ein wenig Resonanz mit ihrer Klientin spüren, aus dritter Hand.
>
> Jackie ist so offen dafür, die unausgedrückten Gefühle und Überzeugungen ihrer Klientin zu spüren, dass sie selbst vor ihren eigenen rohen Gefühlen bebt. Sie erkennt einige persönliche Parallelen in den Themen ihrer Klientin. Sie ist mit Teilen verschmolzen, die Angst davor haben, von ihrer

Klientin bewertet und verlassen zu werden. Jackie fühlt sich tiefgehend mit ihrer Klientin verbunden und ist offen für die emotionalen Energien, die zwischen ihnen widerhallen. Aber die Schwingungen sind so stark, dass sie ihre Selbstenergie verliert. Sie fühlt, dass sie den »Blick der Therapeutin« verloren hat. Als ich erwäge, wie ich Jackie helfen kann, stimme ich mich auf meinen eigenen Körper ein, wobei ich mich frage, was mir erlaubt, diesen Blick der Therapeutin zu haben. Aus dem einfachen Grund, dass ich mich nicht mit Jackies Klientin in einer Sitzung befinde, fühle ich eine empathische Verbindung mit dieser, die aber nicht stark genug ist, um meine Selbstenergie zu überwältigen.

Mich fragend, wie ich Jackie helfen kann, fühle ich, wie mein Gewahrsein zur Rückseite meines Körpers gezogen wird. Wenn ich mich mit anderen von der Vorderseite meines Körpers verbinde, scheine ich mit mehr Verletzlichkeit und Weichheit in Beziehung zu sein. Die Rückseite meines Körpers bietet eine begrenztere Erfahrung des In-Beziehung-Seins. Ich schlage Jackie vor, sich auf die Rückseite ihres Körpers einzustimmen. Sie berührt sich entlang ihres Körpers, von der Spitze ihres Kopfes über ihre Ohren hinab zu ihren Schultern, dann an den Seiten ihres Oberkörpers und der Beine entlang. Von diesem Gewahrsein ihrer vorderen Ebene aus, die ihren Vorderkörper vom hinteren trennt, würdigt sie ihre Vorderseite dafür, so offen und so instinktiv empfänglich für die emotionalen Innenleben ihrer Klientin zu sein. Sie fängt an, damit zu experimentieren, wie es wäre, von ihrer Körperrückseite aus zu laufen und von ihr aus wahrzunehmen. Da alle unsre Gewohnheiten tief verwurzelt sind, übt sie zunächst durch ihre Rückseite in Beziehung zu sein, bevor sie es als Therapeutin anwendet.

Unser Körper ist von Natur aus empfänglich und weiß, wie er sich reguliert. Unsere Zellmembranen wissen, wie wählerisch sie bei dem sind, was sie aufnehmen und woran sie festhalten. Vielleicht können wir dieser Weisheit vertrauen, gerade genug emotionale Energie aufzunehmen, um effektiv zu sein, und den Rest in den Ozean der Selbstenergie überlaufen zu lassen. Besonders unsere Gehirnzellen sind ausgezeichnet darin, Informationen zu erhalten und sie zu verarbeiten. Neurowissenschaftler bestätigen, dass die rechte Gehirnhälfte nonverbal ihre unbewussten Zustände anderen empfänglichen rechten Gehirnhälften kommuniziert.

In den Strukturen des limbischen Systems werden neuronale Synapsen geschaffen und durch wiederholtes Feuern verstärkt. Unsere Fähigkeit der Rezeptivität kann in den Synapsen gefunden werden, wo sich Axone genannte Empfänger befinden, die sich von den Neuronen abzweigen. Andere sich abzweigende Neuronen sind die Sender. Diese neuronalen Zweige übermitteln chemische Botschaften zwischen einem Neuron und dem nächsten. Tatsächlich berühren sich diese nicht. Zwischen ihnen befindet sich eine winzige Lücke, die Synapse, durch die die chemischen Botschaften fließen. Joseph LeDoux sagte: »Du bist deine Synapsen. Sie sind, was du bist.«[43]

Obwohl es faszinierend ist zu erwägen, dass die Essenz unserer Identität tatsächlich leerer Raum ist, durch den Energie und Information fließen, denke ich, dass diese synaptische Aktivität analog zu einer resonanten Beziehung ist. In dieser Lücke zwischen Senden und Empfangen liegt die Möglichkeit des Wandels, der Veränderung dessen, wer wir sind, oder zumindest unserer gewohnheitsmäßigen Reaktionen. Der empfängliche Selbst-geführte Therapeut sendet auch Informationen der Sicherheit, Akzeptanz und des Mitgefühls an seinen Klienten. Die rechtshemisphärische Sprache des verkörperten Selbst wird ebenso empfangen. Das Nervensystem des Klienten nimmt diese Informationen auf, die seine habituellen Verhaltensweisen in Beziehungen neu verdrahten können. Durch die Veränderung der gewohnten neuronalen Botschaften ist es nun für das Gehirn des Klienten (und Körper, Gefühle, Überzeugungen und Verhaltensweisen) möglich, sich zu wandeln. Die Botschaften zu empfangen ist der Schlüssel zu einer neuronalen Revision.

Revision

Veränderungen geschehen. Das Konzept der neuronalen Plastizität bestätigt, was wir in der Therapie erfahren. Ein berühmter Neuropsychologie, Allan Schore, beschreibt den von rechter Gehirnhälfte zu rechter Gehirnhälfte verlaufenden Prozess der neuronalen Revision. Er berichtet uns, dass der eingestimmte Therapeut von Augenblick zu Augenblick die rhythmischen nonverbalen Strukturen des inneren Zustands seines Klienten begleitet sowie flexibel und fließend sein Verhalten verändert, um sich mit dem Zustand des Klienten zu synchronisieren, sodass eine sichere therapeutische Beziehung hergestellt wird.[44] Sicherheit schafft die Umgebung, damit im System des Klienten eine Veränderung auftreten kann. Die Wissenschaftler geben uns einen Einblick, was wir in unseren Therapieräumen in Gehirn und Körper während des IFS-Entlastungsprozesses erfahren. Wenn die Teile wahrnehmen, dass es nun sicher ist, setzt der Hypothalamus Oxytocin frei. Oxytocin veranlasst den präfrontalen Cortex, den Neurotransmitter GABA an die Amygdala zu schicken. Die Amygdala ist jene Struktur im limbischen System, die die ängstliche Reaktion des Teils hervorruft, und GABA-tragende Fasern unterdrücken die gewohnheitsmäßige angstbasierte Reaktion. Die Bindungen zwischen den Neuronen werden schwächer, was es ermöglicht, neue synaptische Bindungen herzustellen.

Der Klient kann das Bild eines Teils sehen, der eine Last loslässt. Oder der Klient kann den Teil sagen hören, dass er die Last losgelassen habe. Ein Klient kann wahrnehmen, dass sein Körper leichter, weiträumiger und entspannter ist. Es wird normalerweise angenommen, dass der Entlastungsprozess nur bei der Person auftritt, die sich einer Therapie unterzieht, aber tatsächlich bestätigen Wissenschaftler, dass in jeder signifikanten Beziehung – ob Elternteil und Kind, zwei Liebende oder Therapeut und Klient – beide Individuen auf vielen Ebenen betroffen sind. Wissenschaftler berichten uns, dass die limbischen Systeme beider einer Revision unterzogen werden.

> In meiner Arbeit mit Theresa vertraut sie mir ihre Scham über ihre Tochter an, die wegen Ladendiebstahls festgenommen worden ist. Ich nehme mir einen Augenblick Zeit, um somatisch mit der elterlichen Scham meiner Teile und ihrer Überverantwortlichkeit in Resonanz zu gehen. Theresa scheint meine Präsenz bei ihr zu fühlen. Ihre Redegeschwindigkeit nimmt ab, ihre Stimme wird tiefer. In unseren Interaktionen gibt es viele achtsame Pausen. Theresa schließt ihre Augen und ist für einige Minuten still. Ich weiß, dass diese Stille ganz anders ist als die Male, als sie dissoziierte. In diesen Pausen nun sind ihre abwehrenden Beschützer zurückgetreten. Ihr autonomes Nervensystem war aus dem sympathischen Zustand in den Zustand sozialer Bindung gewechselt. In diesen Pausen fühlt sie die körperlichen Empfindungen, die mit ihrer Scham verbunden sind.
>
> Theresa fühlt Mitgefühl für ihre Tochter und für sich selbst als Mutter. Sie lacht über ihre wilden Teenagertage und empfindet Sympathie für ihre Mutter. Sie hat eine klare Vorstellung, wie sie ihre Tochter in der Krise unterstützen kann.

Meine Resonanz spürend, fließt in Theresas Körper vielleicht Oxytocin. Vielleicht sind die GABA-tragenden Fasern am Wachsen und schwächen die synaptischen Bindungen, die die Stellen im Gehirn verbinden, welche die Qualitäten und das Verhalten der Teile und des Selbst aushandeln. Falls wir in Theresas Synapsen spähen könnten, könnten wir vielleicht wissen, dass ihre habituellen neuronalen Muster zu feuern schwächer geworden sind. Wir könnten zuschauen, wie neue Verbindungen geformt werden. Was wir wahrnehmen können, ist, dass ihre Teile ihre Angst und Scham losgelassen haben. Sie wissen, dass sie nicht länger allein mit ihrem Gefühl der Verantwortlichkeit sind. Sie erkennen, dass im Augenblick keine Bedrohung besteht. Tatsächlich sind Wärme, Liebe und Sicherheit vorhanden. Sie atmet ein. Wenn sie bei dem Teil verweilt, während er Staunen und Fremdheit für die fünf bis zwanzig Sekunden erfährt, die notwendig sind, damit diese neue positive Erfahrung im Gehirn registriert werden kann, können neue neuronale Schaltkreise der Liebe, des Mitgefühls, der Neugier und des Vertrauens wachsen. In den kommenden Tagen und Wochen, wenn sie sich liebevoll mit ihrer Tochter auseinandersetzt, werden die synaptischen Bindungen durch wiederholtes Feuern stärker, wobei neue neuronale Schaltkreise, Bahnen und Netzwerke ausgebildet werden, die gesunde, resiliente Beziehungen unterstützen.

Ist mein Gehirn durch diese Sitzung mit Theresa revidiert worden? Während ihrer Phasen der Stille habe ich auch meine Liebe für meine Tochter wie auch für Theresa gespürt, durch die Wärme, die durch mein Herz, und die Energie, die durch meinen ganzen Körper geflossen ist. Ich empfand Mitgefühl für alle Mütter und Töchter, begleitet von einem Kribbeln, das meine Arme, meine Wirbelsäule und meine Beine herablief – und das ich jetzt wieder spüre, da ich diese Worte schreibe.

Die Praxis der Radikalen Resonanz bei Trauma- und Bindungsverletzungen

Der resonante Therapeut

Ich weiß, dass jede Beziehungsinteraktion besser vonstattengeht, wenn mindestens eine der Personen sich mehr oder minder in einem Zustand der Selbstenergie befindet. Als Therapeutin sollte ich es sein. Also mache ich, was ich von meiner Seite aus machen kann.

> Ich warte, dass meine Klientin Helen ankommt. Ich nehme mir einen Augenblick Zeit, um den senkrechten Energiefluss durch meinen Körper zu spüren. Ich nehme mir ein wenig mehr Zeit, um mich mit meiner inneren Welt

zu verbinden und sie zu prüfen. Ich finde einige Reste von Nachrichten, die ich im Autoradio gehört habe, und eine schwierige E-Mail. Ich bitte sie, in den Hintergrund zu treten, damit ich mich darauf fokussieren kann, was ich über Helen weiß. Von ihrem Psychiater, der bei ihr eine Depression diagnostiziert hat, zu mir überwiesen, hat Helen ein wenig über IFS gelesen und hofft, dass dieses Modell ihr helfen kann, sie von ihrer andauernden Erschöpfung und ihrer Hoffnungslosigkeit zu befreien.

Helen und ich stehen kurz davor, einen Dialog von Körper zu Körper zu beginnen, über Mimik, Prosodie, Haltung und Bewegung, bei dem unsere beiden inneren Systeme offen für eine emotionale Übertragung sind. Mit Depression und Verzweiflung in Resonanz zu gehen kann herausfordernd für mich sein, ganz zu schweigen davon, in meine eigenen Tiefen der Verzweiflung abzutauchen. Meine Teile haben Angst davor, dass ich ihr nicht helfen kann und wir beide uns schrecklich fühlen. Sie befürchten, dass Helen meine Angst vor ihrer Depression spüren wird. Ich verbinde mich bewusster mit meinem Stuhl und dem Boden und bewege meine Wirbelsäule ein wenig. Ich fühle mich eher neugierig als ängstlich, als ich mich erhebe, um die Tür zu öffnen.

Helen nimmt steif auf ihrem Stuhl Platz. Während sie mir von ihrem lebenslangen Kampf mit der Depression erzählt, ist ihr Körper angespannt und sie zwickt an ihren Nagelhäuten. Sie beschreibt die unterschiedlichen Medikamente, die sie genommen hat, und wie wenig sie ihr geholfen haben – oder nur für kurze Zeit. Helen fährt fort zu beschreiben, wie die Depression ihr Leben einschränkt, wie schwer es für sie ist, sogar aus dem Bett aufzustehen, oder auch, all die Dinge zu bewerkstelligen, die sie machen muss oder möchte. Obwohl sie keinen Selbstmordversuch unternommen hat, glaubt sie manchmal, dass der Tod das Einzige ist, was diese emotionale Lähmung beenden wird. Sie hat von Teilen gehört und fragt sich, welche ihrer Teile an der Depression beteiligt sind und ob es ihr helfen kann, auf diese Weise zu arbeiten.

Ich höre ihren Worten zu, nehme ihren Körper wahr und auch meinen eigenen. Ich kann einen leichten Anstieg meines Pulses fühlen. Ich bringe meinen Atem tiefer in den Unterbauch und lasse ihn langsam heraus. Ich nicke meinem ängstlichen Teil kurz verständnisvoll zu und bitte ihn, auf meinem Schoß Platz zu nehmen und mir zu vertrauen, auf dem Stuhl zu sitzen. Ich stimme mich auf den horizontalen Raum um mich herum ein, wobei ich mich erinnere, dass ich von unsichtbaren Energien umgeben bin. Ich erinnere mich daran, dass ich nur präsent sein muss – das ist wichtiger als jede Technik. Ich erinnere mich daran, dass Helen Selbstenergie besitzt und dass, ungeachtet dessen, wie es sich für sie anfühlt, die Depression nur ein Teil von ihr – oder vielleicht mehrere Teile – ist. Ich fühle, wie mein Herz beginnt, sich für sie zu öffnen. Wir verlagern uns gleichzeitig in unseren Stühlen.

Helen erzählt mir, dass ihr letzter Therapeut kalt und distanziert gewesen sei und sie ein wenig nervös ist, mit mir zu arbeiten. Ich sage ihr, dass ich berührt davon bin, dass sie trotz der Hoffnungslosigkeit ihrer Teile und ihrer schlechten Erfahrung den Mut gefunden hat, heute zu kommen. Ich nehme ein Flüstern eines Teils wahr, der ein besserer Therapeut als der letzte sein möchte und bereit ist, sich zurückzuziehen. Ich sage ihr, dass ich hoffe, den Teilen mit der Depression helfen zu können und dass wir damit beginnen werden, herauszufinden, wo sich die Depression in ihrem Körper befindet.

Teile durch Resonanz finden, sich auf sie fokussieren und sie füllen

Helen wendet ihre Aufmerksamkeit nach innen, um die körperlichen Empfindungen zu finden, die sich wie die Depression anfühlen. Sie findet eine erdrückende Schwere in ihrer Brust, die es schwer macht zu atmen. Sie nimmt auch eine Anspannung in ihrem Bauch wahr. Sie zeigt auf den Bereich ihres Zwerchfells. Ich bin von ihrer interozeptiven Fähigkeit erstaunt, insbesondere wenn man die diagnostizierte Depression in Betracht zieht. Ich synchronisiere meinen Atem und ermögliche meiner Brust und meinem Bauch, diese Symptome geringfügig nachzuahmen. Nach einigen Augenblicken läuft Helen jedoch ins Leere. Sie sagt, dass sie Angst davor habe, es nicht gut zu machen, und dass sie feststecke. Ich fühle mich auch ein wenig leer, es ist ein vages Gefühl in meinem Kopf. Ich erinnere meinen Teil daran, dass wir schon viele Male stecken geblieben sind und es letztlich immer funktioniert hat. Mein Kopf fühlt sich klarer an.

Ich sage ihr: »Lass uns einfach dieser Leere mit Neugier begegnen. Wir müssen sie nicht ändern. Lass sie uns von der Angst trennen und einfach versuchen, bei ihr zu sein. Kannst du diese Leere irgendwo in deinem Körper spüren?« Helen sitzt mir mit fest geschlossenen Augen gegenüber und versucht, die Leere wahrzunehmen.

Während ich ihren Körper wahrnehme, fahre ich fort, auf meinen eigenen zu hören, und fühle ein bisschen Wut in meinem Bauch aufsteigen. Ich bin nicht auf Helen wütend und ziemlich sicher, dass ich auch auf nichts anderes wütend bin. Ich frage mich, ob ich etwas fühle, was Helen noch nicht bereit ist wahrzunehmen. Wenn es Helens Wut ist, frage ich mich, ob es ein separater Teil oder ein anderer Aspekt des leeren Teils ist. Ich frage mich, ob sie sich über mich ärgert, weil ich dieses unangenehme Steckenbleiben nicht verhindert habe, oder ob die Wut von der Leere verdeckt ist.

SM: Helen, kommen wir noch einmal zu den Empfindungen in deiner Brust und deinem Bauch.

Helen: Meine Brust fühlt sich schwer an. Es ist, als ob sie versuchen würde, die Anspannung in meinem Bauch zu zerdrücken.

SM: Wie antwortet dein Bauch darauf?

Helen: Jetzt kommt mein böser Teil hoch. Entschuldige.

SM: Lass uns all diese Teile willkommen heißen. Sie kommen schnell hoch. Wie wäre es, Objekte im Raum zu finden, die sie darstellen, um den Überblick über sie zu behalten?

Helen findet eine Decke für den leeren Teil und andere Objekte für den Teil, der sich vor der Leere fürchtet, den Teil mit dem schweren Herzen, den Teil mit der Anspannung in ihrem Bauch, den bösen Teil und jenen, der sich für den bösen entschuldigt. Sie platziert alle auf dem Boden.

SM: Geh nun um all diese Teile herum. Vielleicht wird dir dein Körper sagen, auf welchen Teil du dich fokussieren möchtest, während du das machst.

Helen ist am meisten am leeren Teil interessiert, der von einer Decke dargestellt wird, da sie denkt, dass dieser mit ihrer Depression zusammenhängt.

Eine resonante Beziehung mit einem Teil entwickeln

Vielleicht erinnern Sie sich an die Frage, die eine Beziehung vom Selbst zu einem Teil erleichtert: »Wie fühlen Sie dem Teil gegenüber?« Als ich Helen bitte, die Decke zu fühlen und zu halten, um herauszufinden, wie sie ihr gegenüber fühlt, antwortet sie: »Mitfühlend.« Ich spüre kein Mitgefühl, wenn ich Helen ansehe oder ihr zuhöre. Ich frage mich, ob sie wirklich mit dieser Qualität in Berührung ist, oder aus ihrer Lektüre gelernt hat, dass dies die »richtige« Antwort ist.

SM: Wo in deinem Körper spürst du dieses Mitgefühl?

Helen: Tatsächlich fühle ich mich ihm gegenüber ausdruckslos.

Hieraus schließe ich, dass der leere, ausdruckslose Teil mit ihr verschmolzen ist.

SM: Lass mich zu dem leeren Teil sprechen: Wärst du bereit, dich ein wenig zurückzuziehen? Wir werden nicht versuchen, dich zu stoppen, deine Gefühle auszublenden. Wir möchten dir nur bei deiner Arbeit helfen, und dafür muss ein wenig mehr von Helen präsent sein.

Der leere Teil trennt sich ausreichend, damit Helen ein wenig Neugier gegenüber der Leere spüren kann. Ich schlage ihr vor, ihre Neugier der Decke zu zeigen. Sie nimmt wieder die Decke in ihre Hand und untersucht sie.

SM: Wie fühlt dieser leere Teil dir gegenüber?

Helen: Die Leere glaubt nicht, dass ich mich um mich selbst kümmern kann. Sie denkt, dass ich ein junges Mädchen bin, das Schutz braucht.

SM: Trete von allen Objekten auf dem Boden zurück. Komm herüber zu mir und stell dich neben mich.

Von diesem Platz im Raum kann Helen sehen, dass sie weder die Leere ist noch der Teil, vom dem die Leere denkt, dass sie er sei, noch irgendeiner der anderen Teile, die von den Objekten im Zimmer dargestellt werden.

Sie ist nun vom leeren Teil differenziert und kann anfangen, eine resonante Beziehung mit ihm aufzubauen. Sie bewegt sich auf die Decke zu, die den leeren Teil repräsentiert, und streichelt sie. Dabei sagt sie ihr, dass sie nicht der junge Teil sei, von dem die Decke denkt, dass sie er sei, aber sie ihr helfen könne, sich um diesen jungen Teil zu kümmern, wenn sie daran interessiert sei. Sie erzählt mir, dass sie ein Gefühl dieses jungen Teils habe, den der leere Teil zu schützen versucht. Sie fühlt einen kalten Knoten in ihrem Bauch. Sie sieht ein kleines Mädchen, etwa fünf Jahre alt, ganz allein auf ihrem Bett in ihrem Zimmer sitzend. Als sie mir sagt, dass sie Mitgefühl gegenüber diesem kleinen Mädchen empfindet, fühlt es sich dieses Mal echt an. Wir entwickeln nun eine resonante Beziehung mit diesem jungen Mädchen. Helen sagt dem Mädchen, dass sie wisse, wie kalt und allein es sich fühle. Sie sagt mir, dass der Teil hoffnungsvoll zu ihr blickt.

Den Teil bezeugen

SM: Wenn es für das Mädchen okay ist, könntest du in sein Zimmer gehen und dich daneben aufs Bett setzen.

Helen geht in das Zimmer und setzt sich neben das Mädchen aufs Bett. Wir finden ein anderes Objekt, um diesen jungen Teil darzustellen, und platzieren es neben Helen.

SM: Fordere es auf, dir zu zeigen oder zu sagen, was es wissen möchte.

Helen: Das kleine Mädchen schaut zu mir hoch. Es sieht traurig aus. Es sieht verfroren und zerbrechlich aus und kann nicht sprechen.

SM: Ja. Vielleicht kann dir dein Körper eine Vorstellung davon geben, was es wissen möchte.

Helens Körper spannt sich an und ihr wird kälter. Sie fühlt sich, als ob sie sich nicht bewegen könnte. Ich lege eine Decke um Helen, während sie in meinem Büro sitzt. Helen erzählt mir, dass sich so die Depression anfühle, wenn sie am schlimmsten sei. Helen lässt die Kleine wissen, dass sie wirklich verstehen könne, wie es für sie sei. Ich finde eine weitere Decke für Helen, damit sie sie um das Objekt an ihrer Seite legen kann.

Das Mädchen spricht noch immer nicht, aber Helen redet mit ihm. Sie sagt ihm, dass sie gerade nicht allein sei. Sie lässt es wissen, dass es in Ordnung sei, wenn es nicht reden wolle. Helen fühlt ihm gegenüber Wärme in ihrem Herzen und sagt ihm, dass sie es warmhalten werde und ihm gern auf jede andere Weise helfen würde. Das kleine Mädchen lässt sie nah genug herankommen, um sich anzuschmiegen und seinen Kopf an Helens Brust ruhen zu lassen.

Helen sagt mir, dass sie anderen Therapeuten von diesem »inneren Kind« erzählt habe wie auch von ihrer Familiengeschichte als Überlebende des Holocausts und der Alkohol- und Drogenabhängigkeit ihres Vaters. Sie erzählt weiter, dass sie an ihrer Essstörung gearbeitet habe und wie ihre Mutter am Sabbat riesige Mengen gekocht und jeden zum Essen ermutigt habe, um sie dann im Privaten dafür zu kritisieren, zu viel zu essen. Sie glaubt, dass ihr Essverhalten ein Versuch gewesen ist, sich um die Bedürftigkeit des kleinen Mädchens zu kümmern. Sie fühlt, dass die Geschichte des kleinen Mädchens noch niemals vorher so tief empfunden worden ist. Ich hatte viele Klienten, die ihre Geschichten anderen Therapeuten erzählt haben, aber ihre Teile fühlten sich niemals wirklich gehört. Die Erinnerungen ihrer Wunden befinden sich vor allem in der rechten Gehirnhälfte, und sie brauchen die rechte Gehirnhälfte, um verstanden zu werden. Wenn die rechten Gehirnhälften vom Klienten und Therapeuten miteinander in Resonanz sind, ist der Effekt zusammengesetzt.

Entlasten

In den folgenden Sitzungen fährt Helen fort, eine resonante Beziehung mit dem fünfjährigen Mädchen zu entwickeln. Es fällt ihr zunehmend leichter, sich auf es zu fokussieren, ohne ins Leere zu laufen. Dieser Beschützer scheint sich in einen »Decken«-Teil verwandelt zu haben, um das kleine Mädchen zu wärmen.

Helen erzählt mir, dass das kleine Mädchen die Decke abgelegt habe und sich in ihrem Schlafzimmer umherbewege. Sie ist entspannt und lächelt. Helens Körper ist auch beweglicher und entspannter. Die Fünfjährige erzählt Helen, dass sie bereit sei, ihr Schlafzimmer zu verlassen und mit ihr in die Gegenwart zu kommen. Sie lässt ihre erstarrte Angst und Traurigkeit im alten Haus zurück. Helen erzählt mir, dass sie fühle, wie das Mädchen sich im Büro bewegt und die Objekte erforscht, die wir im Raum platziert haben, um Helens Teile zu repräsentieren. Helen sieht zufrieden aus. Sie lächelt und sieht mir in die Augen. Ich lächle zurück und fühle ein warmes Kribbeln in meinem ganzen Körper. Mit der Fünfjährigen sicher an unserer Seite haben wir einen klaren Weg der Zusammenarbeit, um ihr Trauma-Erbe und ihre Essstörung zu heilen.

Radikale Resonanz bei Bindungsverletzungen

Bindungsverletzungen können hervorragend mit IFS adressiert werden. Das Selbst des Klienten ist das wesentliche Mittel der Heilung von Bindungsverletzungen des jungen Teils, unterstützt vom Selbst des Therapeuten. Beim IFS ist es nicht die Aufgaben des Therapeuten, die Bedürfnisse des Verbannten zu befriedigen, sondern eine relationale Dynamik von Teil zu Teil zu vermeiden, die den Bindungsstil aufrechterhalten wird. Der Selbst-geführte IFS-Therapeut schafft die Bedingungen, damit das Selbst des Klienten die Wunden des verletzlichen Teils heilen und eine sichere Bindung mit diesem Teil herstellen kann.

Die Praktiken der Somatischen IFS-Therapie, insbesondere die Praxis der Radikalen Resonanz, bieten eine rechtshemisphärische Methode, um sich mit verlassenen, vernachlässigten und traumatisierten Teilen so vollständig wie möglich zu verbinden. Eine resonante Beziehung kann Bindungsverletzungen heilen. Unabhängig davon, ob die Teile des Klienten angstvolle, klammernde Verhaltensweisen ausgebildet haben oder distanzierende, vermeidende – unter ihrem Verhalten sehnen sie sich nach Verbindung. Aufgrund ihrer Geschichte, in der eine sichere Verbindung fehlte, sind die Teile des Klienten geschickt darin, die emotionale Verfügbarkeit des Therapeuten zu spüren. Häufig treten Bindungsverletzungen auf, lange bevor sich die verbale Sprache entwickelt hat, um die körperlichen und emotionalen Bedürfnisse kommunizieren zu können. Wenn das Kleinkind keine einfühlsamen Eltern hatte, die »Kinderflüsterer« waren, können die verletzlichen Teile wollen, dass der Therapeut ihre nicht verbalisierten Bedürfnisse deckt. In der Somatischen IFS-Therapie werden wir zu »Körperflüsterern«.

Patricia hatte einen schweren Start ins Leben. Ihre Mutter wurde mit sechzehn Jahren vergewaltigt und brach die Schule ab, um ihre Tochter als alleinerziehende Mutter großzuziehen. Die Eltern ihrer Mutter halfen ihr finanziell, aber nicht emotional. Sie gaben dem »wilden« Verhalten ihrer Tochter, also Patricias Mutter, die Schuld an der Vergewaltigung. Patricia kam in die Therapie, da ihre Unsicherheit die Frauen vertrieb, mit denen sie eine Beziehung einging. Frauen ließen sich sexuell auf sie ein, doch dann gingen sie auf Distanz und verließen oder betrogen sie. Patricia klammerte sich verzweifelt an eine schlechte Beziehung, da sie ängstlich wurde, wenn sie allein war. Sie gab sich selbst die Schuld für diese missglückten Beziehungen, wusste aber nicht, was sie machen konnte, um diese Frauen in ihrem Leben zu halten.

Zunächst waren Patricias Teile, die Zurücksetzung erfuhren, vollständig mit ihr verschmolzen, und keine Selbstenergie vorhanden. Verständlicherweise war ihre Mutter, als Patricia klein war, von ihren eigenen Teilen in Beschlag genommen worden, und sie war nicht fähig, eine resonante Beziehung zu ihr einzugehen. Patricias Unfähigkeit, ihre Selbstenergie zu ihren vernachlässigten Teilen zu bringen, wiederholte diese Erfahrung – niemand war zu Hause, häufig wörtlich als auch metaphorisch. Patricia verließ sich auf mich in Hinsicht auf emotionale Regulation, Akzeptanz der Bedürfnisse ihrer Teile sowie Selbstvertrauen, das zu bieten, was gebraucht wurde, bis ihre Teile fähig sein würden, ihrer Selbstenergie zu ermöglichen zu erscheinen.

Wir finden die kontrollierenden, fordernden und verzweifelten Beschützer und bringen ihnen Wertschätzung und Mitgefühl entgegen. Oft fühle ich einen Mangel an Verbindung mit Patricia, wenn ihre Teile sich von mir abgrenzen. Dann kämpfe ich mit Langeweile und Frust. Ich bin fähig, den Schmerz zu tolerieren, wenn ich in Betracht ziehe, dass meine Reaktion meine Resonanz auf die Geschichten ihrer Teile ist. Welche neuronal basierten Schutzstrategien Patricia auch immer in ihrem Embryonalstadium entwickelt hat, sie werden gerade durch ihre Haltung, Mimik, Gestik, Muskelanspannungen, Atemmuster und Sexualenergien ausgedrückt und in meinen Körper und Geist übertragen. Ich finde Mitgefühl, wenn ich mich daran erinnere, dass Patricias beschützende Teile versuchen, ihre Seele davor zu bewahren, vernichtet zu werden.

Patricias Beschützer gelangen zur Einsicht, dass ihre Strategien das Gegenteil dessen bewirken, was ihre Absicht ist. Nachdem wir die erste Riege von Beschützern adressiert und ihr Vertrauen gewonnen haben, gehe ich mit jenen in Resonanz, die sie beschützen – die Teile, die allein gelassen worden waren, als ihre Mutter arbeitete, die Teile, die litten, als ihre Schulfreunde sie fragten, wo ihr Vater ist, die Teile, die Angst davor haben, dass sie die Schlechtigkeit ihres Vaters geerbt hat. Ich fühle einen starken Zug an meinem Herzen und einige Wellen gerechten Zorns, als ich von ihren Erfahrungen höre.

Patricia beginnt zu glauben, dass sie verdient, geliebt zu werden. Sie wird besser darin, sich ihrer eigenen Bedürftigkeit und Einsamkeit zu widmen. Sie ist manchmal fähig, ihre angstvollen Teile zu beruhigen und aufzumuntern, wenn ihre Partnerin die Stadt verlässt. Ihre impulsiven Verhaltensweisen nehmen ab. Aber sie fühlt sich immer noch häufig ängstlich und nicht vertrauensvoll in ihrer aktuellen Beziehung. Es hat nicht geholfen, über die Geschichten der ungewollten, traumainduzierten Schwangerschaft ihrer Mutter zu sprechen. Sie befürchtet, dass ihr Bedürfnis nach Bestätigung auch diese Frau vertreiben könnte.

Es ist für mich wichtig, mich Patricia in den dunklen wasserartigen Bereichen ihrer ursprünglichen Bindung zu ihrer Mutter anzuschließen, in der Gebärmutter, wo das Trauma der Gewalt war und sie spürte, dass sie nicht gewollt war. Über die Nabelschnur kann Patricia ein Zurückhalten lebensspendender Nährstoffe und Energien gespürt haben, einen an sie gerichteten Widerwillen, als sie im Körper ihrer Mutter Raum einnahm. Obwohl sich Patricias Erinnerungen an diese Zeit vollständig im impliziten Gedächtnis befinden, beeinflussten ihre Erfahrungen ihr sich entwickelndes limbisches System und würden der Soundtrack der Beziehungsherausforderungen in ihrem Leben werden.

Da Patricia keine bewussten Erinnerungen an die Zeit ihres Traumas hat, muss sie es sich vorstellen. Wir gehen zu ihrem Körper vor ihrer Geburt und wagen uns in die dunklen wässrigen Anfänge. Ich leite Patricia an, sich vorzustellen, sich über die Nabelschnur mit der Gebärmutterwand ihrer Mutter zu verbinden. Sie stellt sich selbst als das Embryo vor, dessen Überleben vollständig von ihrer Mutter abhing. Sie legt eine Hand auf ihren Bauch und atmet durch ihren Nabel ein. Ihr Körper krümmt sich, und sie rollt auf ihre Seite. Ihr Körper fühlt sich tot, dumpf, leer an. Sie rollt sich noch enger zusammen. Sie beginnt zu weinen und zu zittern.

Im Verlauf der nächsten Sitzungen kehren wir zu diesem Ort ihrer frühesten Bindungserfahrung über ihre Nabelschnur und die embryonalen Strukturen zurück, die die Vorläufer ihres Nervensystems und ihrer Organe waren. Jedes Mal nimmt Patricia wieder die Embryonalhaltung ein. Manchmal liegt sie steif und inaktiv in dieser Haltung, manchmal schluchzt sie und zittert. Schließlich entspannt sie sich, geht aus dieser Haltung heraus und ruht auf dem Boden. Sie stellt sich vor, von der Erde Nahrung und liebende Energie zu empfangen – Energie, die frei ist von Trauma und Scham, Energie, die in demselben Kern verwurzelt ist, der uns alle nährt und unterstützt. Ich fühle mich zu Tränen gerührt. Als sie sich über den Nabel mit dieser universalen Energie verbindet, fühlt sie sich entspannt, ruhig und »schwebend«. Patricia ist fähiger, ihre Selbstenergie zu ihren Teilen zu schicken, sowohl, wenn sie allein ist, als auch, wenn sie sich in ihrer Beziehung unsicher fühlt.

Betrachtet man diese Sitzungen mit Patricia durch die neurowissenschaftliche Linse, wie sie Daniel Siegel beschreibt, demonstrieren sie, dass somatische Praktiken die Bereiche von Patricias Gehirn zwischen dem limbischen System und dem präfrontalen Cortex aktivieren, die am neuronalen Resonanzschaltkreis beteiligt sind. In anderen Worten: Diese Praktiken stellen eine Brücke zwischen den Bereichen ihres Gehirns her, die unbewusst die Schutzstrategien ihrer Teile bestimmen, und dem bewussten Teil ihres Gehirns, der emotionale Regulation, Resilienz, Selbstbewusstheit und Mitgefühl wiederherstellen kann.

Wir alle haben eine sichere Bindung, die freigelegt werden kann, wenn Teile entlastet werden. Selbst die am schwersten verwundeten Teile geben nicht auf, zu bekommen, was sie brauchen. Ungeplante

Schwangerschaften, Substanzmissbrauch während der Schwangerschaft, Vergewaltigung und häusliche Gewalt – unglücklicherweise sind das nur allzu gewöhnliche Situationen für Mütter und die Embryos, die in ihren Körpern heranwachsen. Intrauterine Brüche können weitreichende Folgen haben. Geburtstraumata, Verlassenwerden nach der Geburt und Vernachlässigung sind einige der Vorkommnisse im frühen Leben, die einen resonanten Ansatz benötigen, um zu heilen.

Beziehungsbrüche heilen

Bisher haben wir uns hauptsächlich darauf konzentriert, wie wir resonante Beziehungen eingehen. Aber was machen wir, wenn es einen Bruch gibt? Beziehungsbrüche sind unausweichlich. Im Wissen, dass diese Unterbrechungen des resonanten Flusses ein Teil des Beziehungsbereiches sind und keine Katastrophe, entspannen sich meine Teile ein bisschen. Ich mag es nicht, wenn Brüche geschehen, aber es hilft, sich daran zu erinnern, dass sie unvermeidlich sind. Ich erinnere mich auch daran, dass es durchaus möglich ist, sie zu heilen. Wie gebrochene Knochen werden Beziehungen an den Stellen stärker, wo sie gebrochen waren. Wenn die Beziehung wichtig genug ist, werden beide Menschen durch den Schmerz motiviert sein, einen Weg zu finden, um das Zerwürfnis zu reparieren.

Die unausweichlichen Beziehungsbrüche, denen wir begegnen, werden von den Neurowissenschaften erklärt. Die Informationen über unser anpassungsfähiges Gehirn und Nervensystem, die Siegels interpersonale Neurobiologie und Porges' Polyvagaltheorie bieten, halfen mir, diese Brüche als normal anzusehen. Ich erfuhr, dass, wenn unsere Teile eine Bedrohung wahrnehmen, unser autonomes Nervensystem aufgrund der DNS, die wir von unseren Jäger-und-Sammler-Vorfahren geerbt haben, entweder in einen Zustand der Mobilisierung oder des Zusammenbruchs schaltet. Im Allgemeinen bedrohen unsere Klienten unser Leben nicht. Aber wenn der Prozess so stecken bleibt, dass wir nicht mehr weiterwissen, wenn unsere Klienten auf unsere Unzulänglichkeiten hinweisen, kapern unsere Teile unsere Fähigkeit, in Resonanz zu sein.

Ich verstehe, dass ein anderer Grund, warum es uns nicht gelingt, diesen resonanten Zustand aufrechtzuerhalten, ironischerweise auf unsere inhärente Anlage zurückgeht, die uns dazu befähigt, in Resonanz zu sein. Wenn unsere Klienten mit Teilen, die extreme Lasten tragen, vermischt oder von ihnen überflutet sind, geht unser Nervensystem – unsere rechtshemisphärische limbische Struktur –, tatsächlich unser ganzer Körper mit der Angst, Wut, Verzweiflung oder Scham in Resonanz und spiegelt sie. Es dauert ein paar Sekunden, bis der Geist Schuld zuweist und unser Herz sich verschließt. Unsere Selbstenergie ist offline. Unser reaktiver Zustand wird durchaus eloquent durch unseren Körper vermittelt. Unsere Klienten sind mindestens so gut darin, nonverbale Signale zu lesen, wie wir selbst. Ihr Leben hing davon ab. Wir könnten uns in Richtung einer Teile-geführten Beziehung bewegen, in der die Rollen von Täter, Opfer oder Retter im Vordergrund stehen und die Rollen der Schauspieler sich ganz plötzlich ändern können.

Wir alle zeigen von Teilen beeinflusste Reaktionen auf Beziehungsbrüche. Wir alle tragen Lasten von Brüchen, die nicht geheilt sind. Wir tragen Traurigkeit, Wut, Verzweiflung, Verwirrung und Angst aus unaufgelösten Konflikten in uns, die zu Verlassenheit oder sogar körperlicher Verwundung führten. Die anfänglichen Impulse unserer Teile können darin bestehen, uns selbst oder die andere Person zu verteidigen, wegzudrücken, zu vermeiden, zu minimieren oder zu beschuldigen. Unser Klient kann nicht gewillt sein, mit uns zu arbeiten, um einen Weg aus der Sackgasse zu finden. Wenn er einfach mit der Therapie aufhört, fühlen wir uns verlassen. Wir fühlen uns verletzlich. Vielleicht steht unsere berufliche Reputation auf dem Spiel.

Wenn es sich um eine therapeutische Beziehung oder irgendeine andere Beziehung mit einem Machtungleichgewicht handelt, ist es angemessen, dass diejenigen von uns, deren Rolle mehr Macht beinhaltet, sich um den Klienten oder jenen mit weniger Macht kümmern. Wir brauchen vielleicht Hilfe von außen, um mit unseren Teilen zu arbeiten und sie zu entlasten, bevor wir über genug Selbstenergie verfügen, um den Heilprozess zu beginnen.

Ob es sich um eine berufliche oder persönliche Beziehung handelt – wenn wir versuchen, einen Weg aus der Sackgasse zu finden, können wir davon ausgehen, dass unsere Teile nicht bereit sind, beiseitezutreten, um eine Selbst-geführte Wiederherstellung zu ermöglichen. Häufig wurde der Bruch von Teilen verursacht, und sie sind immer noch vor Ort, um ihr Territorium vor dem Feind zu verteidigen. Die Version meines Teils könnte lauten: »Hast du gedacht, dass ich dich nicht gehört habe? Es wieder und wieder zu sagen, jedes Mal lauter, funktioniert bei mir nicht.« »Oh, *du* fühlst dich noch nicht gehört? Nun, *ich* fühle mich auch nicht gehört, und ich war derjenige, der es zur Sprache brachte. Und jetzt erwartest du von mir, meine Bedürfnisse zu vergessen und auf deine zu hören?«

Wenn ich hinter meine Empörung und Abwehrhaltung blicken kann, entdecke ich oftmals einen Teil, der davon verletzt wird, wie die Person mich charakterisiert (beispielsweise als egoistisch oder rücksichtslos). Meine verletzlicheren Teile machen sich Sorgen und stellen sich die Frage, ob ich es wert bin, in dieser Beziehung zu sein, wenn ich mich nicht gegen diese Beurteilung wehren kann. Ich könnte diese Person verlieren, die so wichtig für mich ist.

Wenn ich mich lange genug beruhigen kann, um bei der automatischen Abwehrhaltung meiner Beschützer sein zu können, bin ich vielleicht fähig, bei den körperlichen Empfindungen zu verweilen. Ich kann fähig sein, mich auf mein verschlossenes Herz zu fokussieren, auf meinen schnellen Herzschlag, meine flache Atmung. Ich kann meine Teile fragen: »Seid ihr sicher, dass ihr damit weitermachen wollt? Ihr wisst schon, wohin das führt, oder?« Meine Teile antworten: »JA, WIR WISSEN DAS!«, während sich meine Fäuste ballen. Wenn ich noch einmal fragen kann, bin ich vielleicht fähig, die Eskalation zu stoppen und eine Pause einzulegen. Ich erinnere mich vielleicht daran, dass ich über viele Methoden und Fertigkeiten verfüge, die in der Vergangenheit hilfreich gewesen sind. Ich fühle, wie schlecht ich mich fühle, wie unangenehm und festgefahren sich der gegenwärtige Augenblick anfühlt. Ich erwäge, ob ich vielleicht fähig bin, etwas zu unternehmen, um die Dinge in eine andere Richtung zu lenken. Ich bringe ein wenig Gewahrsein in meine Atmung. Ich atme in den Druck, der auf mein Brustbein drückt. Ich atme in die Anspannung auf der Rückseite meines Halses. Ich atme in die Enge meines Bauchs, der mein Einatmen einschränkt. Ich bin vielleicht fähig, in das Gesicht meiner »Widersacherin« zu schauen. Sie kann zunächst unsympathisch aussehen. Ich blicke tiefer und sehe dort eine ähnliche Angst, Traurigkeit und Unsicherheit gespiegelt. Mein Herz schmilzt ein bisschen. Mit diesem winzigen Schmelzen beginnt ebenso alles andere – wie unsere Polarkappe – zu schmelzen. Gemeinsam finden wir einen Weg, in unsere übliche Kohärenz zu kommen, unsere Verletzlichkeit zu teilen und zu einem tieferen Verständnis voneinander zu gelangen.

Wenn wir uns daran erinnern können, dass unsere Natur »flüssig« ist, dass unser Körper letzten Endes zu zwei Dritteln aus Wasser besteht, kann sich die gegenwärtige Starre unserer Beschützer auflösen, die versuchen, unser Ego aufrechtzuerhalten. Bei einer Heilung sind die Erleichterung und Freude, die wir fühlen, wie die eines Babys beim Guckguck- oder Versteckspiel oder wie jene, wenn das Baby in die Luft geworfen und eine Sekunde später aufgefangen wird. Was im Gewebe gerissen war, ist nun ganz. Die neu gesponnenen Fäden der Verbindung sind wertvoller für uns aufgrund unserer Angst vor Verlust, Schmerz und Abkopplung.

Unsere Fähigkeit der Resonanz kultivieren

Selbstenergie zu kultivieren und zu verkörpern ist ein lebenslanges Unterfangen. Ich habe es wertzuschätzen gelernt, dass meine herausforderndsten Klienten mir geholfen haben, Teile zu finden, die sich andernfalls womöglich nicht gezeigt hätten. Da die Praxis der Resonanz vom Körper erfordert, ein resonantes Gefäß zu werden, kann der Therapeut Teile erforschen, die sich davor fürchten, tiefgehend körperlich, emotional und energetisch betroffen zu sein. Die meisten von uns wurden in Beziehungen verletzt, und diese noch nicht verheilten Wunden werden erschüttert, wenn wir uns für den Widerhall unserer verwundeten Klienten öffnen. Die meisten von uns haben ihren weichen, beeinflussbaren Körper als Schutz ummauert, und unsere Teile können zur Erkenntnis gelangen, dass unser Körper – unsere Atmung und unsere zellulären und organischen Prozesse – weiß, wie er etwas hereinlässt und loslässt. Das optimale Funktionieren unseres relationalen Gehirns war nie entscheidender für unser Überleben. Die kommenden Jahrzehnte werden sogar noch mehr Resilienz erfordern.

Wir bringen unseren Körper ganz in unsere Beziehung mit unseren Klienten ein, wobei wir ihn als ein schwingendes Gefäß der Heilung anbieten. Mit Mitgefühl für unsere eigenen menschlichen Einschränkungen sprechen wir aus unserem Herzen und ermutigen andere Herzen, sich für das Fließen ihrer Kraft zu öffnen. Wir waten in die Beziehungsgewässer und spüren ihre Tiefe, Temperatur, versteckte Strömungen, Strudel oder Stromschnellen. Das innere System des Klienten kommuniziert seine unbewussten Zustände an unsere empfängliche rechte Gehirnhälfte, selbst wenn wir unseren Kopf über den Beziehungsgewässern halten. Während wir uns von Augenblick zu Augenblick mit den nonverbalen rhythmischen Strukturen des inneren Systems unseres Klienten befassen, synchronisieren wir uns flexibel und fließend mit ihm. Die sensibel abgestimmten Teile des Systems unseres Klienten spüren die Möglichkeit einer sicheren, heilsamen Umgebung.

Die Beschützer des Klienten entspannen sich und ermöglichen den verletzlichen Teilen, sich von einer sicheren, mitfühlenden Beziehung gehalten zu fühlen. Ihre Geschichten von Trauma, Vernachlässigung und Zurücklassung werden wie Kieselsteine in ruhige, klare Gewässer fallen gelassen. Die Geschichten zwischen und hinter den Worten, die Geschichten, die noch nicht bereit sind, geteilt zu werden, die Geschichten, die tief im Inneren der primitiven neurologischen Strukturen versteckt sind, werden durch energetische Frequenzen in das Beziehungsfeld geschickt. Unser Herz und unser gesamter Körper empfangen und hallen mit den Erschütterungen dieser somatischen, energetischen Kommunikation wider. Unsere vom Herzen gefühlte, radikal resonante Empfänglichkeit wird wortlos übertragen und in Form von Schwingungen vom Körpergeistsystem des Klienten empfangen.

Die folgenden Übungen kultivieren unsere Fähigkeit, mit dem Nachhall impliziter Geschichten anderer in Resonanz zu treten. Mit der ersten Übung bewegen wir uns von unserem Herzen aus in eine Beziehung, und die zweite hilft uns, unsere gewohnheitsmäßigen Hör- und Reaktionsmuster zu verlagern. Mit den nächsten drei Übungen besuchen wir unsere frühesten Bindungserfahrungen vom Blastozystenstadium über den Embryo- und Geburtsprozess wieder und verkörpern sie, um uns mit unserer angeborenen Fähigkeit der Versorgung, Verbindung, Unterscheidung und des Schutzes neu zu verbinden. Wir besuchen nochmals die drei Schichten, die sich formten, als sich die Embryozellen vervielfältigten, migrierten und ausdifferenzierten und sich in drei senkrechten Schichten organisierten. Dabei bot jede Schicht das, was der sich entwickelnde Organismus zum Überleben, Wachstum und zur Entwicklung benötigte. Indem wir uns mit diesen Schichten wiederverbinden, erfahren wir unsere Fähigkeit der Versorgung, Abgrenzung und des Schutzes wie auch etwaige Hindernisse für diese angeborenen Ressourcen. Indem wir Teilen begegnen, während wir diese Schichten erforschen, können wir die Lasten unserer frühesten Bindungsverletzungen loslassen, die die Wurzel der Beziehungslasten späterer Teile sind. Während wir die unserem Körper inhärente Fähigkeit der Resonanz wiederherstellen, werden wir zu einem Gefäß, um Beziehungswunden zu heilen.

Radikale Resonanz überarbeitet sowohl das innere System des Therapeuten als auch des Klienten hin zu einer in größerem Maße verkörperten Selbstführung. Im Zustand des verkörperten Selbst ermöglicht uns unsere energetische und schwingungshafte Ausrichtung, unsere funktionale Einheit mit anderen Wesen zu erkennen. Wir erfahren unsere wechselseitige Abhängigkeit mit allem Leben und kommen zur Erkenntnis, die Daniel Siegel »die tiefe Wirklichkeit, dass wir Teil eines größeren Ganzen sind«, nennt. Radikale Resonanz bietet einen sicheren Container, um die letzten beiden Somatischen IFS-Praktiken, Achtsame Bewegung und Einfühlsame Berührung, zu erforschen und zu potenzieren.

ÜBUNGEN

Vom Herzen aus in Beziehung gehen

ZIEL: Qualitäten der verkörperten Selbstenergie, die durch eine senkrechte Ausrichtung hergestellt werden, in eine Beziehung einbringen; vom Herzen aus in Beziehung gehen.

Anleitung

Die beiden ersten Schritte dieser Übung können einzeln ausgeführt werden, die letzten beiden benötigen die Anwesenheit wenigstens einer weiteren Person im Raum. Nehmen Sie sich für jeden Schritt so viel Zeit, wie

Sie benötigen. Legen Sie Pausen ein, um körperliche Empfindungen und Gefühle wahrzunehmen, ein wenig Zeit damit zu verbringen, die Erfahrung entweder zu genießen oder etwaige Blockaden zu erforschen, und um Teile zu finden und ihnen zu geben, was sie brauchen.

1. Verbinden Sie sich mit dem, was sich über und unter Ihnen befindet. Fokussieren Sie sich, im Stehen oder Sitzen, auf Ihre Knochen, von den kleinen Knochen Ihrer Füße aufwärts über Beckenboden, Wirbelsäule, Rippen, Brustbein bis hin zum Schädel. Verlagern Sie sich, um diesen Knochen zu ermöglichen, sich von unten unterstützt zu fühlen. Stellen Sie sich vor, wie eine Pflanze durch den Fußboden hindurch in der Erde verwurzelt zu sein. Während Sie verwurzelt sind, können Sie auch aufwärts treiben? Spüren Sie in den Raum über Ihnen und um Sie herum hinein, und atmen Sie diese Geräumigkeit in Ihren Körper. Fühlen oder stellen Sie sich einen Energiefluss vor, der durch diese vertikale Linie aus dem Erdkern zu den weitesten entfernten Ausläufern des Weltraums reist.

2. Bewegen Sie sich auf der horizontalen Ebene: Während Sie sich bewegen, legen Sie häufige Pausen für Augenblicke des Gewahrseins ein. Erforschen Sie Ihre Beziehung zum Sie umgebenden Raum, während Sie sich in irgendeine Richtung und irgendeine Position bewegen. Laden Sie Ihre Neugier über Ihr inneres System ein, Ihre Bewegungen zu leiten. Nehmen Sie wahr, ob Sie Ihre vertikale Ausrichtung aufrechterhalten können, während Sie sich auf dieser horizontalen Ebene bewegen. Falls nicht, nehmen Sie sich einen Moment Zeit, um sie wiederherzustellen.

3. Bewegen Sie sich in der Beziehungsebene: Dehnen Sie Ihr Gewahrsein aus, um andere im Raum miteinzuschließen. Nehmen Sie wahr, ob es Teile gibt, die sich mit anderen verbinden wollen, und Teile, die dies nicht wollen. Atmen Sie in Ihr Herz und spüren Sie seinen Ort längs der vertikalen Linie. Fordern Sie Ihr Herz auf, Ihre Bewegung zu führen. Wenn Ihr Herz Sie dazu hinzieht, sich mit einer anderen, sich ebenso vom Herzen

aus bewegenden Person zu verbinden, lassen Sie sich von Ihrem Herzen führen, während Sie erwägen, wie Sie diese Verbindung nonverbal ausdrücken können – entweder mit oder ohne körperlichen Kontakt.

4. Eine Option, sich körperlich zu verbinden, ist Rücken an Rücken, entweder stehend oder sitzend. Nehmen Sie sich Zeit, damit beide sich an Größenunterschiede anpassen, sich wohlfühlen und spüren können, wie ihre Rücken sich gegenseitig berühren. Dabei erhalten beide ihre vertikale Ausrichtung aufrecht. Spüren Sie in den Kontakt hinein. Nehmen Sie die Empfindungen und die Bewegungen wahr; experimentieren Sie mit anderen Bewegungen. Experimentieren Sie mit Tönen – mit Summen, Vokaltönen, dem Spüren des Widerhalls. Spielen Sie mit dieser Weise, in Beziehung zu sein, und nehmen Sie die Beziehungsdynamik wahr.

Reflexion

1. Arbeiten Sie paarweise und wechseln Sie sich dabei ab, sich mitzuteilen, was Sie während der ersten beiden Schritte – einschließlich Ressourcen und Hindernisse – wahrgenommen haben, während Sie die vertikale Ausrichtung herstellten und dann in die horizontale Ebene wechselten.
2. Wie haben Sie beide sich entschlossen, sich zu verbinden? Welchen Unterschied machte es, sich dabei vom Herzen führen zu lassen?
3. Wie hat sich Ihre Beziehung hinsichtlich Kommunikation sowie Führen und Folgen entwickelt?
4. Wie fühlen Sie sich nun innerlich und gegenüber der anderen Person? Hat Ihre senkrechte Ausrichtung die Art und Weise verändert, in Beziehung zu sein?
5. Gibt es irgendetwas, was Sie aus dieser Erfahrung in Ihre anderen Beziehungen mitnehmen?

Rezeptivität entwickeln

ZIEL: Diese Gruppenübung entwickelt die Fähigkeit, in Resonanz zu sein. Sie üben, die Hörgewohnheiten über das Empfangen des verbalen Inhalts hinaus zu erweitern. Eingeschlossen werden nonverbale Sprache, die inneren Erfahrungen des eigenen Körpergeists und Informationen aus dem Feld der Selbstenergie.

Anleitung

1. Bilden Sie Gruppen aus fünf Personen. Jede Person wird eine Aufgabe haben, und die Aufgaben werden rotieren. Es gibt einen Sprecher und vier Zuhörer, wobei jeder Zuhörer sich einem anderen Modus widmet, den Fluss der Energie und Information vom Hörer zu empfangen. Die Zeitmessung wird von der Gruppe geteilt und strikt eingehalten, indem dem Sprecher am Ende seiner Zeit eine Uhr gereicht wird. Die Zuhörer können sich kurze Notizen machen.
2. Der Sprecher wendet sich Zuhörer 1 zu und spricht drei Minuten lang über ein Thema seiner Wahl.
3. Zuhörer 1 fokussiert sich hauptsächlich auf den verbalen Inhalt der Geschichte des Sprechers. Zuhörer 2 fokussiert sich auf die nonverbale Sprache des Sprechers. Zuhörer 3 widmet sich den Antworten seines eigenen Körpergeists. Zuhörer 4 ist offen, Informationen aus dem Feld der Selbstenergie zu empfangen, selbst wenn es irrelevant erscheint.
4. Jeder Zuhörer berichtet eine Minute lang von seiner Hörerfahrung.
5. Der Sprecher antwortet eine Minute lang.
6. Die Rollen werden getauscht.

Reflexion

1. Wenn alle an der Reihe gewesen sind, reflektiert jeder Teilnehmer über die Erfahrung, ein Zuhörer zu sein. Welche Rolle fühlte sich am vertrautesten an? Welche war am angenehmsten, schwierigsten, überraschendsten?
2. Jeder Teilnehmer reflektiert über seine Erfahrung als Sprecher, dem in vier verschiedenen Modi zugehört wurde. Fühlten Sie, dass mit Ihnen in Resonanz gegangen wurde? Fanden Sie, dass ein Modus des Zuhörens die Resonanz am stärksten förderte?
3. Ist es möglich, gleichzeitig in allen vier Modi zuzuhören?
4. Welche der Modi/Aufgaben möchten Sie stärker in Ihre Hörgewohnheiten integrieren?

Die embryonalen Wurzeln unserer Resonanz verkörpern

Die ersten drei Schritte der folgenden drei Übungen können allein ausgeführt werden, die nachfolgenden benötigen einen Partner.

Von der Körpervorderseite aus in Resonanz sein

Unsere früheste Bindungserfahrung schloss die Körpervorderseite ein. Aus dieser Vorderseite wuchs die Nabelschnur, die mit der Gebärmutterwand verbunden war. Diese embryonale Schicht durchwanderte verschiedene Umformungen, um unsere Organe der Verdauung und Ausscheidung zu werden.

ZIEL: Sich wieder mit der angeborenen Fähigkeit des Embryos verbinden, eine sichere und befriedigende Bindung einzugehen, indem die Körpervorderseite des Embryos und das sich entwickelnde Entoderm, die Quelle unserer Bauchweisheit, verkörpert werden.

Anleitung

1. Bringen Sie Gewahrsein in Ihre Körpervorderseite. Streichen Sie mit Ihren Händen von Ihrem Gesicht bis zu Ihren Füßen. Bewegen Sie sich von Ihrer Körpervorderseite aus durch den Raum. Beginnen Sie wahrzunehmen, welche bestimmten Qualitäten Sie in Ihrer Körperfront finden. Ermöglichen Sie diesen Qualitäten, sich durch Ihre Bewegung auszudrücken.
2. Bringen Sie Ihre Hände zu Ihrem Nabel. Fühlen Sie, wie Ihre Atmung Ihren Nabel auf und ab bewegt. Erinnern Sie sich daran oder stellen Sie sich vor, wie Ihre Nabelschnur wuchs, die Gebärmutter erreichte und sich entweder fest mit Ihrer Mutter oder dem Kern der Erde verband. Durch diese Verbindung empfangen Sie alles, was Sie brauchen, körperlich und emotional. Durch diese Nabelschnur können Sie auch etwaige Lasten von Teilen loslassen, die Sie aufgenommen haben, und sie durch die Generationen zurückschicken.
3. All diese Nahrung erhaltend, wächst Ihr Körper und entwickelt eine Röhre, Ihre Bauchröhre, die von Ihrem Mund bis zum Anus reicht. Sie haben nun die Freiheit, sich von der wässrigen Gebärmutter zu lösen und an Land zu treten.
4. Während Sie sich an Land bewegen – stehend, sitzend oder liegend –, bleiben Sie mit Ihrer Bauchröhre verbunden. Bringen Sie Gewahrsein in Ihre Lippen, Ihre Zunge, Mund, Speiseröhre, Magen, Eingeweide und Anus, während Sie sich durch den Raum bewegen, etwaiger Unterschiede, wie Sie Ihre Umgebung wahrnehmen, gewahr.

5. Nehmen Sie andere im Raum wahr. Sie haben vielleicht ein »Bauchgefühl«, wen Sie als Übungspartner haben wollen – falls Sie einen Partner haben wollen. Bewegen Sie sich von Ihrer Körpervorderseite aus auf diese Person zu.
6. Bewegen Sie sich gemeinsam, jeder von seiner Körperfront, von seiner Bauchröhre aus. Nehmen Sie die Qualität der Bewegung wahr. Ist es mit dieser Schicht der angeborenen Fähigkeit zur Ernährung leichter oder herausfordernder, von der Erfahrung Ihres Partners betroffen zu werden?
7. Wenn es sich stimmig anfühlt, sich verbal mitzuteilen, wechseln Sie sich ab, zueinander zu sprechen und sich gegenseitig zuzuhören, jeder von seiner Körpervorderseite aus.

Reflexion

1. Benennen Sie die Qualitäten, die Sie als Erstes wahrgenommen haben, als Sie sich von Ihrer Körpervorderseite aus bewegten. Unterscheiden sie sich von den Qualitäten, die Sie gewöhnlich wahrnehmen, während Sie sich durch die Welt bewegen?
2. Benennen Sie etwaige Gefühle, Empfindungen, Bilder oder Gedanken, die aufstiegen, als Sie sich durch Ihren Nabel verbanden. Welche Nahrung erhielten Sie? Ließen Sie irgendwelche persönlichen oder intergenerationalen Erblasten aus Ihrer Zeit in der Gebärmutter los?
3. Wie unterscheidet sich Ihre »Bauchweisheit« von Ihrer intellektuellen Weisheit?
4. Als Sie von Ihrer Körpervorderseite aus mit jemand anderem nonverbal und verbal in Beziehung waren, wie glich oder unterschied es sich von Ihrer gewöhnlichen Weise, in Beziehung zu sein? Wie fühlte es sich an, von Ihrer Körperfront aus zu sprechen? Von ihr aus zuzuhören? Bis zu welchem Grad waren Sie bereit, von der Erfahrung Ihres Partners betroffen zu werden?

5. Was haben Sie über Ihr eigenes Körpergeistsystem aus diesem Beziehungsaustausch gelernt?
6. Haben Sie das Gefühl, dass es Menschen oder Situationen gibt, mit denen es günstig wäre, von Ihrer Körpervorderseite aus in Beziehung zu sein?

Von der Körperrückseite aus in Resonanz sein

Als sich die hintere Schicht bildete, sandte sie eine umhüllende Schutzmembran aus, die eine flüssigkeitsgefüllte Fruchtblase wurde. Diese wurde schließlich zu unserer Haut und unserem Nervensystem.

ZIEL: sich wieder mit der angeborenen Fähigkeit des Embryos für Schutz und sichere Bindung verbinden, indem die Körperrückseite des Embryos und das sich entwickelnde Ektoderm verkörpert werden.

Anleitung

1. Bringen Sie Gewahrsein durch eine der folgenden Methoden in Ihre Körperrückseite: Lassen Sie Ihren Atem in Ihren Rücken gelangen, bewegen Sie Ihre Wirbelsäule, berühren Sie Ihre Körperrückseite von oben nach unten, legen Sie sich mit dem Rücken auf den Boden, bitten Sie einen Partner, die Rückseite Ihres Körpers zu berühren, stehen Sie Rücken an Rücken.
2. Bewegen Sie sich im Stehen von Ihrer Körperrückseite aus. Blicken Sie aus dem Blickwinkel der Rückseite Ihres Körpers auf andere. Nehmen Sie wahr, welche Empfindungen, Gefühle und Qualitäten aufsteigen. Teile? Beschützer? Verbannte? Das Selbst?
3. Erinnern Sie sich daran oder stellen Sie sich vor, wie Ihre Körperrückseite eine schützende Membran ausbildet, die Sie zur Gänze umgibt und sich an der Gebärmutterwand befestigt. Wenn Sie wollen, können Sie sich eine Decke nehmen und sich damit umhüllen, um sich besser an

diesen Schutz zu erinnern. Fühlen Sie sich in dieser gefahrlosen, schützenden Blase sicher gehalten, gebadet in Flüssigkeit der Gebärmutter, frei, derjenige zu werden, der Sie sind.

4. Diese Schicht der Körperrückseite bildet auch eine Röhre, die sich schließlich zu Ihrem Gehirn und Ihrer Wirbelsäule entwickelt. Sie wird auch zu Ihrer Haut und den Wahrnehmungsorganen.

5. Wenn Sie sich bereit fühlen, diese wässrige Welt der sicheren Verbindung zu verlassen, um an Land zu steigen, finden Sie eine Möglichkeit, diesen intrauterinen Schutz mit sich zu nehmen. Bringen Sie Gewahrsein in Ihre Haut, Ihre Wirbelsäule, Ihr Gehirn und Ihre Sinne. Spüren Sie, wie diese Strukturen Sie heute schützen. Bewegen Sie sich stehend, sitzend oder liegend von Ihrer Körperrückseite aus durch den Raum, etwaiger Unterschiede, wie Sie Ihre Umgebung wahrnehmen, gewahr.

6. Nehmen Sie andere im Raum wahr, und sehen Sie, ob eine Offenheit besteht, sich mit anderen zu verbinden. Bewegen Sie sich von Ihrer Kör perrückseite aus zu dieser Person. Bewegen Sie sich gemeinsam, jeder von seiner Körperrückseite aus – Wirbelsäule, Haut, Nervensystem. Nehmen Sie die Qualität der Bewegung wahr. Ist es mit dieser Schicht des Schutzes und der Abgrenzung leichter oder herausfordernder, von der Erfahrung Ihres Partners betroffen zu werden?

7. Wenn es sich stimmig anfühlt, sich verbal mitzuteilen, wechseln Sie sich ab, zueinander zu sprechen und sich gegenseitig zuzuhören, jeder von seiner Körperrückseite aus.

Reflexion

1. Benennen Sie die Qualitäten, die Sie als Erstes wahrnahmen, als Sie sich von Ihrer Körperrückseite aus bewegten.

2. Benennen Sie etwaige Gefühle, Empfindungen oder Gedanken, die aufstiegen, als Sie diesen Schutz angeboten bekamen. Wie haben Ihre Teile darauf reagiert? Verletzliche Teile? Schützende Teile?

3. Wie schützen Ihre Haut und Ihr Nervensystem Sie heute? Auf welche Weise bieten Sie Ihrem Körpergeistsystem den notwendigen Schutz?
4. Welche Unterschiede erfuhren Sie, als Sie von Ihrer Körperrückseite aus wahrnahmen, sich bewegten und in Beziehung waren?
5. Wie fühlte es sich an, von Ihrer Körperrückseite aus zu sprechen? Von ihr aus zuzuhören? Wie beeinflusst Ihre Körperrückseite Ihre Bereitschaft, die Erfahrungen Ihres Partners zu empfangen und mit Ihnen in Resonanz zu sein?
6. Was haben Sie über Ihr eigenes Körpergeistsystem aus diesem Beziehungsaustausch gelernt?
7. Haben Sie das Gefühl, dass es Menschen oder Situationen gibt, mit denen es günstig wäre, von Ihrer Körperrückseite aus in Beziehung zu sein?

Vom Mittelkörper aus in Resonanz sein

Ungefähr vier Wochen nach der Zeugung bildet sich die Mittelschicht, die die vordere und hintere Schicht verbindet. Diese mittlere Schicht wird schließlich zum Mesoderm: Skelett, Muskeln, Bindegewebe, Herz, Blutgefäße, Nieren.

ZIEL: sich wieder mit den vielfältigen kreativen Möglichkeiten zur Verbindung und Abgrenzung verbinden, indem die mittlere Schicht des sich entwickelnden Embryos verkörpert wird.

Anleitung

1. Bringen Sie Gewahrsein in die mittlere Schicht Ihres Körpers, wo Ihre Körpervorder- und -rückseite aufeinandertreffen. Ziehen Sie mit Ihrer Hand eine Linie von der Spitze Ihres Kopfes nach unten entlang der Seite Ihres Körpers, und stellen Sie sich dabei vor, dass diese Schicht Ihren Körper durchzieht.

2. Legen Sie sich mit jeder Seite auf den Boden und werden Sie mit dieser Schicht vertrauter. Können Sie spüren, welche Qualitäten zu dieser mittleren Schicht gehören? Spüren Sie Ihre Fähigkeit, die vordere und hintere Schicht zu verweben und zu verbinden, während sie zugleich getrennt bleibt?

3. Bewegen Sie sich stehend von Ihrem Mittelkörper aus. Diese Schicht verband Ihren ganzen Körper, als sie sich zu Ihren Knochen, Muskeln und Faszien entwickelte. Bewegen Sie sich von Ihren Knochen aus. Bewegen Sie sich von Ihren Muskeln aus. Bewegen Sie sich von den Faszien aus, die alles umfassen, verbinden und Ihnen Form geben.

4. Ein anderes Organ, das sich aus dieser mittleren Schicht entwickelt hat, ist das Herz. Spüren Sie in Ihr Herz hinein, das kraftvoll und fleißig Blut in jede Zelle zirkulieren lässt: als ein Energiefeld, das viel stärker ist als das Gehirn, und als das Subjekt von Liebesliedern und der Dichtung.

5. Lassen Sie Ihre Knochen, Muskeln und das Herz sich zu einem Partner bewegen. Ihr Bindegewebe umhüllt und trennt jede Körperstruktur und ist der Weg der Kommunikation und Verbindung. Spüren Sie Ihre Getrenntheit von Ihrem Partner wie auch Ihre Verbindung mit ihm.

6. Erforschen Sie zusammen mit Ihrem Partner Ihre Verbindung: in Bewegungslosigkeit und Stille, mit Worten und Bewegung, durch die Vorder-, Mittel- und Rückseiten des Körpers. Ist es möglich, durch alle drei Schichten simultan zu interagieren, von Ihrem Bauch, Ihrem Gehirn und dem Herzen aus?

7. Treten Sie einem anderen Paar bei, um eine Vierergruppe zu bilden. Drei Personen wählen jeweils eine Schicht aus, um mit der vierten Person in Resonanz zu treten. Die vierte Person spricht oder bewegt sich drei Minuten lang, während jede der resonanten Personen von ihrer Vorder-, Mittel- und Rückseite des Körpers antwortet. Tauschen Sie anschließend die Rollen und diskutieren Sie.

Reflexion

1. Benennen Sie die Qualitäten, mit denen Sie sich in Ihrer mittleren Schicht verbanden und die sich von der vorderen und hinteren Schicht unterschieden. Welche dieser drei sind Ihnen vertrauter und werden von Ihnen gewohnheitsmäßig genutzt, um wahrzunehmen, sich zu bewegen, zu sprechen und zuzuhören?

2. Benennen Sie etwaige Gefühle, Bilder oder Gedanken, die aufstiegen, als Sie sich mit Ihrem Mittelkörper verbanden.

3. Wie erleichtern die Systeme – Knochen, Muskeln, Bindegewebe und Herz –, die sich aus dieser embryonalen Schicht entwickelten, Ihre Resonanz?

4. Was haben Sie über Ihr Körpergeistsystem gelernt, während Sie mit Ihrem Partner in Beziehung waren, wobei jeder von Ihnen jede Schicht – sich fließend zwischen ihnen bewegend und sie kombinierend – erforschte?

5. Wie fühlte es sich an, mit Ihrem Bauch, Ihrem Herzen und dem Gehirn zugleich zu hören? Haben Sie sich zwischen ihnen hin- und herbewegt? Ist Ihnen eine Schicht vertrauter?

6. Was sind die Gaben und Beschränkungen jeder Schicht? Wie arbeiten sie zusammen, um Ihnen zu helfen, in Resonanz zu sein? Gibt es Menschen oder Situationen, bei denen eine bestimmte Schicht Ihres embryonalen Körpers es erleichtert, in höherem Maße betroffen und in Resonanz zu sein sowie die implizite Geschichte eines anderen zu revidieren?

5

Achtsame Bewegung: Den Fluss wiederherstellen

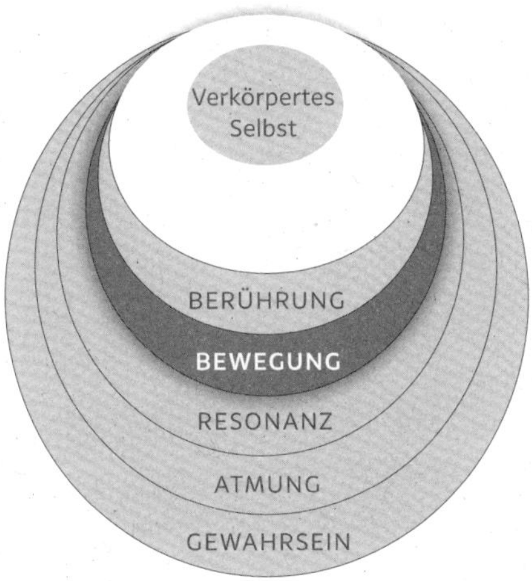

Bewegung?«, könnte eine Therapeutin sagen. »Ich kann dieses Kapitel überspringen. Das gehört nicht zu meinem Gebiet.« Die meisten Therapeutinnen und Klientinnen nehmen an, dass sie für die Dauer der Sitzung in ihren Stühlen wie geparkt sitzen werden. Sogar viele Tanztherapeutinnen berichten mir, dass sie typischerweise einen Großteil der Sitzung mit ihren Klientinnen sitzend verbringen. Zu sitzen und unsere Bewegungsimpulse zu kontrollieren ist eine der vielen gesellschaftlichen

Normen, die unser Verhalten steuern und soziale Ängste mindern. Wir haben durch unsere frühen Erfahrungen in der Schule gelernt, die Impulse, unsere Neugier, unsere Aufregung und unsere Angst durch Bewegung auszudrücken, zu unterdrücken. Stattdessen sitzen wir ruhig und bewegen uns nur, wenn wir die Erlaubnis dafür bekommen, und dann gewöhnlich nur auf eine vorgeschriebene Weise. Es gibt für jene Kinder, denen es schwerfällt, sich diesen Erwartungen zu unterwerfen, bestimmte Bezeichnungen. Im Lauf der Jahre haben wir viele Wege entwickelt, unsere Bewegungsimpulse zu kontrollieren oder zu ignorieren, bis es uns in Fleisch und Blut übergangen ist.

Und doch hat es Auswirkungen auf unsere Gesundheit, zu viel zu sitzen und unsere natürlichen Bewegungsimpulse zu unterdrücken. Bewegung ist eine vorrangige Weise, um Gefühle auszudrücken und sie kennenzulernen. Durch Bewegung können sie einen Weg finden, frei zu fließen. Die Praxis der Achtsamen Bewegung kann die inaktiven Impulse, sich zu bewegen, offenbaren und auf eine sichere Weise den Fluss unserer Gefühle und unserer Lebenskraft wiederherstellen.

Und wir brauchen nicht im Raum umherzuspringen. Wenn ich diese Praxis in einem Seminar vorstelle, sehen mich einige Teilnehmerinnen mit Bedenken an. Bewegung kann eine Quelle der Scham und der Lächerlichkeit gewesen sein. Sie können angetrieben worden sein, beim Tanzen oder Sport Bestleistungen zu bringen. Ihre beschützenden Teile wollen vermeiden, wieder ihre Unzulänglichkeiten preiszugeben. Diese Teilnehmerinnen atmen vor Erleichterung auf, wenn ich sie auffordere, sich erst mal einfach auf den Boden zu legen. In der Bewegungslosigkeit fällt die Geschäftigkeit des Lebens ab. Sie beginnen, der Unterstützung durch den Boden unter ihnen zu vertrauen. Sie fangen an, die subtilen Bewegungen wahrzunehmen, die in ihrem Körper auftreten. Sie werden einer Bewegung gewahr, die geschehen möchte. Sie entdecken vielleicht, dass die Bewegung einen Weg für etwaige Heilung öffnet.

Bewegung ist der vorrangige Weg, durch den wir unsere Emotionen ausdrücken. Die lateinische Wurzel des Wortes »Emotion« ist *emovere*, »sich herausbewegen«. Charles Darwin ist in seinem grundlegenden Werk *Der Ausdruck der Gemütsbewegungen bei dem Menschen und den Tiere*n zum Schluss gelangt, dass wir menschliche Wesen ebenso wie viele Tiere unsere Gefühle durch Bewegung ausdrücken: subtil durch ein Grinsen, Lächeln, Blinzeln oder zusammengepressten Kiefer oder offensichtlicher durch Rennen, Umarmen, Schlagen oder Sich-tot-stellen.[45] Im Gegensatz zu wilden Tieren haben Menschen Teile, die Angst davor haben, dass sie für den Ausdruck ihrer Gefühle verurteilt oder zurückgewiesen werden. Deshalb begraben sie ihre Gefühle und managen ihre Bewegungen. Dennoch werden die Gefühle nach einer Möglichkeit Ausschau halten, »sich herauszubewegen«.

Unser Körper ist Teil dieser sich bewegenden Welt. Sonne, Mond, Flüsse, Meere, Wolken, Bäume, Gräser und Tiere – sie alle bewegen sich mit unterschiedlicher Geschwindigkeit, mit unterschiedlichen Zyklen, in Spiralen und Wellen. Wenn wir unsere hektischen, gehetzten Aktivitäten anhalten, nehmen wir das rhythmische Pulsieren unseres Herzens und unsere Atmung wahr. Wir bemerken das Rumpeln unserer Verdauung und leichte faszikuläre Muskelzuckungen unter der Haut. Wir können uns fühlen, als ob wir für immer auf dem Boden liegen wollten. Wir rollen uns vielleicht auf der Seite zusammen oder kugeln auf dem Boden herum. Wir dehnen uns aus und ziehen uns zusammen, füllen und leeren uns, beugen und strecken uns, spannen uns an und entspannen. Wir bewegen uns auf etwas zu und strecken uns danach aus. Wir bewegen uns von etwas davon und schrecken davor ab. Während wir aufmerksam die groben und subtilen Wege verfolgen, in denen unsere Lebensenergien fließen, entdecken wir, wenn aus einer Bewegung die nächste hervorgeht, Teile, deren Geschichte womöglich am besten durch Bewegung erzählt werden kann.

Wir bewegen uns im Mutterleib, und wir hören niemals damit auf, bis wir unseren letzten Atemzug ausatmen. Unsere motorischen Fähigkeiten entwickeln sich über unsere ganze Lebensspanne hinweg. In jedem Alter werden unsere Gefühle, Absichten, Überzeugungen, Bedürfnisse und unser Verlangen durch Bewegung ausgedrückt. Sie treiben die motorische Entwicklung an. Die frühen Bewegungsmuster nehmen in der Gebärmutter ihren Ausgang und entwickeln sich schnell im ersten Lebensjahr. Bewegungen, um auf der Seite zu liegen, die Kopfhaltung zu korrigieren zu rollen, auf dem Bauch zu robben, auf alle viere zu kommen sowie einen Weg zu finden, zu sitzen, zu stehen und zu laufen, bilden die Grundlage für komplexere Bewegungen. Wenn die Bewegung uneingeschränkt und integriert ist, fließt das Leben frei.

Zwischen der Zeugung und dem Tod begegnen wir allerdings vielen Situationen, – körperlich und emotional – die unsere motorische Entwicklung beeinträchtigen können. Wenn uns eine sichere Bindung fehlt, werden bestimmte Bewegungen als gefährlich wahrgenommen. Wir waren vielleicht nicht fähig, uns auf einen Elternteil, dessen Verhalten unvorhersehbar war, zuzubewegen oder uns von ihm wegzubewegen. Unsere eigene natürliche Geschwindigkeit des motorischen Lernens kann von ängstlichen oder kontrollierenden Managerteilen der Eltern beeinträchtigt worden sein. Ein frühes Trauma kann unsere natürliche Entfaltung unterbrochen haben, indem unser sich entwickelnder Körper in einem erschöpfenden Kreislauf der Überaktivierung und Ruhigstellung gefangen wurde. Einmischung in unsere motorische Entwicklung und ihre Unterbrechung – beides beeinflusst unsere Wahrnehmungsentwicklung, unsere kognitive und soziale Entwicklung sowie unsere lebenslangen Bewegungsmuster. Gewahrsein in die Geschichte einer blockierten motorischen Entwicklung zu bringen und dieser eine Einladung auszusprechen, bietet einen Weg zur Heilung und Wiederherstellung des Flusses.

Die Geschichten einer unterbrochenen motorischen Entwicklung – von den frühesten Anfängen an und durch die Kindheit hindurch – warten darauf, dass ihnen jemand zuhört. Verletzliche Teile sehnen sich danach, dass ihre Geschichten gehört werden. Bewegung kann der einzige Kanal dafür sein. Sie können uns ihre Versuche zeigen, sich auf jemand zuzubewegen, sich festzuhalten oder jemand wegzudrücken. Ihre eingesperrten Gefühle wollen die Erlaubnis haben, sich herauszubewegen, der Reihe nach durch den Körper zu laufen, bis zum Abschluss. Wenn die aufsteigenden Energien der Verbannten das ganze System bedrohen, schreiten Beschützerteile ein. Beschützer nutzen nervöses Zappeln, Extremsport und sexuelles Ausagieren sowie im extremsten Fall Suizid und Totschlag, um von den Geschichten der Verbannten abzulenken oder zu versuchen, die aufgestaute Energie zu besänftigen oder zu entladen. Beschützende Teile können auch Fitnessübungen nutzen, um Bilder zu managen, die Wettbewerb, Lampenfieber, Perfektionismus und stumpfsinnige Wiederholung fördern. Beschützer können Feindschaft ausdrücken, während Finger in die Luft stechen oder Hände den Körper schlagen. Sie nutzen die horizontalen »Scharniere« im Körper, die für Bewegung geschaffen sind – Kiefer, Hals, Rücken, Hüfte, Knie und Füße –, um den freien Fluss des Ausdrucks anzuhalten. An diesen Gelenken blockieren die Beschützer die Impulse, zu treten, zu rennen, zu beißen, zu saugen, zu schreien, zu sprechen oder Freude, Neugier, sexuelle Energie, Ausscheidung auszudrücken.

Die unterbrochene Bewegungsgeschichte der Teile kann über Jahre in erstarrten Haltungen und Gesichtern, sich wiederholenden Gesten, chronischem Schmerz und Steifheit stagnieren. Somatische IFS-Therapeutinnen laden Gewahrsein in Bewegungen – und in den Mangel an Bewegung – ein, da beide äußere Manifestationen der inneren Welt der Klientin sind. Klientinnen streicheln über ihr Gesicht oder Haar, umarmen ihren Körper, berühren ihr Herz, zucken mit den Achseln, drehen sich weg und krümmen ihre Schultern in Richtung ihrer Ohren. Wir laden Achtsames Gewahrsein in diese Bewegungen ein. Wenn sie uns zu den nicht erzählten Geschichten von Teilen führen, finden wir die Teile, fokussieren uns auf sie und finden mehr über sie heraus. Wenn es scheint, dass eine Bewegungsgeschichte blockiert worden ist, initiieren wir eine subtile Bewegung, um sie zu befreien. Willkommen heißende und bezeugende Bewegung ermöglicht der Geschichte, die im Gewebe gehalten wird, sich zu entfalten.

Ich bekam das erste Mal eine Vorstellung von der Nützlichkeit der Achtsamen Bewegung, als meine Bemühungen als Körpertherapeutin, dem fünfzehnjährigen Jason mit seinen Schulterschmerzen zu helfen, keinen Erfolg zeigten. Ich hörte auf, an seinem Gewebe zu arbeiten, und fragte ihn, wann er das erste Mal diesen Schmerz gefühlt hat. Er sagte mir, dass ein anderer Junge ihn wütend gemacht habe. »Hattest du Lust, ihn zu schlagen?«, fragte ich. »Oh, das würde ich niemals tun«, antwortete er rasch. »Ja, natürlich, aber *wolltest* du es?« »Nun ja, klar!«, antwortete er. »Zeig mir einfach, ganz langsam, wie du das gemacht hättest.« Jason nahm eine Position ein, ballte seine rechte Hand zur Faust, zog seinen Arm zurück und erlaubte der Kreiselbewegung langsam, von seiner Schulter aus durch seine Faust herauszufließen. Als er fähig war, den unterbrochenen Bewegungsimpuls zu vervollständigen, verließ die Anspannung seinen Rücken. Er ging mit einem zufriedenen Lächeln davon. Aus dieser Erfahrung lernte ich, dass eine Empfindung von Schmerz oder Taubheit ein Zeichen eines unterbrochenen Bewegungsimpulses sein kann, zu schlagen, sich nach etwas auszustrecken, etwas wegzudrücken oder sich auszuruhen. Wenn die Bewegungsgeschichte erzählt und bezeugt wird, werden die Leichtigkeit und der Fluss im Körper wiederhergestellt.

Achtsam ausgeführte Bewegung hilft uns auch, verkörperte Selbstenergie zu kultivieren. Es gibt viele Bewegungspraktiken – wie die vielen Formen des Yoga, Selbstverteidigung, Kampfkünste und Tanz –, die allesamt Qualitäten der Selbstenergie unterstützen. Sie fördern mentale Klarheit, Ruhe und Fokus. Sie helfen, chronische Stressmuster zu lindern und stärken das Körpergewahrsein. Die Somatische IFS-Therapie ermutigt Klientinnen, eine regelmäßige Bewegungspraxis zu entwickeln, um ihren Heilungsprozess zu unterstützen und voranzubringen. Es ist wichtig zu berücksichtigen, dass unsere Teile all diese Praktiken vereinnahmen werden, um ihre beschützenden Rollen zu erfüllen. Sie wenden spirituelle Praktiken an, um Gefühle zu vermeiden. Sie können joggen oder körperliche Ertüchtigung ins Extreme steigern. Sie können *Asanas, Katas* und choreografierte Tanzbewegungen mit einer kompetitiven Einstellung oder Perfektionismus-Anspruch praktizieren. Wenn diese Praktiken von Teilen angenommen werden, können sie den Klientinnen bei der Kultivierung ihrer verkörperten Selbstenergie behindern.

Beim Besuch einer nationalen Kampfkunstkonferenz der Frauen bewunderte ich die kraftvollen, fließenden und geschickten Bewegungen der erfahrenen Karate- und Aikido-Praktizierenden. Da ich selbst keine Kampfkunstexpertin bin, besuchte ich mit meinem wunden, müden Körper ein Seminar, das eine freiere Ausdrucksform der Bewegung anbot. Als ich anfing, mich zur Musik und unter der Führung der Leiterin zu bewegen, sah ich, dass viele der anderen Teilnehmerinnen sich so durch den Raum bewegten, als ob sie sich vor unsichtbaren Angreifern verteidigten. Sie schienen nicht zu wissen, wie sie ihren Bewegungen ermöglichen konnten, aus ihrem inneren Antrieb, der Musik, der Umgebung oder der Gruppenenergie heraus zu fließen, und so fielen sie zurück in ihre gewohnheitsmäßigen, choreografierten *Katas*. Das stimmte mich traurig und ließ mich mit dem Entschluss zurück, die Teilnehmerinnen dazu einzuladen, Gewahrsein in ihre Bewegungen zu bringen, um wahrzunehmen, ob es Teile gibt, die habituelle Muster ausführen. Die Energie im Raum veränderte sich, als die Teilnehmerinnen mit ungewohnten Bewegungen experimentierten, die sie oftmals überraschten.

Wieso Achtsame Bewegung?

Achtsame Bewegung vermeidet ausdrücklich, die traumatische Erfahrung nachzuspielen. Somatisches IFS unterscheidet sich von einem ausschließlich kathartischen Ansatz der Traumatherapie. Die Geschichten der Traumata, die im Körper eingefroren sind, müssen allmählich durch achtsames, von Augenblick zu Augenblick reichendes Bezeugen durch verkörperte Selbstenergie aufgetaut werden. Wenn der Klient mit der traumatischen Erinnerung in Berührung kommt, könnte eine von intensiven Gefühlen angetriebene Bewegung zu einer Überflutung oder Retraumatisierung führen. Sorgsames somatisches Beobachten bestimmt die Geschwindigkeit des Ausdrucks. Die Bewegungsgeschichte – von den ersten Versuchen, sich in Sicherheit zu bringen über die adaptierten Reflexe, zu kämpfen oder zu fliehen, bis zum Zusammenbruch, wenn die Ressourcen des Körpers erschöpft sind – kann langsam und gefahrlos erneut besucht werden.

Wir bringen Achtsames Gewahrsein in die Impulse, wegzurennen oder zu kämpfen, und leiten sanfte Bewegungen in den kollabierten oder tauben Bereich des Körpers ein. Achtsame Bewegung kann die abgestumpften Reaktionen wiederherstellen und körperlich einen Gegensatz bilden zur Überwältigung und Hilflosigkeit des Ereignisses. Bessel van der Kolk erklärt in *Verkörperter Schrecken*, dass der mediale präfrontale Cortex, den er als »Wachturm« bezeichnet, der Bereich des Gehirns sei, der während des Traumas die Traumaopfer verließ. Er müsse wieder aktiviert werden. Achtsamkeit nutzt diesen Bereich des Gehirns und führt zu Veränderungen in diesem und anderen Bereichen, die mit dem Körpergewahrsein und Angst in Beziehung stehen. Bewegung ist eine der Praktiken, die er empfiehlt, um das Gewahrsein des Körpers zu erleichtern und das Körpersystem hinsichtlich der Erregungsregulierung zu stärken.[46]

Achtsamkeit schafft die Bedingungen, damit verkörperte Selbstenergie bei den Teilen präsent sein kann, wenn sie sich zu erkennen geben. Sie stellt sicher, dass der Teil die traumatische Erfahrung, sich überwältigt und allein zu fühlen, nicht wiederholen wird, während er versucht, die schmerzhafte Geschichte in den Archiven des Gedächtnisses wiederzufinden. Die Therapeutin ermutigt die Klientin nicht, die gesamte emotional aufwühlende Erfahrung nochmals zu durchleben, sondern widmet sich der emotionalen Regulation im System der Klientin. Teile können danach trachten, mit ihren Energien und Gefühlen das System zu übernehmen, begierig darauf, ihre Dringlichkeit und ihren Schmerz zu veranschaulichen. Teile, deren Geschichten unterdrückt und verbannt worden sind, versuchen häufig, einen Putsch durchzuführen. Sie können um sich schlagen, treten, schreien, sich zusammenrollen, wegrennen oder auf eine andere Weise das Ausmaß ihres Schmerzes ausdrücken, in der Hoffnung, die starken Energien zu entladen. Ohne einen Zeugen ihrer Geschichte drücken manche Teile auf das Gaspedal der Gefühle, während andere Teile auf das Bremspedal treten, bis das System überflutet ist.

Ohne die Präsenz der Selbstenergie besteht die Gefahr, dass das System der Klientin retraumatisiert wird. Ohne eine sorgsame Berücksichtigung der Ökologie des inneren Systems kann es zu einer Gegenreaktion der Beschützer kommen, die die Heilung verlangsamen wird. Die Bewegungsgeschichte der Teile wird achtsam bezeugt, verarbeitet und in das gesamte Körpergeistsystem integriert. Achtsam ausgeführte Bewegungen sind häufig langsam und subtil, können aber auch ausladend und ausdrucksstark sein. Der Schlüssel ist *Achtsamkeit*, die der Selbstenergie der resonant verkörperten Therapeutin und – mit der Zeit – der resonant verkörperten Klientin ermöglicht, den Ausdruck des Teils zu halten. Achtsamkeit schafft die Bedingungen, unter denen die Bewegung ein Mittel der Transformation des limbischen Systems und der Körpersysteme der Klientin werden kann.

Welche Bewegungen verfolgen wir achtsam?

Wie bei allen Praktiken beginnt die Therapeutin mit Gewahrsein ihrer selbst, im Wissen, dass ihr innerer Zustand durch ihre Bewegungen, selbst die subtilste Bewegung ihrer Augen und Gesichtsmuskeln, kommuniziert wird. Sorgen, Beurteilung, Langeweile, Frust – sie alle werden durch Bewegung und Haltung kommuniziert, ebenso wie Mitgefühl, Präsenz und Akzeptanz. Dass emotionale Zustände Haltungen und Bewegungen beeinflussen, wurde von Hippokrates, Charles Darwin und William James und nun durch die funktionelle Magnetresonanztomographie beobachtet. Unsere Sprache drückt diese enge Verbindung zwischen Bewegung und Gefühlen aus. Die Wörter »Haltung« und »Stand« haben Bedeutungen, die sich sowohl auf den Geist als auch den Körper beziehen. Fühlt sich die Therapeutin im Stuhl oder vor dem Bildschirm des Computers gefangen? Wenn sie sitzt, ist sie in der Lage, ihren Energien zu erlauben, vom geerdeten Beckenboden aus die Wirbelsäule, die Schultern, die Arme und den Kopf zu bewegen? Lediglich die Sitzhaltung zu verändern kann häufig sofort den Fluss der Energie durch den Körper wiederherstellen. Die resonante Therapeutin kann Bewegungen oder Bewegungsimpulse wahrnehmen, die nicht aus ihrem eigenen inneren System stammen, sondern aus dem dyadischen Beziehungsfeld. Sie kann unbewusst die Bewegungen der Klientin spiegeln oder erkennen, dass deren gehemmte Bewegungen nach Ausdruck durch ihre Bewegungen suchen.

Die Therapeutin nimmt auch die Bewegungen der Klientin wahr und kann entscheiden, ob sie die achtsame Aufmerksamkeit der Klientin auf die Bewegung lenkt oder nicht. Wenn sie beobachtet, dass sich die Hand der Klientin spontan zu einer Faust ballt, kann sie benennen, was sie wahrnimmt, und die Klientin fragen, ob sie es auch wahrnimmt. Die Klientin kann die Handbewegung vorsätzlich wiederholen und dabei alle Gefühle, Bilder, Gedanken und Erinnerungen wahrnehmen, die auftauchen, während sie langsam ihre Hand schließt und öffnet, was womöglich zu einem Teil führt. Diese Entscheidung und viele weitere beinhalten die »Kunst« der Therapie und werden von der Praxis der Radikalen Resonanz geprägt.

Die Therapeutin kann in jedem Schritt des IFS-Prozesses zu Bewegung auffordern. Wenn ein Teil sich das erste Mal als ein Gefühl oder Gedanke zeigt, kann Bewegung diesen Teil in einem größeren Maße Gestalt annehmen lassen. Häufig enthalten die Worte der Klientinnen Hinweise auf die Bewegungsgeschichten der Teile, die sich entfalten möchten. Die Klientin kann davon sprechen, sich festgefahren, paralysiert oder zerrissen zu fühlen – oder versuchen, zu klammern, sich wegzudrücken, sich herauszuwinden oder zurückzuschlagen. Wenn Worte und Gedanken in eine Sackgasse führen, kann Verkörperung durch Bewegung der Weg vorwärts sein. Wir können die Klientin auffordern, sich zu bewegen, um sich von einem Teil zu unterscheiden, zu veranschaulichen, dass der Teil wieder aus der Vergangenheit geholt worden ist, und um den Prozess der Entlastung zu verkörpern. Bewegung kann in der Integrationsphase helfen. Es kann eine Haltung, Gangart, Geste oder einen befreiten Impuls geben, der die Veränderung repräsentiert. Die im Lauf der Zeit wiederholte Bewegung kann den Wandel verstärken. Am Ende einer kraftvollen Sitzung schlage ich Klientinnen oft vor, mit diesen Qualitäten einmal um den Block zu gehen, bevor sie sich hinter das Lenkrad ihres Autos setzen. Gehen und andere kreuzlaterale Bewegungsmuster reintegrieren das Gehirn und Nervensystem und reorganisieren die Geist-Körper-Verbindung. Und der Prozess der Entlastung schreitet fort, während die Klientin durch ihr Leben geht – und häufig führt dies dazu, dass andere belastete Teile enthüllt werden.

Wir bringen Achtsamkeit auch in die Bewegungen, die uns helfen, verkörperte Selbstenergie zu finden und aufrechtzuerhalten. Die andauernde natürliche Bewegung in unserem Körper ist ein Echo der Kreisläufe der Natur. Wir finden sogar in Bewegungslosigkeit Bewegung. Wenn wir still genug werden, entdecken wir eine ganze Symphonie von Rhythmen. Das rhythmische Füllen und Entleeren unseres Atmens wiegt uns. Der Blutschlag unseres Herzens hat eine schnellere Geschwindigkeit. Wir können Flüssigkeiten wahrnehmen, die in unseren Verdauungsorganen fließen. Wenn wir ganz still sind, können wir vielleicht die subtilen, langen Wellen wahrnehmen, die produziert werden, indem die Gehirn-Rückenmarksflüssigkeit im Gehirn und der Wirbelsäule freigesetzt und absorbiert wird. Die Wellen bewegen die Knochen und Faszien sanft mit. Die sich stetig ändernden Schwingungen und die häufig unbeobachtet bleibenden schwachen Trommelschläge verbinden uns wieder mit den natürlichen Rhythmen und Bewegungen unseres lebendigen Körpers. Unser Körper möchte vielleicht bewegungslos daliegen oder sich auf Arten bewegen, die überraschen. Der dynamische, fluide Zustand verkörperter Selbstenergie in Bewegung kann eine wundervolle Praxis werden.

Achtsame Bewegung ist mit dem Element Feuer verbunden

Feuer ist seit alters her ein wichtiger Bestandteil von Kulturen und Religionen. Die Griechen assoziierten das Element Feuer mit Energie, Durchsetzungsvermögen und Leidenschaft. Feuer bringt Hitze, Wachstum und Reinigung. Im tantrischen Yoga werden die Qualitäten des Feuers in unseren physischen, energetischen und emotionalen Körpern gefunden, wobei sie die Persönlichkeit beeinflussen. Im angemessen bezeichneten »Solar«-Plexus angesiedelt, ist dieses Energiezentrum oder Chakra mit dem Verdauungstrakt verbunden. Unser Verdauungssystem transformiert Nahrung in den Treibstoff, durch den wir uns in der Welt vorwärtsbewegen.

Die Hitze von Feuer erhöht die Bewegung in Molekülen; Bewegung wiederum erzeugt Hitze. Bewegung produziert einen Großteil der

Körperhitze. In diesem Augenblick – selbst wenn wir relativ bewegungslos dasitzen – bildet eine koordinierte und orchestrierte Bewegung in jeder Zelle und zwischen allen Zellen den Prozess, der uns mit Energie versorgt, um das Leben zu erhalten. Wenn wir uns bewegen, benötigen wir natürlich mehr metabolisches Feuer. Diese metabolische Unterstützung wird von der Nahrung zur Verfügung gestellt, die in Glukose umgewandelt und in winzige, Mitochondrien genannte Zellstrukturen geschickt wird. Diese kombinieren sie mit dem Sauerstoff, den wir eingeatmet haben. Dieser Vorgang liefert die Energie, die benötigt wird, um eine langsame Verbrennung aufrechtzuerhalten. Verspannte Muskeln, die chronische Anspannung halten, benötigen genauso viel metabolische Unterstützung wie unsere sich bewegenden Muskeln. Die Anspannung in den Muskeln zu lösen macht mehr Energie verfügbar, um sich vorwärts in Richtung unserer Lebensziele zu bewegen.

Auf einer emotionalen Ebene wird unser inneres Feuer durch Freude und Lachen ebenso wie Leidenschaft und Wut ausgedrückt, und all diese Gefühle werden durch Bewegung ausgedrückt. Beschützende Teile können jedes dieser Gefühle verbannen, um das System zu schützen. Die Kraft emotional aufgeladener Bewegung kann schließlich trotz der größten Anstrengung der beschützenden Teile hervorbrechen. Wie Feuer, das außer Kontrolle ist und wütet, großen Schaden anrichten kann, kann achtlose Bewegung gefährlich sein. Fachleute der Waldwirtschaft verwenden kontrollierte Brände, um Wälder von Unterholz zu befreien, sodass Wildbrände nicht so zerstörerisch sind, und um Treibhausgase zu verringern. Achtsame Bewegung bietet eine kontrollierte Verbrennung der aufgestauten Gefühle und Verhaltensweisen.

Feuer ist wie Bewegung transformativ. Feuer transformiert Wasser in Dampf, Holz in Asche und Lehm in Stein. Transformationen sind scheinbar ein magischer Prozess. Die transformative Kraft des Feuers bezauberte mich als Töpferin. Ich wählte die getrockneten Stücke aus, die der

Feuerprobe unterzogen werden sollten, und recycelte den Rest. Wir platzierten kleine Tonfiguren, die Feuergötter und -göttinnen darstellten, im Brennofen, während wir uns um das Feuer kümmerten. Als der Brennofen schließlich abgekühlt war, öffneten wir aufgeregt die Tür, um die veränderten Stücke zu betrachten. Die Glasuren waren nun molekular mit dem Tonkörper verbunden, der trockene Lehm der Stücke war nun permanent in eine steinähnliche Struktur transformiert, auf ähnliche Weise, wie Druck und Hitze aus den Tiefen der Erde Lehm zu Stein verwandeln. In der Gegenwart habe ich nun als eine Somatische IFS-Therapeutin das Privileg, die transformierenden Effekte Achtsamer Bewegung zu erleben.

Körpersysteme, die mit Achtsamer Bewegung verbunden sind

Das Muskelsystem

Unser inneres System beeinflusst unser Muskelsystem und wird von ihm beeinflusst, und unser muskuläres System beeinflusst unsere Bewegung. Die Skelettmuskeln sind die hauptsächlichen Beweger des Körpers, da sie auf die Gelenke einwirken, um den Körper zu bewegen. Vom kleinsten Muskel im Körper (der Steigbügelmuskel, der unser Trommelfell anspannt, um unser Kaugeräusch zu dämpfen) bis zum großen Quadrizeps und hinteren Oberschenkelmuskel, die einen Läufer vorantreiben, um die Ziellinie des Boston Marathon zu überqueren, haben Muskeln drei Optionen: Sie können sich verkürzen, sich verlängern und blockieren. Alle Handlungen, Haltungen und Gesten – das ganze Spektrum von Bewegungsmöglichkeiten – werden von diesen drei Möglichkeiten definiert.

Muskeln definieren unsere Maße, unsere Gestalt und die Qualität unserer Handlungen. Das Muskelsystem besteht aus mehr als 600

Kompartimenten, die als ein ganzes System mit vielen Teilen funktionieren, ähnlich unserem inneren System der Teile. Kein Muskelkompartiment handelt unabhängig von anderen Kompartimenten, die mit seiner Funktion in Beziehung stehen. Sie alle arbeiten auf enorm komplexe Weise zusammen. Deane Juhan schlägt in ihrem Buch *Körperarbeit* vor, dass wir uns das Muskelsystem als einen Muskel mit Millionen von faserartigen Zellen vorstellen sollten, die in unterschiedliche Richtungen Zug ausüben, wenn sich einige von ihnen zusammenziehen, während andere sich ausdehnen. Ein schlaffer Rumpf benötigt einen angespannten unteren Rückenbereich; eine eingefallene Brust spannt die Rückseite des Halses an. Die Interaktion des Muskelsystems zur Herstellung von Balance hat vielleicht ihre Wurzeln in den Wechselbeziehungen innerhalb des inneren Systems des Individuums, die auf die Muskeln einwirken.

Gefühle beeinflussen den Muskeltonus. Wenn letzterer zu hoch ist, erscheint der Körper angespannt, überdreht, steif oder eingeschnürt. Beim Berühren fühlen sich die Muskeln sehnig und hart an, wie Trockenfleisch. Bewegung kann anstrengend, kontrolliert und eingeschränkt sein. Wenn der Muskeltonus zu niedrig ist, sind die Muskeln schlaff. Die Gewebe fühlen sich weich, durchhängend und leblos an. Der Körper erscheint lethargisch, passiv, als ob ihm die Energie fehle, sich zu bewegen. Es kann ein Ungleichgewicht des Muskeltonus im Körper geben, bei dem manche Muskelgruppen einen übermäßigen und andere einen zu geringen Tonus aufweisen. Wenn der Muskeltonus durchgehend ausgeglichen ist, ist der Körper wach, entspannt und bereit. Das Fleisch fühlt sich fest, aber biegsam an. Die Muskeln können sich mit einer grazilen, leichten, koordinierten und harmonischen Freiheit bewegen, und sowohl Haltung als auch Bewegung werden ein verkörpertes Selbst signalisieren. Unser Muskelsystem wie auch unser inneres System müssen einen Kompromiss zwischen Stabilität und Freiheit finden.

Mabel Elsworth Todd verband in ihrem Buch *Der Körper denkt mit* aus dem Jahr 1937 den Muskeltonus mit psychologischen Problemen. Dieses Buch gilt als klassische Studie der Physiologie und Psychologie der Bewegung und war ein wichtiger Teil meiner Ausbildung zur Körpertherapeutin. Sie schrieb: »Ein Ungleichgewicht dieser bestimmten Funktion des Muskeltonus ist häufig die Begleitung von neurotischen Störungen …, die durch körperliche Übungen allein nicht korrigiert werden können.«[47] Sie beschreibt, wie jeder Gedanke und jedes Gefühl von einer muskulären Antwort begleitet wird, und schließlich erstarren die Antworten in unseren Haltungen und Gesten, die so einzigartig sind wie unser Fingerabdruck. Auf diese Weise werden die Lasten unserer Teile in unseren Haltungen und Bewegungen dokumentiert. Unser Glauben an unsere Wertlosigkeit, unsere Selbstkritik, unsere Gefühle der Scham, Verzweiflung, Verlust und Angst werden in unsere muskuläre Unausgewogenheit eingebettet. Todd sagt uns, da diese Unausgewogenheit habituell und vertraut ist, wird sie tendenziell nicht bewusst registriert. Achtsamkeit in unseren Gang, unsere Haltung und unsere Gesten zu bringen, offenbart die zugrunde liegenden muskulären Muster und die verbundenen Gedanken und Gefühle.

Das autonome Nervensystem

Obwohl alle Körpersysteme funktional wechselseitig abhängig sind, ist das autonome Nervensystem (ANS) auf komplexe Weise eng mit dem Muskelsystem verbunden; neben den Aktionen der meisten unserer anderen Körpersysteme, die an Bewegung beteiligt sind. Wie wir uns durch die Welt bewegen, wird von unserem ANS geleitet – ob wir uns von etwas fortbewegen, zu etwas hinbewegen, erstarren oder kollabieren. Unsere Haltung und Bewegung sind Reflektionen der Aktivität unseres ANS.

Durch Stephen Porges bahnbrechende Polyvagaltheorie verstehen wir nun Darwins Abhandlung über Gefühle und Bewegung von Tieren wie auch Todds Perspektive auf den Einfluss von Gefühlen auf die menschliche Bewegung. Porges hat uns geholfen zu verstehen, dass die Aktionen unseres ANS ein Teil des Erbes sind, das unserer Spezies das Überleben ermöglichte und sie signifikante praktische Konsequenzen für die klinische Arbeit mit Trauma und die Praxis der Achtsamen Bewegung haben. Die Polyvagaltheorie bietet uns einen Weg, die angenommenen Reaktionen auf Trauma neu zu formulieren, die Antworten des ANS auf Trauma loszulassen und die Fähigkeit zu gesunden Beziehungen durch achtsamen Ausdruck derjenigen Bewegungen, die durch das ANS vermittelt werden, wiederherzustellen.

Diese Theorie erklärt die Aktionen der beiden parasympathischen Antworten des ANS, wenn es sich mit einer Bedrohung konfrontiert sieht, basierend auf den zwei getrennten Zweigen des Vagusnervs. Der Vagusnerv ist der längste Nerv im ANS. Sein dorsaler Zweig nimmt seinen Ursprung im Gehirnstamm und wandert in den Magen und die Eingeweide. Es ist der evolutionär primitivere Teil des parasympathischen Zweigs und liegt als letzter Ausweg in Lauerstellung. Der ventrale Aspekt des parasympathischen Zweigs ist die Struktur des ANS, die sich evolutionär später entwickelt hat, sie ist bei Menschen und anderen Säugetieren zu finden. Porges zufolge nutzen wir zunächst das ventrovagale System, wenn wir eine Bedrohung wahrnehmen. Wir strecken die Hände aus, um zu interagieren, gerettet zu werden, beruhigt zu werden, uns sicher zu fühlen.

Als Antwort auf Trauma reisen wir durch die evolutionäre Geschichte unseres ANS. Während wir ruhig gehen, stoßen wir auf eine herausfordernde Situation, wie jemandem in einer dunklen Allee zu begegnen, von dem wir fürchten, dass er uns verletzen könnte. Der anfängliche Bewegungsimpuls, der von unserem ANS gelenkt wird, ist der evolutionär jüngste, ventrovagale, »sozial orientierte« Zustand, nach Unterstützung zu rufen oder zu suchen. Wenn klar ist, dass niemand zu Hilfe kommen wird, wird die evolutionär zweitjüngste Reaktion aktiviert. Unser sympathisches Nervensystem übernimmt die Kontrolle und mobilisiert uns, auf die Bedrohung zu antworten, indem wir wegrennen oder kämpfen. Unser Körper setzt Hormone frei, unser Puls schießt nach oben, Blut wird zu unseren großen Muskeln umgeleitet, um sie bereitzumachen, uns bei der Flucht zu helfen oder stehen zu bleiben und uns der Situation zu stellen. Wenn wir entweder in Sicherheit gelangen oder erkennen, dass keine Bedrohung besteht, fährt unser sympathischer Zustand hinunter und der ventrovagale Zweig ist wieder aktiviert. Die Teile, die aufgrund der Bedrohung mobilisiert wurden, sind nicht traumatisiert.

Trauma tritt auf, wenn beide ANS-Funktionen versagt haben. Unser ANS flüchtet zu der primitivsten Reaktion unseres dorsalen Vagusnervs, einer Reaktion, die wir von unseren Reptilienvorfahren geerbt haben. Im Angesicht einer Bedrohung, der wir nicht ausweichen können, erstarren, kollabieren und dissoziieren wir, wie es primitive Tiere machen. Wir schalten physiologisch und emotional ab. Dieser lange Nerv beeinflusst viele Körpersysteme wie das limbische System, das Herz, die Lunge und die Verdauungsorgane. Unser Körper setzt mehr schmerzlindernde Endorphine frei, die uns taub machen oder uns dissoziieren. Unsere Muskeln werden weich und schlaff, der Blutdruck fällt stark ab, das Herz schlägt langsamer. Der Geist und die Sinnesorgane werden taub, die Zugriffe auf Erinnerungen und deren Speicherung werden beeinträchtigt.

Abermals verweise ich auf Deb Danas Buch *Die Povyvagal-Theorie in der Therapie*, auf das im dritten Kapitel dieses Buches rekurriert wurde in Bezug auf die Anwendung der Theorie bei der Bewussten Atmung.[48] Ihre Schilderungen des Wahrnehmens und Benennens körperlicher Erfahrungen können ebenso gut auf die Bewegung angewendet werden wie auf die Atmung, um den Zustand unseres ANS einzuschätzen. Durch diesen Prozess des Erkennens von Bewegungen, Haltungen und Gesten, die anzeigen, welcher Zweig dominant ist – der sympathische Zweig oder der dorsovagale Teil des parasympathischen Zweigs –, können wir unsere automatischen Reaktionen regulieren und den Zustand unseres ANS verändern.

Einflüsse auf die Praxis der Achtsamen Bewegung

Hakomi

Das achtsame Erforschen unserer gewohnheitsmäßigen, großteils unbewussten Gesten begann mit einer Frage des verstorbenen Ron Kurtz, der die erfahrungsorientierte, körperzentrierte psychotherapeutische Methode *Hakomi* entwickelte: »Streichelt dein Daumen über deinen Finger, oder streichelt dein Finger über deinen Daumen?« Bald erkannte ich, dass die Absicht dieser Frage in der Aufforderung lag, Achtsames Gewahrsein in unsere Bewegungen zu bringen, als ein Weg zu unseren Kerngefühlen und -überzeugungen.

Meine Hakomi-Ausbildung lehrte mich, den Bewegungen meiner Klienten, die sie während des Redens machten, Aufmerksamkeit zu zollen. Ich fing an, Bewegungen wahrzunehmen, die ich vormals missachtete: Schultern hängen lassen oder heben, mit den Achseln zucken, den Kopf wegdrehen oder nach vorn strecken, mit den Armen vehement auf den Stuhl schlagen, mit den Beinen zappeln. Ich nahm wahr, dass die Hände meiner Klientinnen sehr aktiv waren: Sie berührten Wangen, bedeckten Lippen und hielten das Herz. Hakomi lädt Achtsamkeit in diese natürlich auftretenden Bewegungen ein und unterstützt ihren Ausdruck, um die unbewussten Grundüberzeugungen zu offenbaren, die das Verhalten der Klientinnen organisieren. Ich erfuhr, wie ich diese Bewegungen als zusätzliche Kommunikation jenseits dessen, was meine Klientinnen mir verbal mitteilten, berücksichtigen konnte. Manchmal schienen die Bewegungen die Worte zu untermauern, manchmal schienen sie im Gegensatz zu dem zu stehen, was gesagt wurde.

Zunächst befürchtete ich, dass meine Klientinnen sich befangen und entblößt fühlen würden, aber ich entdeckte, dass in einer Atmosphäre liebevoller Präsenz die Erforschung dieser großteils unbewussten Gesten es ihnen ermöglichte, mit ihren unbefriedigten Bedürfnissen nach Beruhigung, ihren Ängsten, gesehen oder gehört zu werden, und mit ihren Überzeugungen, nicht dazuzugehören, in Kontakt zu kommen. Meine Klientinnen waren bereit, mit der Bewegung zu experimentieren – sie zu übertreiben, zu verlangsamen oder eine entgegengesetzte Bewegung auszuführen. Häufig wurde Bewegung der Weg, das Bedürfnis zu stillen, die Ängste zu besänftigen oder eine Kernüberzeugung zu verändern.

Tanz, Yoga, Kampfkünste

Zu anderen Bewegungspraktiken, die meinen Körper und Geist wie auch die Entwicklung der Achtsamen Bewegung geformt haben, gehören Tanz und verschiede Formen von Yoga und Kampfkünsten. Ein Tai-Chi-Lehrer deutete an, dass die präzise choreografierten Sequenzen von Bewegungen, die wir übten, damit begannen, dass eine Person sich mit derartiger Authentizität und Anmut bewegte, dass ihre Nachbarn ihre Bewegungen nachahmten – was Generationen später in den Tai-Chi- oder Qigong-Bewegungen, die wir heute kennen, formalisiert wurde. Er ließ uns die Bewegungen des Windes in den Bäumen und eine Katze, die oft unsere Klasse besuchte, als wahre Tai-Chi-Meisterin beobachten. Von seinen Worten inspiriert und erkennend, dass bestimmte Bewegungen Achtsamkeit erleichtern können, entwickelte ich eine Praxis, die Gehen, Atmen und Armbewegungen verband, während wir uns bewusst mit den

Erd- und Himmelsenergien verbinden, die durch unseren Körper fließen. Ich habe diese Praxis verschiedenen Klientinnen vorgestellt. Bisher habe ich einen Anhänger! Jede Woche beginnen wir die Sitzung mit dieser Gehmeditation, und sie hilft uns beiden, für den Rest der Sitzung präsenter und geerdeter zu sein.

Authentische Bewegung

Bei der Authentischen Bewegung stellt sich die Klientin auf die Gedanken, Gefühle und Empfindungen ihrer inneren Welt ein und ermöglicht den Bewegungen, aus der inneren Erfahrung heraus aufzusteigen. Die Bewegungen der Klientin werden von einer auf sie eingestimmten Therapeutin bezeugt, und die Erfahrung wird gemeinsam verarbeitet. Die IFS- und Tanztherapeutin Susan Cahill empfindet diesen Prozess ähnlich der Anwendung der Praxis der Radikalen Resonanz, die im vorangegangenen Kapitel behandelt wurde: »Als die sich Bewegende gesehen zu werden oder als Zeuge zu sehen werden während der Praxis austauschbare Positionen. In jeder Position versucht man, sich selbst sowohl als Bewegende als auch als Zeugen klar zu sehen oder zu bezeugen.«[49] Meine Erfahrungen mit diesen Lehrerinnen und Kolleginnen, meine akademischen Studien und meine Klientiennen haben mich überzeugt, dass Bewegung – sich achtsam zu bewegen – eine essenzielle Komponente der Somatischen IFS-Therapie ist.

Polyvagaltheorie

Ich würdige nochmals meine Freundin Deb Dana dafür, dass sie mir half, die Anwendung der Polyvagaltheorie bei der Auflösung von Trauma zu verstehen, was die Praxis der Achtsamen Bewegung im Somatischen IFS beeinflusst hat. Wie bereits erklärt, werden die Effekte der

ANS-Aktivierung im Gewebe gespeichert, wenn Trauma nicht aufgelöst wird. Die körperlichen und emotionalen Effekte hängen davon ab, ob das ANS einer Person hauptsächlich in der sympathischen oder dorsovagalen parasympathischen Aktivierung feststeckt oder zwischen beiden oszilliert.

Die biochemischen Rückstände einer sympathischen Aktivierung lassen eine Person unruhig, misstrauend, überwachsam, ängstlich und anfällig für ernsthafte gesundheitliche Probleme zurück, wenn der Zustand anhält. Die Augen können im Raum umherwandern, die Arme und Beine eng zusammengehalten werden oder zappeln. Traumaüberlebende, die den dorsovagalen Zustand des Abschaltens aufweisen, fühlen sich verzweifelt und isoliert, gefangen in einem paralysierenden Schrecken. Sie geben sich typischerweise selbst die Schuld dafür, dass sie versagt hätten, das Trauma zu vermeiden, oder fühlen sich schuldig, als ob sie es verursacht hätten. Physisch werden Hormone im Körper gehalten; Verdauung, Sexualenergie und Abwehr werden unterdrückt. Viele chronische Gesundheitsprobleme können sich auch einstellen, wenn dieser Zustand anhält. Das Gesicht der Klientin kann leer oder erstarrt aussehen; in einem dorsovagalen Zustand feststeckend, kann sie energielos sein, die Haltung eingesunken, sie kann unerwartet einschlafen, wenn man dem Trauma nahekommt, und Schwierigkeiten haben, zu hören oder zu verstehen, was man ihr sagt.

Nach der polyvagalen Sichtweise sind die verschiedenen ANS Reaktionen auf Trauma instinktiv und wurden für unser Überleben adaptiert. Diese Sichtweise ist eine Erleichterung für Klientinnen, die mit Scham und Schuld für ihre Handlungen und Nichthandlungen belastet sind. Wir bringen Mitgefühl in den körperlichen Ausdruck sympathischer Aktivierung. Indem der Teil in einer sicher verbundenen Beziehung gehalten wird, werden die abgeschnittenen Bewegungen achtsam ausgedrückt und bezeugt. Bewegung ermöglicht, die Angst und den Ärger freizusetzen, die im Körper gehalten werden, und lässt das ANS in einen ventrovagalen

Zustand zurückkehren. Einer Klientin, deren ANS chronisch in einem dorsovagalen Zustand ist oder deren Erinnerung an das überwältigende Ereignis diesen abgeschalteten Zustand aktiviert, wird versichert, dass ihr Zusammenbruch, ihre Dissoziation und ihre betäubten Gefühle jenseits ihrer Kontrolle liegen. Dieser Zustand ist wie die sympathische Aktivierung eine Folge unserer Evolution als Spezies. Da Jäger keine Beute fressen, die tot zu sein scheint, ist sich tot zu stellen ein automatisches Erbe, das unserer Spezies erlaubte zu überleben.

Wenn die Klientin die anpassungsfähige Natur ihrer körperlichen Reaktion versteht, ist der Weg frei, das Trauma durch Bewegung zu erzählen, um die Physiologie wiederherzustellen. Dieser Weg ist eine Umkehr des ANS-Ablaufs während des Traumas. Der Weg zur Heilung durch Bewegung bedeutet, sich durch diese Reihenfolge zurückzubewegen. Dabei wird mit dem erstarrten Zustand begonnen, dann der sympathische Zustand erneut besucht und schließlich die Fähigkeit wiederhergestellt, Entspannung, Frieden und Verbindung zu finden.

Einer Klientin, die sich chronisch in einer dorsovagalen Erstarrungsreaktion befindet, bringen wir Achtsames Gewahrsein und Akzeptanz entgegen und heißen eine explizitere Verkörperung ihres körperlichen Zustands willkommen. Sie kann sich gekrümmt zusammenrollen oder apathisch werden, kollabieren oder erstarren. Durch das multiplizierte Gewahrsein der Achtsamkeit von sowohl der Therapeutin als auch der Klientin beginnt die Erstarrung sich aufzulösen. Die Therapeutin unterstützt jede Bewegung und kann dazu auffordern, sich eine kleine Bewegung vorzustellen oder sogar mit ihr zu experimentieren. Die Klientin empfindet häufig ein Erwachen von Empfindung in ihren Gliedmaßen, wie ein Kribbeln oder Zittern. Die Therapeutin ermutigt diese Bewegungen, wobei sie etwaigen Teilen versichert, dass dies der Weg zur Heilung ist. Der Therapeut Peter Levine, seit Langem ein Freund und Kollege von Porges, hat die Abschaltreaktion anhand von Tierbeobachtungen und Körperarbeit mit Klienten studiert. In seinem Buch *Trauma-Heilung* erklärt er, dass es einen Schauder oder ein Abschütteln benötige, um aus der Abschaltung herauszukommen. So könne sich die aufgeschobene Flucht-oder-Kampf-Energie entladen.[50]

Wenn eine Person aus diesem betäubten Zustand herauskommt, kann sie erwarten, dass die unterdrückte Mobilisierung ihrer sympathischen Aktivierung sich in Bewegungsimpulsen zu schlagen, zu treten, zu rennen, zurückzuschrecken und wegzudrücken zeigt – in allen Bewegungen, die vom dorsovagalen Zweig des ANS gehemmt worden sind. In diesen Bewegungen können wir die Geschichte des Versuchs lesen, sich gegen die Gefahr zu verteidigen oder vor ihr zu flüchten. Die Therapeutin leitet die Klientin an, Achtsamkeit in diese Impulse zu bringen, und fordert dazu auf, die Bewegung in einer Weise auszudrücken, die es ihr ermöglicht, bei den Gefühlen präsent zu sein, die mit der Bewegung verbunden sind. Die Therapeutin verlangsamt regelmäßig die Geschwindigkeit der automatischen sensomotorischen Aktivität, wobei sie den Fokus auf die Bewegung gerichtet hält und überprüft, ob die Selbstenergie der Klientin bei den Teilen präsent ist, während sich die Geschichte entfaltet. Die mit Kampf oder Flucht verbundenen Bewegungen *mit Achtsamkeit* zu befreien bietet der Klientin die körperliche Erfahrung, erfolgreich mit der Bedrohung umzugehen. Es ermöglicht ein verkörpertes Wiedererzählen des Traumas. Die Teile können ihre Überzeugungen von Hilflosigkeit und Wertlosigkeit, ihre Gefühle der Scham, Angst und Verzweiflung loslassen. Eine somatische Entlastung geschieht, wenn die angehäuften metabolischen Abfallprodukte in den Muskelfasern freigesetzt werden und andere körperliche Prozesse zur Homöostase zurückkehren.

Ein achtsamer Ausdruck der sympathischen Aktivierung ermöglicht dem ANS zum ventrovagalen parasympathischen Zustand zurückzukehren. Die Teile, die bisher in Zeit und Raum erstarrt waren – wie auch in der Physiologie –, sind entlastet worden. Klientin und Therapeutin fühlen sich miteinander und mit den entlasteten Teilen verbunden. Die Klientin kann seufzen, gähnen, sich strecken und fortfahren zu zittern, während zusätzliche Anspannung abgeschüttelt wird. Mit der Zeit wird die Klientin weniger extreme Oszillationen zwischen Abschalten und reaktivem Mobilisieren erfahren sowie einfacher ihre eigenen ANS-Reaktionen, die im Lauf des Tages fluktuieren, verfolgen und zum ventrovagalen Zustand zurückkehren können.

Wenn Trauma durch Achtsame Bewegung aufgelöst wird, arbeitet jeder Zustand des ANS auf eine dynamische, ausgewogene Weise. Sympathische Aktivierung liefert Kraft, Kreativität, Wachheit und konzentrierten Fokus für Aufgaben und Aktivitäten wie Tanz, Sport, Schauspiel, künstlerischen Ausdruck oder Schreiben. Wenn das ANS ein wenig Erholung braucht, ermöglicht es der dorsovagale Zustand der Klientin, vorübergehend »abzudriften« oder sich reglos zu erholen. Beim Entspannen oder Liebesspiel genießt die Klientin den ventrovagalen Aspekt des parasympathischen Zweigs. Sie lernt durch Ko- und Selbstregulation, sich fließend entlang dieser drei Zustände eines wiederhergestellten, gesund funktionierenden ANS zu bewegen: sympathisch, dorsovagal und ventrovagal.

Body-Mind Centering

Body-Mind Centering (BMC) beeinflusst seit einiger Zeit die Praxis der Achtsamen Bewegung. Während meiner Jahre als Körpertherapeutin zog es mich erstmals zu diesem verkörperten Ansatz der Bewegung und des Bewusstseins hin, der von Bonnie Bainbridge Cohen entwickelt worden war. Ich schätzte die psychophysischen und Entwicklungsprinzipien wie auch den erfahrungsorientierten Ansatz, der Bewegung und Berührung nutzt, um den Körpergeist neu zu strukturieren. Bainbridge Cohen verwendet die Analogie vom Körper als Sand und vom Geist als Wind, der über den Sand weht. Die Haltungen des Körpers und seine Bewegungen zu beobachten ermöglicht uns einen Einblick in die Gefühle und Überzeugungen des Geists. In ihrer Arbeit mit Klientinnen initiiert sie Bewegungen, um Veränderungen in der Beziehung des Körpergeists herbeizuführen.[51]

Bainbridge Cohens Schülerinnen Susan Aposhyan und Lisa Clark haben ihre Lehre jeweils auf Psychotherapie und Yoga angewandt. Durch ihre Lehrtätigkeit habe ich erforscht, wie unsere inneren Systeme der Auswuchs der Samen unserer frühesten Bewegungen sind, die die Grundlage für die künftige Entwicklung unseres Körpers und Geists gelegt haben. Linda Hartley, die auch BMC praktiziert, sagt uns: »Durch Bewegung entwickelt sich das Nervensystem des Fötus. Gewahrsein seiner selbst und der Umgebung beginnen in Erscheinung zu treten, und eine Grundlage für zukünftiges Lernen und für Modi der Interaktion und des Reagierens wird gelegt.«[52] BMC berücksichtigt, dass jede Verzögerung oder Störung der natürlichen Entfaltung der motorischen Entwicklung Bewegungsmuster beeinflussen kann, die oftmals mit Störungen in der emotionalen und kognitiven Entwicklung einhergehen. Die Bewegungspraxis im Somatischen IFS erreicht Teile, die mit gestörten Bewegungsmustern verbunden sind, und bietet ihnen eine wiederherstellende Erfahrung, die sich auf das ganze Körpergeistsystem auswirkt.

Der Blickwinkel des BMC berücksichtigt Parallelen zwischen den Formen der embryonalen Bewegungsmuster und jenen der frühkindlichen Entwicklung (ontogenetisch) und dem evolutionären Fortschritt im Tierreich (phylogenetisch). Eine normale Bewegungsentwicklung folgt einer Reihenfolge, die in mancher Hinsicht parallel zur evolutionären Entwicklung verläuft. Susan Aposhyan schreibt: »Wenn menschliche Kleinkinder sich vom Säuglingsalter durch das erste Jahr entwickeln, was seinen Höhepunkt darin findet, laufen zu lernen, rekapitulieren sie die grundlegenden Muster, die von sich fortlaufend weiterentwickelnden Spezies zur Fortbewegung genutzt werden.«[53] Neben anderen psychologischen sowie psychomotorischen und somatischen Lehren erkennt BMC die

Parallelen zwischen Menschen und anderen Spezies bei der kognitiven und motorischen Entwicklung an, die in den Entwicklungsstufen des menschlichen Embryos evident sind und denen anderer Spezies – wie Fische und Vögel – ähneln. Aposhyans Body-Mind Psychotherapie blickt auf diese psychologischen Aspekte der Entwicklungsstadien.

Lisa Clark hat Bainbridge Cohens lebenslange Arbeit auf Yoga übertragen. Sie berücksichtigt die embryologische Grundlage verschiedener Strukturen unseres Körpers, die die Vorlage für unsere Wahrnehmung, unsere Bewegung und unseren psychophysischen Ausdruck werden. Durch ihre geführten Bewegungen habe ich erneut erfahren, aus meinen wässrigen Anfängen aufzusteigen, um ein Geschöpf auf dem Land zu werden, wie auch den Ursprung meiner neurozellulären Muster und meines endokrinen Systems, meiner Flüssigkeiten und Organe zu spüren. Besonders erhellend für mich als Somatische IFS-Therapeutin, die annimmt, dass Selbstenergie von der Geburt an in unserem Körper präsent ist, ist die Erkenntnis, dass diese Qualitäten sich schon bei der Zeugung selbst zeigen. Während sich das einzelne befruchtete Ei rasch teilt, bewegt sich Flüssigkeit zwischen den Zellen und der extrazellulären Matrix. Diese pulsierenden Bewegungen führen zu neuen Strukturen, die sich im Embryo bilden und sich an sich einer vertikalen Linie entlang organisieren. Durch das erneute Besuchen dieser frühen Strukturen mittels Bewegung können wir zur Quelle unserer inhärenten Selbstenergie Zugang finden.

Die embryologische Struktur, die sich an der Vorderseite dieser vertikalen Organisation einreiht, ist der Dottersack. Er liefert dem rasch wachsenden Embryo alle Nährstoffe, die er braucht. Dieser Körpervorderseite wächst schon bald ein Stängel, der mit der Gebärmutterwand verbunden ist und zur Nabelschnur wird. Diese verwandelt sich weiter in die weiche Bauchröhre, die vom Mund zum Anus reicht, und wird schließlich zu den Organen der Verdauung und Ausscheidung, die wir als das Entoderm bezeichnen. Die Körperrückseite bildet als Erstes die Fruchtblase, die das winzige Geschöpf mit einem Schutzschild umgibt, was mit der Zeit zur Wirbelsäule und dem Nervensystem und dann zur Haut wird, die das Ektoderm des menschlichen Körpers bildet. Also haben wir innerhalb der ersten Wochen nach der Zeugung durch die vorder- und rückseitigen Strukturen alles in uns, was wir für Versorgung und Schutz benötigen. Und unser Körper fährt fort, sich weiter komplex zu entwickeln, um diese wesentlichen Bedürfnisse zu befriedigen. Später können Lasten unsere Teile glauben machen, dass wir überall, nur nicht in uns selbst, nach Versorgung und Schutz suchen müssen, und diese Lasten werden in nicht endende Beziehungszwickmühlen führen. Aber durch das Verkörpern dieser frühen Strukturen und ihrer Bewegungsmuster besuchen wir erneut diese frühen Vorlagen, um uns mit unserer verkörperten Selbstenergie und unseren inhärenten Qualitäten der Kreativität, Zusammenarbeit und Resilienz zu verbinden. Die Bewegungen des Embryos werden die Bausteine der Fortbewegung.

BMC nutzt fünf aufeinanderfolgende und miteinander in Beziehung stehende Bewegungen, die in der Gebärmutter beginnen und die Prototypen unserer späteren körperlichen und emotionalen Entwicklung werden. Je grundlegender die Aktion, umso mehr beeinflusst sie die spätere psychosozial-kognitive Entwicklung. Bainbridge Cohen lehrt uns, dass die Bewegungen des Nachgebens, Drückens, Ausstreckens, Greifens und Ziehens, die in der Gebärmutterflüssigkeit begannen, als der Embryo am Nabel befestigt war, die Grundlage für sowohl die körperliche als auch die psychologische Entwicklung sind. Diese sequenziellen Bewegungen geschehen durch die sechs Glieder unseres Körpers: Kopf, Steiß, zwei Arme und zwei Beine. Der Nabel ist das Zentrum. Alle Glieder haben ihren Ursprung in diesem zentralen Kern. In den Wassern der Fruchtblase schwebend, spielt der Embryo mit diesen fünf Bewegungen und bereitet sich auf seinen Auftritt auf festem Land vor. Nach der Geburt und für den Rest unseres Lebens nehmen wir mit unseren Sinnesorganen des Kopfes, mit unserem Beckenboden und unseren Armen und Beinen Kontakt mit der Außenwelt auf. Diese Kontaktaufnahme kann mehr als einen Sinn und ein Körperglied umfassen – beispielsweise bei jener mit dem Mund und dem rechten Arm, um Hallo zu sagen und eine Hand zu schütteln. Oder wenn beide Arme genutzt werden, um zu umarmen. Gegensätzliche Teile können erscheinen, wie bei der Kontaktaufnahme durch die Arme, während sich der Unterkörper zurückzieht. Der freie Fluss dieser Bewegungen aus unseren Gliedern oder durch sie kann durch Trauma- und Bindungsverletzungen blockiert oder gehemmt werden.

Durch eine BMC-Linse beobachtete ich die Bewegungen meiner ersten Enkelin von der Geburt an durch ihre Kindheit hindurch. Nach der Brust mit ihrer Nase und ihrem Mund suchend, drückte und streckte sie sich entlang ihrer vertikalen Achse. Sie gewann zunehmend Kontrolle und Koordination über die groben Bewegungen ihres Rumpfs, ihrer Beine und Arme. Sie drückte ihre Arme und ihren Nabel nach unten, während sie sich mit ihrem Oberkörper und Kopf nach oben streckte. Schließlich war sie fähig, ihr Drücken und Strecken durch ihre Glieder mit dem Verdrehen ihrer Wirbelsäule so zu koordinieren, um sich umzudrehen. Als sie lernte, aufrecht zu sitzen, wurden die Sitzbeinhöcker ihres Beckenbodens eine zusätzliche Quelle der Erdung (von einer weichen Windel unterstützt).

Im Lauf der nächsten Monate lernte meine Enkelin ihren neu integrierten Wirbelsäulenkern auf allen vieren zu unterstützen. Sie flitzte über den Boden, wobei ihre Arme ihren Unterkörper zogen, um Steckdosen und wackelige Pflanzenständer zu erkunden. Ihre Bewegungen ahmten zunächst Frösche nach, dann Echsen und schließlich die kontralateralen Bewegungen der Säugetiere. Die Krabbelbewegungen, die ich beobachtete, initiiert durch die Verlagerung von Gewicht auf den Boden und sich davon abzudrücken, erleichtern nach dem BMC die Entwicklung ihres Egos und eines begrenzten Ich-Erlebens.

Sie greift mit beiden Armen nach dem Couchtisch und zieht ihren Körper in eine aufrechte Haltung. Ihre Knie beugend und hinuntersehend, fragt sie sich, wie sie zurück auf die Erde kommt. Ich bewundere ihre Entschlossenheit und Leidenschaft. Ich weiß, dass all diese Bewegungen entscheidend sind, um ihre Wahrnehmungsverhältnisse, einschließlich räumlicher Orientierung, Körperbild und der grundlegenden Elemente des Lernens und der Kommunikation, zu entwickeln. Durch Bewegung erfährt sie ein Gefühl, ein einheitliches Ganzes zu sein, das getrennte Teile hat, die zugleich differenziert und doch verbunden sind.

Den Fluss durch die fünf Bewegungen wiederherstellen

All diese Bewegungstheorien und -praktiken in die IFS-Therapie zu integrieren stellt den Kern meiner Arbeit mit Klientinnen, Beraterinnen und Seminarteilnehmenden dar. Für Klientinnen, die in der Gebärmutter oder als Kleinkind Trauma und Bindungsverletzungen erfahren haben, bietet die in einer verkörperten Weise stattfindende Arbeit mit der inneren Familie eine Möglichkeit, direkt in die präverbale Matrix der Erfahrungen der Teile einzutreten. Die frühesten Bindungsverletzungen können durch imaginäre Bewegungen geheilt werden, beginnend mit der Reise der Eizelle durch den Eileiter und weiter durch die Schwangerschaft sowie durch erneutes Besuchen der Stationen der motorischen Entwicklung. Lasten, die geerbt oder energetisch übertragen wurden, können freigegeben werden. Diese »Erblasten«, wie sie im IFS bezeichnet werden, können durch Bewegung losgelassen werden.[54]

IFS erkennt an, dass bestimmte Qualitäten »verloren sind«, wenn ein Teil Lasten aufnimmt. Diese Qualitäten sind bei sehr jungen Teilen in den Körpersystemen eingebettet. *Motio*n, also Bewegung, wie auch *E*motion wollen durch den Körper ablaufen. Bewegung möchte zu und aus den Enden jedes der sechs Glieder fließen. All diese Arten der Bewegung verlangen nach Ausdruck. Durch traumatische Verletzungen werden diese Ressourcen begrenzt und gekürzt. Beschützer unterdrücken Bewegungsimpulse und frieren die Körpergeschichte ein. Die Geschichten einer unterbrochenen motorischen Entwicklung sind in verkürzten Bewegungen evident. Wir laden diese Bewegungen ein, die Ressourcen wiederherzustellen, die unser Geburtsrecht sind, und unterstützen sie dabei. Wenn die frühen Bewegungsmuster nachgespielt werden, kann auf die verbundenen Erinnerungen und Gefühle zugegriffen werden. Dies ermöglicht es, die Teile zu bezeugen und sie zu entlasten.

In Somatischen IFS-Seminaren spielen die Teilnehmenden mit Vergnügen einzellige Geschöpfe, Seesterne, Quallen, Schlangen, Frösche, Eidechsen und schließlich Säugetiere. Wir beginnen mit dem *Nachgeben*, was erstaunlicherweise häufig am herausforderndsten ist. Nachgeben offenbart unsere Beziehung mit der Erde. Es umfasst ein Ergeben, ein Loslassen, einen Zustand des Seins statt des Tuns*. Es benötigt zu vertrauen, empfänglich für Unterstützung zu sein. Viele unserer Teile leisten dem Nachgeben Widerstand. Sie ziehen es vor, etwas zu tun – sich weiterzubewegen, damit sie nicht stecken bleiben. Sie glauben nicht daran, sich auf dem Boden auszuruhen. Manche Teilnehmer entdecken das Nährende dieses Seinszustands wieder und fühlen sich, als ob sie für immer in diesem Zustand bleiben könnten. Andere fühlen den Impuls, sich in einer Embryohaltung zusammenzurollen und unterstützt in dieser Haltung gehalten zu werden, um sich erneut mit ihren inneren

* Im Englischen verwendet die Autorin das Verb »to yield«, das hier mit »Nachgeben« übersetzt wurde. (Anm. des Verlags)

Rhythmen zu beschäftigen. Ihre Haut wird zur Zellmembran, während der Körper ein- und ausatmet, wobei er sich der Erde unter ihm ergibt und mit den Rhythmen der Erde pulsiert. Sie fühlen ihren Körper ein- und ausatmen. Sie verbinden sich mit ihrem Nabel und besuchen erneut den kraftvollen Moment ihrer ersten Bindung an die Gebärmutterwand, um lebensspendende Versorgung zu erhalten, die zum Kopf, Steiß und jedem Glied reist.

Die Energie dieser Versorgung lässt den Impuls aufkommen, sich von der Erde abzudrücken, der erste Ausdruck eines getrennten Ich-Erlebens. Die Bewegung des *Drückens* bekräftigt unser Recht auf eine Grenze, unser Recht, eine separate Identität einzufordern, und unsere Beziehung zum uns umgebenden Raum. Sie erheben sich in den Raum und reichen vom Nabel aus durch die Spitze des Kopfes mit ihren Augen, der Nase, dem Mund, den Lippen und der Zunge. Diese vertikale Energielinie verbindet die Organe. Der Kopf ist mit dem Herzen verbunden, das Herz und die Lunge mit Bauch, Milz, Leber, Gallenblase und Bauchspeicheldrüse – wie auch mit den Drüsen, Knochen und Muskeln des Oberkörpers. Sie sind mit dem dritten, vierten, fünften, sechsten und siebten Chakra und ebenso mit den Bewegungen und Gefühlen verbunden, die mit diesen Energiezentren verknüpft sind. Sie spielen mit Beugen und Strecken und Drehungen der unteren Wirbelsäule, um eine vertikale Linie vom Nabel bis zum Steiß durch die Bewegungen des Nachgebens, Drückens und Streckens zu erfahren. Dabei werden die Organe, Drüsen und andere Körperstrukturen und Energiezentren des Unterkörpers verbunden, die sich zwischen dem Nabel und dem Steiß oder Beckenboden befinden.

Ein vollständiges *Drücken* führt zum Impuls des *Streckens.* Wenn die Bewegung des Streckens vom Fundament der Erde und des Himmels unterstützt wird, überstrecken wir uns nicht. Wenn wir die Kraft unserer getrennten Identitäten eingefordert haben, haben wir den Mut, uns nach dem zu strecken, was wir wollen und brauchen. Durch diese Bewegung erforschen wir unsere Welt. Indem wir uns nach dem strecken, was wir wollen oder brauchen, *greifen* wir es und ziehen es zu uns. Während sich zu *strecken* eine Ausdehnung umfasst, beinhalten zu *greifen* und zu *ziehen* eine Beugung. Mit der Bewegung des *Greifens* halten wir an dem fest, was wir begehrt haben. Wir beanspruchen den Wert eines Objekts oder einer Person für uns. Die Bewegung des *Ziehens* bewegt es in unmittelbare Nähe, wie etwa zum Mund oder zum Herzen, wo es eingenommen oder wie ein Schatz aufbewahrt werden kann. Das Einfordern unserer Kraft, sich zu strecken, zu greifen und zu ziehen, ermöglicht uns, die Energie der Beugung freizusetzen. Wenn diese Reihenfolge sich abgeschlossen anfühlt, kann der Zyklus von Neuem beginnen, da der Körper auf organische Weise in einen Zustand des *Nachgebens* wechselt.

Sich auf den Nabel einstimmend, stellen sich die Teilnehmenden als einen sechsgliedrigen Seestern vor, während sie erforschen, wie es ist, von ihrem Zentrum aus in Richtung ihrer Glieder zu drücken und zu strecken. Und sie genießen die Freiheit ihrer Wirbelsäule, während sie spielen, eine Wirbeltierspezies wie die Fische oder Schlangen zu sein. Sie ahmen die homologen Handlungen eines Froschs nach, wobei sie sich gleichzeitig mit beiden Armen und beiden Beinen bewegen. Durch Nachgeben, Drücken und Strecken kriechen sie wie Echsen auf dem Boden, wobei sie abwechselnd ihre Seiten in homolateralen Bewegungen strecken und beugen. Die diagonalen, kontralateralen Bewegungen der Säugetiere führen häufig zum Impuls, zu stehen und zu gehen. Dadurch werden die Bewegungsstadien von der Zeugung bis zum ersten Lebensjahr abgeschlossen. Durch diese spielerischen Bewegungen bringen die Teilnehmenden ihre frühen Entwicklungserfahrungen in ein neues Muster.

Während Teilnehmende die grundlegenden Bewegungsmuster der Entwicklung wiederverkörpern, entdecken sie die Stellen, an denen ihre Entwicklung behindert worden ist. Die Blockade kann als Schwierigkeit mit der Bewegung in Erscheinung treten – als eine Schwäche, ein Mangel an Integration oder Leichtigkeit, ein Abgetrenntsein von der Bewegung. Sie kann sich als Emotionen zeigen oder sich schwindlig, abgelenkt oder dissoziiert zu fühlen. Sie erforschen achtsam die Bewegung, bis sie eine Freisetzung oder eine Veränderung fühlen, eine Wiederherstellung der Leichtigkeit, des Flusses und der Anmut der Bewegung. Wir legen viele achtsame Pausen ein, um uns gewahr zu werden und die Erfahrung zu integrieren, bevor wir die nächsten Entwicklungsstadien erkunden.

Von dieser senkrechten Verbindung vom Nabel zum Kopf und vom Nabel zum Steiß aus verbinden die Teilnehmer jedes ihrer anderen Glieder mit dem Nabel – und sich miteinander durch den Nabel. Die Bewegungen des Drückens, Streckens, Greifens und Ziehens, die durch die erwachten Glieder erfolgen, ermöglichen es, zu wackeln, zu rollen, zu krabbeln und vielleicht sogar am Daumen zu nuckeln, da die Bewegungen sowohl die ontogenetische als auch phylogenetische Bewegungsentwicklung wie auch die Gefühle, die in diese Bewegungen eingebettet sind, widerspiegeln.

Fallbeispiele Achtsamer Bewegung

Die folgenden Zusammenfassungen von Sitzungen veranschaulichen die Integration der vielen Einflüsse in die Praxis der Achtsamen Bewegung. Dazu gehören die fünf grundlegenden Bewegungen und der embryologische Ansatz des Body-Mind Centering, die achtsame Erforschung von habituellen Haltungen, Bewegungen und Gesten durch Hakomi und die Anwendung der Polyvagaltheorie auf Trauma. Jedes Beispiel zeigt, wie Verletzungen in wichtigen Entwicklungsstadien dazu führen, dass es Bewegungen an Integration mangelt, wie diese Störungen das Vorankommen der Menschen in der Welt behindern und wie Achtsame Bewegung den Fluss wiederherstellen kann.

Frühes Entwicklungstrauma

Theas Beziehungstrauma fing bei der Zeugung an. Ihrer fünfzehn Jahre alten Mutter fehlte die emotionale, soziale und finanzielle Unterstützung, um ein Kind großzuziehen. Obwohl sie die notwendige emotionale, energetische und körperliche Grundlage vor ihrer Geburt und während ihrer Kindheit nicht erhalten hatte, überlebte Thea und gedieh in vielerlei Hinsicht. Aber sie war von den Jahrzehnten des Überfunktionierens ausgelaugt. Ihre hart arbeitenden Manager kamen nicht mehr weiter: Sie waren nicht fähig weiterzumachen, aber hatten Angst davor zu glauben, dass es Thea gut ginge, wenn sie sich ausruhten.

> Als Thea mit ihrer Erschöpfung in Berührung kommt, fühlt sie, wie anstrengend es ist, auch nur aufrecht zu sitzen. Nach anfänglichem Widerwillen gibt sie dem Impuls nach, sich auf den Boden zu legen. Als ich sie anleite, sich der Unterstützung des Bodens unter ihr hinzugeben, liegt sie für lange Zeit dort. Schließlich fängt ihr Körper an, sich zu entspannen, und ihre Atmung wird tiefer.
>
> **Thea:** Meine Unterarme und Hände kribbeln.
>
> **SM:** Bleib bei diesen Empfindungen des Kribbelns in deinen Armen und Händen.
>
> **Thea:** In meinen Armen ist viel Energie.
>
> **SM:** Nimm wahr, ob die Energie in deinen Armen sich bewegen möchte.
>
> Thea beginnt, sich mit ihren Armen vom Boden abzudrücken.
>
> **SM:** Halte diese Bewegung klein. Hebe dich nur langsam ein paar Zentimeter vom Boden ab und nimm wahr, wie sich das anfühlt. Kehre dann wieder zum Nachgeben auf den Boden zurück und anschließend, wenn du bereit bist, wieder zum Abdrücken … wechsle einfach langsam und achtsam zwischen Nachgeben und Ausruhen sowie Abdrücken hin und her. Was nimmst du wahr?

Thea: Meine Arme fühlen sich kräftig an. Es fühlt sich leicht und einfach an, während ich mich erhebe. Und es fühlt sich gut an, den Boden unter mir als Stütze zu haben. Mein Unterkörper entspannt sich mehr. Es ist, als ob das die Stärke meines Körperkerns bestätigt hätte, meine Resilienz.

SM: Mach damit weiter, deinen Unterkörper sich deiner Stärke und Resilienz gewahr sein zu lassen, während du dich vom Boden abdrückst.

Thea geht auf alle viere und spielt damit, nachzugeben, sich von ihrem Ober- und Unterkörper abzudrücken und schließlich damit, durch ihren Kopf und ihren Steiß zu strecken. Thea entdeckt, dass das Nachgeben sich vom Kollabieren unterscheidet, welches ihre hart arbeitenden Manager fürchten. Sich einer sicheren Verbindung hinzugeben wurde seit der Zeit ihrer Zeugung und durch ihre Kindheit hindurch unterbrochen. Ihr fehlte die Grundlage für die nächste Entwicklungsbewegung des Drückens, und ihr fiel es schwer, sich von ihrer Mutter abzuheben. Nun dazu fähig, nachzugeben und zu drücken, wird Thea davon energetisiert, mit jedem Glied zu drücken. Achtsam die Bewegungen des Nachgebens und Drückens zu erfahren ermöglicht Thea außerhalb der Sitzung mit Wegen zu experimentieren, der Unterstützung zu vertrauen, die für sie verfügbar ist, und ihre Bedürfnisse und ihre Autonomie in Beziehungen zu verfechten. So kann sie ihre wichtige Arbeit in der Welt fortsetzen, ohne ausgelaugt zu werden.

Beziehungsbrüche

Die Bewegungen des Ziehens und Streckens in meiner Sitzung mit Maya veranschaulichen, wie Achtsamkeit in Hinsicht auf diese Bewegungen zu einer Beziehungsreparatur führte. Maya hatte einen Konflikt mit ihrer Schwester gehabt, der dazu führte, dass sich ihre Schwester von ihr abtrennte. Sie befürchtete, dass sie und ihre Schwester Muster nachspielten, die sie aus dem Verhalten ihrer Mutter gegenüber ihren Tanten gelernt hatten. Maya machte sich Sorgen, dass sie und ihre Schwester diese Muster an ihre eigenen Kinder weiterreichen könnten. Sie hoffte, dass die Somatische IFS-Therapie ihr helfen könne, diese Muster durch ihren Körper loszulassen.

> Maya geht in sich, um zu spüren, wie sich ihre Seite des Konflikts anfühlt. Sie fühlt die Kraft ihrer Abwehrhaltung.
>
> **Maya:** Wenn ich sie nicht wegdrücke, befürchte ich, dass sie meine ganze Realität wegnehmen könnte. Diese Angst ist in meinem Zwerchfell. Sie ist ein harter Knoten.
>
> Während sie spricht, bemerke ich, dass sie ihre rechte Schulter leicht nach vorn drückt.
>
> **SM:** Bleib bei diesem harten Knoten in deinem Zwerchfell. Schau, ob irgendetwas in deiner Schulter geschieht, was du wahrnehmen kannst.
>
> Mayas Schulter drückt nach vorn, erst leicht, dann wird die Bewegung größer und aggressiv, binnen kurzer Zeit ist die ganze rechte Seite ihres Körpers daran beteiligt. Ihr Gesicht sieht entschlossen aus.
>
> **SM:** Ist ein Teil mit dieser Bewegung verbunden?
>
> **Maya:** Ja, es ist ein Teil, der meine Schwester wegdrückt. Ich lasse meinen Teil wissen, dass ich seine Kraft mag. Ich weiß, dass er versucht hat, mich zu beschützen. Aber ich denke, dieser Teil weiß nicht, dass er auch meine Schwester weggedrückt hat.
>
> Aufgrund ihrer Worte werden die Bewegungen kleiner und verschwinden schließlich ganz, als ihr Arm in ihrem Schoß zur Ruhe kommt. Maya fühlt einen warmen, schmelzenden Ort in ihrem Herzen, der sich um ihre Schwester sorgt und sich eine gesunde Verbindung wünscht. Sie fühlt die Energie von ihrem Herzen durch ihre Schulter und ihren Arm zu ihrer Schwester fließen. Der Knoten aus Angst ist fähig, sich der Reihenfolge nach von ihrem Zwerchfell zu ihrer Schulter und ihrem Körper zu bewegen, während sie die Kraft, sich selbst zu beschützen, ausdrückt. Durch die Lösung des Knotens

in ihrem Zwerchfell in ihrer Kraft bestätigt, kann sie auf die Energie ihres Herzens zugreifen. Die drückende Bewegung in ihrer Schulter verwandelt sich in einen Impuls, die Hand nach ihrer Schwester auszustrecken. Die Bewegungssequenz vom Drücken zum Strecken führt dazu, dass sich der Beziehungsbruch mit ihrer Schwester auflöst.

Essstörungen

Meine Sitzung mit Lori zeigt, wie sie durch Bewegung ein paralysierendes »Drück-und-Zieh«-Tauziehen in Bezug auf ihr Essen auflöste. Ein drückender Teil hatte sie dazu gedrängt, 15 Kilogramm abzunehmen und all ihre Diabetes-Medikamente abzusetzen. Ein anderer Teil von ihr versuchte, sie vom Rand des Erfolgs dieser gesunden Verhaltensweisen zurückzuziehen. Wir gaben jedem Teil die Möglichkeit, sich zu bewegen und zu sprechen.

Lori steht auf, stellt sich ihrem Sitzplatz gegenüber und spricht vom drückenden Teil aus: »Ich veranlasste sie abzunehmen. Ich befürchtete, dass sie sterben würde.« Mit drückenden Gesten ermahnt sie Lori einzukaufen, zu kochen, die richtigen Nahrungsmittel zu essen und sich körperlich zu bewegen.

Dann zieht der andere Teil sie auf das Sofa zurück. Lori spricht von diesem ziehenden Teil aus: »Ich habe auch Angst! Ich fürchte mich davor, dass Lori gesund ist und ihr Leben mehr auslebt. Der drückende Teil erschöpft mich durch sein verrückt strenges Gesundheitsregime. Wir werden wahrscheinlich das Gewicht zurückgewinnen und uns wie ein Verlierer fühlen.«

Lori verschafft sich durch die Bewegung des Nachgebens eine Ruhepause von dieser lähmenden Polarisierung. Sie steht auf, um den Boden unter ihren Füßen zu spüren, und fängt an, langsam im Raum umherzulaufen. Zunächst ist ihr Gang steif und stockend, dann wird er freier. Sie findet ein skulpturales

Objekt auf meinem Altar. Sie sagt, es stelle das Leben dar. Sie greift danach und hält es eng an ihr Herz. Sie schaut es zärtlich an. Tränen beginnen ihr Gesicht hinabzulaufen. Sie fühlt in ihrem Herzen ihren Wunsch und ihre Hingabe, mit Verhaltensweisen im Einklang zu sein, die ein gesundes Leben unterstützen, wie es vom skulpturalen Objekt repräsentiert wird. Es ist dieser Ort, von dem ihre Arme sich nach dem ausstrecken, das greifen und zu ihrem Herzen ziehen, was sie sich wünscht.

Lori kehrt zum Sofa zurück. Sie fühlt sich entspannt und ruhig und ist zuversichtlicher, dass sie sich auf eine lockere Weise in Richtung gesunder Verhaltensweisen bewegen kann. Ich bin von Loris Fähigkeit, das Leben zu umarmen, tief bewegt, im Wissen, dass ihr System der inneren Familie hinderliche körperliche und mentale Krankheiten wie auch Suizid umfasst. Wir erkennen beide an, wie herausfordernd es ist, eingefahrene Verhaltensweisen zu ändern. Sie kennt die richtigen Nahrungsmittel und sagt, dass diese auszusuchen sich so dramatisch anfühle, wie einen Schalter in ihrem Gehirn umlegen zu müssen. Sie versteht, dass es einige Zeit dauern wird, um ihr Gehirn neu zu verschalten. Und dass sie, wenn sie gute Entscheidungen trifft – nicht von ihrem drückenden Teil, sondern von ihrem Selbst aus –, neue Verbindungen schmiedet, die letzten Endes dazu führen werden, dass der Drang reduziert wird, die falschen Nahrungsmittel zu sich zu nehmen. Um diese neu gefundene Umarmung des Lebens zu verankern, leiht sie sich das Objekt von meinem Altar, sodass sie üben kann, sich danach auszustrecken, es zu greifen und zu ihrem Herzen zu ziehen.

Chronische körperliche Symptome

Ein blockierter emotionaler Ausdruck, der eine chronische schmerzhafte Anspannung des Kiefers und eine schwächende Kiefergelenkserkrankung zur Folge hatte, veranlasste Debra, sich in Somatische IFS-Therapie zu begeben. Debra hatte den überwiegenden Teil ihrer Kindheit an einer lebensbedrohlichen Krankheit gelitten. Sie behielt ihre Gefühle für sich, da sie die Personen, von denen sie äußerst abhängig war, nicht belasten wollte.

Während Debra damit experimentiert, ihren Kiefer auf unterschiedliche Arten zu bewegen, fängt sie an, sich wütend zu fühlen.

Debra: Jetzt erinnere ich mich daran, als ich im Krankenhaus war. Ich sehe eine Fünfjährige. Sie steht in ihrem Krankenhausbett und hält sich an den kalten Gitterstäben fest. Sie ist auf ihre Mutter wütend, weil diese sie allein zurückgelassen hat.

SM: Was fühlst du in deinem Körper, während du ihre Wut spürst?

Debra: Ich fühle einen großen Knoten in meinem Bauch. Er fühlt sich ganz fest an.

Ich bemerke, dass sich ihr Kiefer anspannt.

SM: Fokussier dich auf den Knoten in deinem Bauch und lass uns sehen, ob wir ihm helfen können, sich zu bewegen.

Debra: Ich fühle mich, als ob ich beißen wollte, aber ich will meine Mutter nicht verärgern. Sie hat alles für mich getan, was sie tun konnte.

Ich reiche ihr einen zusammengefalteten Waschlappen, um zu sehen, ob die Wut sich durch ihren Mund bewegen kann. Debra beißt auf ihn und schüttelt ihren Kopf, einige laute Geräusche dämpfend. Da die Wut nun ausgedrückt und bezeugt wurde, streckt Debra die Hand nach dem jungen Mädchen aus, lässt die Gitterstäbe herab und führt es aus dem Krankenhaus. Die Fünfjährige sitzt auf ihrem Schoß. Sie hält das Mädchen und sagt ihm, dass es nun gesund sei und mit ihr in der Gegenwart bleiben könne. Debras Kiefer fühlt sich viel entspannter an. Einhergehend mit einer verringerten Kieferanspannung fällt es Debra leichter, über ihre Gefühle und Bedürfnisse zu sprechen.

Sich bei Trauer und Verlust vorwärts bewegen

Ein Fehlen von Bewegung kann genauso enthüllend sein. Jack saß mir mit starrem Gesicht, Hals und Schultern gegenüber. Sein Partner war vor einigen Jahren gestorben, und sein Körper drückte lähmende Trauer aus.

Jack: Die Leute sagen mir, dass ich »weitergehen« und in meinem Leben vorankommen solle. Sie versuchen sogar, mich mit einem anderen Mann zu verkuppeln. Vielleicht bin ich niemals fähig, das zu tun. Es wird niemals einen anderen Kyle für mich geben. Ich bin allein nicht glücklich, aber weiterzugehen fühlt sich unmöglich an. Es fühlt sich irgendwie illoyal an. Ich vermisse ihn immer noch. Ich habe viel getrauert und geweint, und vielleicht haben die Leute recht. Vielleicht kannst du mir helfen, einen Weg zu finden, mich weiterzubewegen.

SM: Ich verstehe, dass die Vorstellung, sich von dem Leben fortzubewegen, das du dreißig Jahre lang mit Kyle geteilt hast, sich für einen Teil unmöglich und falsch anfühlt. Ein anderer Teil denkt, dass du es tun solltest. Können wir mehr darüber herausfinden? Lass uns eine Stelle im Raum finden, die das Leben repräsentiert, das du mit Kyle geführt hast. Sieh, wie es sich anfühlt, einen Schritt weg von diesem Leben zu machen.

Jack steht in der Mitte des Raums und bewegt sich nicht.

Jack: Ja, es fühlt sich an, als würde ich feststecken. Ich nehme an, dass ich einfach nicht akzeptieren kann, dass er wirklich gegangen ist.

Damit kehrt Jack wieder zu seinem Sitzplatz zurück, hält seinen Kopf in seinen Händen und weint.

SM: Ja. Nimm dir ein wenig Zeit, um all diese Teile in deinem Körper zu fühlen, die nicht wollen, dass du dich weiterbewegst. (Nach einigen Minuten fahre ich fort.) Ich frage mich, ob es einen anderen Weg gibt, sich zu bewegen, wie sich mit deiner Trauer zu bewegen, sich vorwärts zu bewegen, statt weiterzuziehen. Kannst du jetzt in diesem Raum etwas finden, was deine Jahre, die du mit Kyle hattest, das Leben, das ihr geteilt habt, repräsentiert?

Jack: Ich habe ein Foto von uns beiden dabei.

Jack steht auf, nimmt das Foto aus seinem Geldbeutel, zeigt es mir und hält es in seiner Hand.

SM: Okay. Kannst du nun etwas in diesem Raum finden, was für etwas steht, auf das du dich in der Zukunft zubewegst, selbst wenn es etwas ist, was klein und unwichtig erscheint?

Jack: Nun … ich habe Pläne, mit einigen Freunden in die Oper zu gehen. Ich will nicht wirklich gehen, weil es mich traurig machen wird, wenn ich mich daran erinnere, wie sehr Kyle die Oper liebte. Dieser Bücherschrank kann die Oper sein.

SM: Gut. Gehe einen Schritt auf das Bücherregal zu, während du das Foto hältst. Dies repräsentiert, in die Oper zu gehen und all deine Traurigkeit, deine Trauer und deine Erinnerungen an dein Leben mit Kyle mit dir zu nehmen.

Jack hält das Foto an sein Herz und geht einen Schritt auf das Bücherregal zu. Er macht eine Pause und geht dann unter Tränen einen weiteren Schritt.

Jack: Ich mag die Vorstellung, »mich vorwärts zu bewegen«, statt »weiterzuziehen«. Dazu könnte ich fähig sein.

Fazit

Achtsame Bewegung kann metaphorisch wie auch im wörtlichen Sinne den Prozess der Somatischen IFS-Therapie unterstützen. Sich auf die Praktiken des Gewahrseins, der Atmung und der Resonanz stützend, haben wir eine Beziehung mit der vertikalen Ebene hergestellt und bewegen uns von unserem Herzen aus in die horizontale Ebene. Wir bringen Achtsames Gewahrsein in ausladende und subtile, habituelle und unterbrochene, bewusste und unbewusste Bewegungen. Wir nehmen Rhythmen, Gesten, Haltungen und den Gang wahr. Wir entdecken Teile, deren Geschichten am besten durch diese Bewegungen erzählt werden können. Die Geschichten einer unterbrochenen motorischen Entwicklung – von der Geburt an durch die Kindheit hindurch – warten darauf, dass jemand ihnen zuhört. Die Bewegungen einzuladen und willkommen zu heißen ermöglicht den Geschichten, die im Gewebe gehalten werden, sich zu entfalten.

Wir bringen Achtsames Gewahrsein in die Bewegungen des Nachgebens, Drückens, Streckens, Greifens und Ziehens. Während wir nachgeben, fühlen wir, dass der Boden uns stützt und sogar entgegenkommt, um auf unseren Körper zu treffen. Wenn wir noch mehr nachgeben, steigt aus den Tiefen unseres Körpers – während unsere Anspannung wegschmilzt und unser Körper sich in den Halt von unten hineinsinken lässt – ein köstlicher Impuls, sich zu bewegen, unsere Kraft zu spüren, sich gegen etwas zu drücken, sich abzudrücken. Diese Bewegung führt zu anderen. Wir können auf dem Boden rollen, um jedem Teil des Körpers zu ermöglichen, den Boden kennenzulernen. Unsere Glieder können sich erheben wollen, um in den Raum zu reichen. Bewegung – große und kleine, schnelle und langsame, freie und choreografierte – ist ein natürlicher Weg für lebendige Wesen, um ihre wahre Natur und ihre Beziehung mit der großen, weiten Welt auszudrücken.

Es gibt viele Bewegungspraktiken für den Körpergeist, die ein verkörpertes Selbst kultivieren, wie beispielsweise Yoga, Hanna Somatics, Feldenkrais, Alexander-Technik, Tanz und Kampfkünste. Indem wir Gewahrsein in die Teile bringen, die inmitten des Übens dieser Bewegungen erscheinen, können wir, statt ein geführtes Bewegungsmuster zu wiederholen, dem Pfad zum Ursprung des fehlerhaften Bewegungsmusters folgen, um es am Kern zu korrigieren.

Wir können uns auch einfach mit den natürlich auftretenden Bewegungen unseres Körpers befassen. Die Bewegung des Öffnens führt zum Impuls zu schließen. Strecken bringt letztendlich die Aktion des Beugens hervor. Sich auf etwas hinzubewegen führt zum Wunsch nach Erholung, die rhythmischen Kreisläufe der Natur widerspiegelnd. Indem wir uns auf diese Kreisläufe einstimmen, beruhigt von den leisen Trommelschlägen unserer eigenen inneren Rhythmen, belebt durch den Ausdruck unserer Bewegungsimpulse, drücken wir unser verkörpertes Selbst in Bewegung aus.

Wenn der emotionale Ausdruck eines Teils wie ein gedrosseltes Feuer unterdrückt wird, wie bei Jasons blockiertem Impuls zu schlagen, kann Achtsames Gewahrsein die glühende Kohle entfachen und der blockierten Bewegungsgeschichte ermöglichen, in Richtung Vervollständigung zu fließen. Die angemessenen Entwicklungsbewegungen in einem achtsamen Zustand zu initiieren kann wie Zunder auf einen kleinen Funken des Gewahrseins wirken – selbst bei Bewegungen im Mutterbauch, wie bei Thea. Es unterstützt Klientinnen bei der Heilung ihrer Beziehungstraumata und bei der Entwicklung einer sicheren Bindung zu ihrem verkörperten Selbst. Die Entwicklungsbewegungen achtsam wiederherzustellen und auszuführen wie bei der Sitzung mit Maya kann zu einer Beziehungsheilung führen. Achtsame Bewegung kann Gegensätze auflösen, wie bei Loris Drücken und Ziehen hinsichtlich ihrer Essstörung. Wenn Trauma und der daraus hervorgehende chronische Schmerz die Körpergeschichte in der Vergangenheit erstarren lassen wie bei Debras Kieferanspannung und Jacks eingeschlossener Trauer, ermöglicht Achtsame Bewegung den Geschichten von Trauma, zu erscheinen, und dem inneren System, sich zu transformieren.

Die Praxis der Achtsamen Bewegung kann einen direkten Kontakt zur präverbalen Matrix der Erfahrungen von Teilen herstellen. Sie kann die schlafenden Impulse zur Bewegung aufwecken, was dem erstarrten Impuls und den Gefühlen ermöglicht, der Reihenfolge nach durch den Körper zu laufen. Während die frühen Bewegungsmuster nachgespielt werden, kann auf die damit verbundenen Erinnerungen und Gefühle zugegriffen werden, was es ermöglicht, die Teile zu bezeugen und zu entlasten. Die

Lasten der Teile – erworben, geerbt und transgenerational übertragen – können durch Bewegung, die vom verkörperten Selbst bezeugt wird, losgelassen werden. Ist der Fluss der Lebenskraft wiederhergestellt, wird das verkörperte Selbst in kraftvollen, anmutigen und ganzheitlichen Bewegungen ausgedrückt.

Die folgenden Übungen können Somatischen IFS-Therapeutinnen helfen, Achtsames Gewahrsein in ihre Bewegungen zu bringen, als Möglichkeit, ihre Teile zu enthüllen und zu entlasten. Da unsere Gedanken und Gefühle von einer muskulären Reaktion begleitet werden, werden diese Reaktionen in unseren Bewegungen fixiert. Durch das Erforschen unserer gewohnheitsmäßigen Bewegungen der Haltung, des Gangs und der Gesten greifen wir auf ein somatisches Verzeichnis der belasteten Überzeugungen, Gefühle und Gedanken unserer Teile zu. Durch Bewegung können die Teile bezeugt und ihre Lasten losgelassen werden. Andere Übungen bieten die Möglichkeit, sich stufenweise durch die Entwicklungsstadien zu bewegen, um Zugriff auf implizit gespeicherte Erinnerungen zu erhalten und diese zu bezeugen, Störungen im sich entwickelnden Körpergeist zu korrigieren und sich wieder mit der embryologischen Weisheit und Kreativität zu verbinden. Wir können unsere Fähigkeit, die Beziehungstraumata unserer Klienten zu halten, steigern, indem wir uns erneut mit unserer Urbindungserfahrung und unseren späteren Entwicklungsbewegungen durch unsere Glieder verbinden, die die Vorlage unserer inneren Körpergeistsysteme bilden. Da diese Übungen uns entlang des Kontinuums der verkörperten Selbstenergie führen, werden Möglichkeiten, diese Praxis der Achtsamen Bewegung in unsere therapeutische Arbeit zu integrieren, ganz natürlich auftreten.

ÜBUNGEN

Achtsamkeit gegenüber gewohnheitsmäßigen Bewegungen

ZIEL: gewohnheitsmäßigen Bewegungen Neugier entgegenbringen und diese achtsam wiederholen; die Lasten, die in unsere Bewegungsgewohnheiten eingebettet sind, enthüllen; unseren Teilen die Möglichkeit anbieten, bezeugt zu werden und ihre Lasten loszulassen, während sie sich durch den Körper bewegen.

Anleitung

1. Wählen Sie eine gewohnheitsmäßige Bewegung aus, die Sie erforschen möchten. Es könnte eine Geste sein, die Sie häufig mit Ihren Armen oder Händen ausführen, oder eine bestimmte Weise, in der Sie sitzen oder stehen, oder etwas Charakteristisches in der Art, wie Sie gehen. Sie können Ihre Freunde nach deren Beobachtungen fragen oder ein Video aufnehmen, während Sie gehen, sprechen oder einer alltäglichen Aktivität nachgehen. Sie könnten sich vorstellen, in einer herausfordernden Situation zu sein, um herauszufinden, wie sich Ihr Körper automatisch als Reaktion darauf bewegt. Sie könnten Achtsamkeit in die Handlung bringen, durch eine Tür zu gehen, eine Schwelle in einen neuen Bereich zu überqueren oder auf eine geschlossene Tür zu treffen. Wenn Sie unsicher sind, worauf Sie sich fokussieren sollen, fangen Sie einfach an, sich zu bewegen und erlauben Sie Ihrem Körper, Ihnen einen Fokus für diese Übung zu zeigen.
2. Nehmen Sie wahr, wie Sie gegenüber dieser Bewegung fühlen, und adressieren Sie mögliche Kritik oder Scham eines Teils, bis er bereit ist, Ihre ganze Neugier auf diese Bewegung zuzulassen.
3. Wiederholen Sie achtsam die Bewegung und seien Sie dabei offen für alle Gedanken, Worte, Bilder und Gefühle, die mit der Bewegung verbunden zu sein scheinen.

4. Falls Sie das zu einem Teil führen sollte, lassen Sie den Teil Ihre Präsenz spüren.
5. Sie können damit experimentieren, die Bewegung größer oder kleiner, schneller oder langsamer auszuführen. Sie können der Bewegung ermöglichen, Ihren ganzen Körper zu ergreifen oder sich auf einen Finger zu beschränken.
6. Wenn sich zeigt, dass der Teil ein Beschützer ist, könnten Sie ausprobieren, die Bewegung nicht auszuführen oder sie zu verändern, um herauszufinden, was für Ängste der Teil hat oder wen er beschützt. Wenn der Teil irgendeinen Schmerz hält, könnten Sie den Teil auffordern, Ihnen seine Schmerzgeschichte durch Bewegung zu zeigen. Fragen Sie den Teil, ob es andere Bewegungen gibt, die er machen möchte, und fordern Sie den Teil auf zu erlauben, dass sich die Geschichte durch den gesamten Körper bewegt.
7. Finden Sie heraus, ob es irgendwelche Teile gibt, die nicht wollen, dass die Geschichte fließt.
8. Fordern Sie den Teil auf, die Geschichte mit Worten oder Bildern zu erzählen.

Reflexion

1. Welche gewohnheitsmäßige Bewegung haben Sie erforscht? Wie haben Sie sich anfangs ihr gegenüber gefühlt?
2. Was geschah, als Sie die Bewegung achtsam wiederholten?
3. Gab es Teile, die sich der Übung widersetzten?
4. Gab es einen Teil, der diese Bewegung nutzte, um seine Geschichte zu erzählen oder seine Arbeit zu erledigen?
5. Gab es irgendwelche Gefühle, Gedanken oder Bilder, die mit der Bewegung verbunden waren?

6. Konnte die Bewegung durch den Körper freigesetzt werden?
7. Gibt es einen Unterschied, wenn Sie die Bewegung jetzt wiederholen?

Durch die vertikale Achse nachgeben, drücken und sich strecken

ZIEL: ein größeres Gewahrsein des Rumpfs herstellen, insbesondere des Nabelbereichs und der vertikalen Achse des Körpers.

Anleitung

Nehmen Sie sich selbst alle Zeit, die Sie brauchen, und kommen Sie regelmäßig zum *Nachgeben* zurück, um die Bewegungen zu integrieren. Wenn Sie irgendeine körperliche oder emotionale Blockade oder einen Widerstand fühlen, während Sie die Bewegung ausführen, erforschen Sie sie achtsam, bis Sie mehr Leichtigkeit fühlen und mit der Bewegung fließen oder bis Sie den Teil finden, der Schwierigkeiten mit der Bewegung hat.

Die erste Bewegung ist das *Nachgeben*. Legen Sie sich mit dem Rücken auf eine Matte oder eine Decke; die Knie sind angewinkelt. Laden Sie Ihren Körper ein, auf dem Boden zu ruhen. Nehmen Sie die Stellen Ihres Körpers wahr, die den Boden berühren, und jene, die ihn nicht berühren. Atmen Sie ein paar Mal durch, um jeglicher unnötigen Muskelanspannung zu ermöglichen, sich mit jedem Ausatmen aufzulösen. Lassen Sie sich vom Boden stützen. Stellen Sie sich vor, dass er Ihnen entgegenkommt, um Sie zu halten. Nehmen Sie die Unterschiede zwischen dem *Nachgeben* und *Kollabieren* wahr. Nehmen Sie etwaige Teile in Ihrem Körper wahr, die nicht bereit sind nachzugeben.

1. Bringen Sie Gewahrsein in Ihren Nabel, Ihren ursprünglichen Ort der Verbindung. Legen Sie Ihre Hand auf Ihren Nabel; fühlen Sie, wie er sich mit Ihrer Atmung hebt und senkt. Stellen Sie sich vor, dass eine Linie von diesem Körperzentrum zum Zentrum der Erde verläuft, ein Leiter, durch den Sie etwas von der Erde empfangen und in die Erde entlassen können.

2. Pressen Sie beim Ausatmen Ihren Lendenbereich auf den Boden, sodass er ihn berührt. Das ist die Bewegung des *Drückens*. Machen Sie dies einige Male, und wechseln Sie dabei zwischen den Bewegungen des Nachgebens und Drückens hin und her.

3. Wechseln Sie bei den Bewegungen des Drückens und Nachgebens vom Nabel zu Ihrem Steiß, dann vom Nabel zu Ihrem Kopf, immer entlang Ihrer Wirbelsäule.

4. *Strecken* Sie sich durch Ihr Steißbein nach oben, während Sie mit der Erde von Ihrem Nabel aus verbunden bleiben. Gehen Sie anschließend zum Nachgeben über. Strecken Sie sich durch die Spitze Ihres Kopfes und geben Sie dann nach. Strecken Sie sich durch Ihre Augen, Nase, Mund, Zunge und geben Sie dann nach. Strecken Sie sich in jede Richtung durch Ihren Steiß und Ihren Kopf und geben Sie dann nach.

5. Rollen Sie sich auf jede Ihrer Seiten und Ihren Bauch und fahren Sie fort, das Nachgeben, Drücken und Strecken durch Ihren Kopf und Ihren Steiß zu erforschen. Beugen und strecken Sie sich entlang dieser vertikalen Achse, vom Nabel bis zum Steiß und vom Nabel bis zum Kopf. Diese Bewegungen verbinden die Organe, Drüsen und andere Strukturen und Energiezentren des Körpers.

6. Fahren Sie fort, diese Bewegungen von Kopf bis Steiß zu erforschen: auf allen vieren, dann sitzend, dann stehend.

Reflexion

1. Welche Erfahrung machten Sie, als Sie sich durch Ihren Nabel mit der Erde verbanden?
2. Sie führten die Bewegungen des Nachgebens, Drückens und Streckens vom Nabel bis zum Kopf und Steiß aus. Wie fühlte sich jede einzelne an? Welche waren leicht, befriedigend oder sogar freudebringend? Welche Qualität der Selbstenergie haben Sie in diesen Bewegungen entdeckt?
3. Was oder wem haben Sie nachgegeben? Wogegen oder gegen wen haben Sie gedrückt? Wonach oder nach wem haben Sie sich gestreckt?
4. Gab es irgendwelche Blockaden entlang der Linie vom Nabel zur Spitze der Glieder? Welche stellten eine Herausforderung dar und zeigten Widerstand, Schwäche, Getrenntheit, Verwirrung oder Verärgerung? Stiegen irgendwelche Gefühle, Gedanken, Worte oder Bilder auf, als Sie diese Bewegungen ausführten?
5. Machte es einen Unterschied, auf dem Rücken, den Seiten oder dem Bauch zu liegen?
6. Als Sie Ihre vertikale Achse vom Kopf bis zum Steiß bewegten, gab es Stellen entlang dieser Achse, wo Sie auf einen Teil stießen, der Aufmerksamkeit verlangte?
7. Bestand die Möglichkeit, dass diese Bewegungen auf Sie erholsam wirkten?

Durch die sechs Körperglieder nachgeben, drücken und sich strecken

ZIEL: achtsam frühe Ausdrucksformen der Handlungsfähigkeit des Embryos durch die vier Glieder erneut besuchen.

Anleitung

Nehmen Sie sich selbst alle Zeit, die Sie brauchen, und kommen Sie regelmäßig zum *Nachgeben* zurück, um die Bewegungen zu integrieren. Wenn Sie irgendeine körperliche oder emotionale Blockade oder einen Widerstand fühlen, während Sie die Bewegung ausführen, erforschen Sie sie achtsam, bis Sie mehr Leichtigkeit fühlen und mit der Bewegung fließen oder bis Sie den Teil finden, der Schwierigkeiten mit der Bewegung hat. Hören Sie auf die Bewegungsimpulse Ihres Körpers, statt die Anleitung streng zu befolgen.

1. Legen Sie sich auf Ihren Rücken und verbinden Sie sich mit Ihrem Nabel und der Bewegung des *Nachgebens*.
2. Mit einem Arm beginnend, bringen Sie Gewahrsein in jedes Ihrer vier Glieder und in die Linie von der Körpermitte bei Ihrem Nabel bis zu Ihren Fingerspitzen und ganz hinunter zu Ihren Zehen.
3. Laden Sie jedes Glied ein, in den Boden unter Ihnen einzusinken.
4. Experimentieren Sie mit der Bewegung des *Drückens* von diesem zentralen Kern aus zu Ihren Gliedern, ein Glied nach dem anderen. Nehmen Sie Erfahrungsunterschiede zwischen den einzelnen Gliedern wahr?
5. Erforschen Sie diese Drückbewegung mit mehr als einem Glied: mit beiden Armen, beiden Beinen, den Gliedern der rechten Seite, den Gliedern der linken Seite, allen zusammen und schließlich diagonal, wobei Sie jedes Mal zwischen Drücken und Nachgeben abwechseln, während Sie auf die Impulse Ihres Körpers hören. Ziehen Sie auch in Betracht, diese Bewegungen zu erforschen, während Sie Ihre Haltung dahingehend ändern, auf Ihrer Seite oder Ihrem Bauch zu liegen, zu sitzen oder zu stehen.
6. Die nächste Bewegung, die Sie durch Ihre vier Glieder erforschen können, ist das *Strecken*. Wenn Sie den Impuls zum Strecken fühlen, strecken Sie sich von Ihrem zentralen Kern aus zu Ihren Fingerspitzen. Sie können schließlich damit experimentieren, sich mit beiden Armen,

beiden Beinen, der rechten Seite, der linken Seite und allen vier Gliedern gleichzeitig zu strecken.

7. Fahren Sie fort, mit diesen drei Bewegungen durch Ihre sechs Gliedmaßen zu spielen: auf dem Boden liegend, auf allen vieren, sitzend und stehend. Sehen Sie, wie diese Bewegungen Sie durch den Raum bringen.

Reflexion

1. Zeichnen Sie, wie sich Ihr Körper anfühlt, nachdem Sie diese Bewegungen des Nachgebens, Drückens und Streckens durch jedes Ihrer vier Glieder erforscht haben.
2. Was oder wem haben Sie nachgegeben? Wogegen oder gegen wen haben Sie gedrückt? Wonach oder nach wem haben Sie sich gestreckt?
3. Wie hat sich jede der drei Bewegungen durch jedes Ihrer Glieder angefühlt? Welche waren leicht, befriedigend oder sogar freudebringend? Welche Qualität der Selbstenergie haben Sie in diesen Bewegungen entdeckt?
4. Gab es irgendwelche Blockaden entlang der Linie vom Nabel zur Spitze der Glieder? Welche stellten eine Herausforderung dar und zeigten Widerstand, Schwäche, Getrenntheit, Verwirrung oder Verärgerung? Stiegen irgendwelche Gefühle, Gedanken, Worte oder Bilder auf, als Sie diese Bewegungen ausführten?
5. Machen Sie sich Notizen darüber, was Sie wahrnahmen, um die Bewegung erneut zu besuchen und mehr Zeit mit den mit der Bewegung verbundenen Teilen zu verbringen, eine unterbrochene Bewegung wiederherzustellen oder eine erholsame Bewegungserfahrung zu genießen.

6

Einfühlsame Berührung: Die Kraft ethischer Berührung erforschen

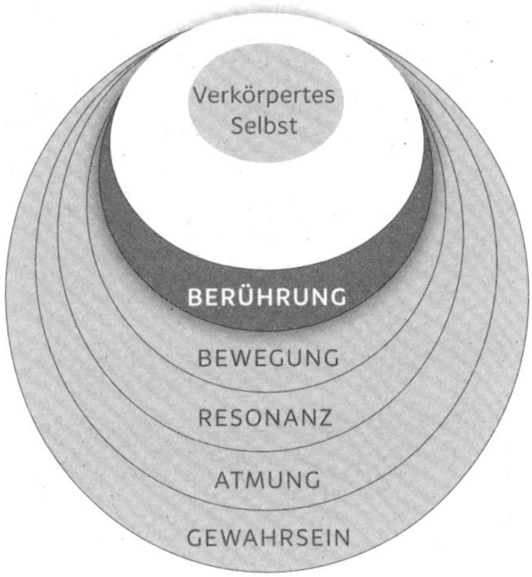

In der Grafik zum Somatischen IFS erscheint es so, als ob diese letzte Praxis der Einfühlsamen Berührung von den anderen vier Praktiken, die unter ihr liegen, umarmt würde. Die Praktiken des Gewahrseins, der Atmung, der Resonanz und der Bewegung liefern die Grundlage und den Container, damit die Berührung sich ihnen als Kanal einer impliziten Kommunikation zwischen den Teilen und dem Selbst anschließen kann. Das Bild zeigt, dass die umarmende, aufeinanderfolgende Unterstützung durch jede der zugrunde liegenden Praktiken sicherstellt, dass diese kraftvolle Praxis abgestimmt, angemessen und ethisch sein wird.

Körpergewahrsein ist sowohl für jenen wichtig, der berührt wird, als auch für jenen, der berührt. Das Gewahrsein unseres Körpers lässt uns wissen, wann wir berühren wollen, mit welcher Art der Berührung und was geschieht, wenn wir berührt werden. Von allen Sinnen ist der Tastsinn der einzige, der reziprok ist. Wir können niemanden berühren, ohne selbst berührt zu werden.[55] Interozeption ist für beide Parteien essenziell wie auch die Exterozeption des Therapeuten, um die somatischen Antworten des Klienten auf die Berührung nachzuverfolgen. Bewusste Atmung beruhigt das Nervensystem, um fähig zu sein, Berührung zu akzeptieren und zu empfangen. Der Akt der Atmung berührt uns im Inneren. Atmung öffnet den Raum für eine resonante Beziehung. Mitgefühl fließt von einem offenen Herzen durch die Hand. Empfänglichkeit und Revision, Aspekte der Radikalen Resonanz, nehmen in dieser Praxis konkrete Gestalt an, wobei sie die Verbindung vertiefen und an dieser intimen, impliziten Kommunikation von Fleisch zu Fleisch teilnehmen. Einfühlsame Berührung schmiegt sich in die Umarmung der Achtsamen Bewegung. Der Impuls zu berühren kann mit einer Bewegung beginnen, indem eine Hand spontan die Stelle am Körper berührt, die um Kontakt bittet. Subtile Bewegungen in den berührten Geweben können die implizite Geschichte eines Teils wie auch seine Auflösung enthüllen.

Die Position der Einfühlsamen Berührung ganz oben impliziert Vertrauen in die zugrunde liegenden Praktiken, um sicherzustellen, dass Berührungsinterventionen vom verkörperten Selbst und nicht von einem Teil ausgehen. Aus ihrer Nähe zum verkörperten Selbst geht hervor, dass Berührung in manchen Fällen das direkteste und effektivste Mittel für einen Teil sein kann, die Präsenz der Selbstenergie zu spüren. Berührung vermittelt stillschweigend den inneren Zustand des Therapeuten in der Beziehung, sogar noch mehr als der Stimmklang, der Gesichtsausdruck oder die Haltung. Meine Erfahrung als Körpertherapeutin hat mich mit zahlreichen wohlmeinenden Teilen vertraut gemacht, deren Energie ohne Weiteres – so nehme ich an – von Fleisch zu Fleisch übertragen wird. Teile, die nach dem suchen, was falsch ist, Teile, die das Richtige machen müssen, um sich wertgeschätzt zu fühlen, unsichere und inadäquate Teile, schüchterne Teile, übermäßig selbstsichere Teile. Die Qualitäten der Selbstenergie werden ebenso kommuniziert. Ob die Berührung vom Therapeuten kommt, vom Klienten oder ob die Berührung im inneren Szenario des Klienten imaginiert wird – Berührung bietet einen zusätzlichen und häufig effektiveren nonverbalen Weg für eine Beziehung des Selbst mit den Teilen. Die Selbstenergie, die durch Berührung übertragen wird, wandert in einer andauernden Rückkopplungsschleife, die vom sensomotorischen System unterstützt wird.

Zusätzlich zu ihrer sequenziellen Natur sind alle Praktiken des Somatischen IFS wechselseitig abhängig und reziprok. Die Einfühlsame Berührung durchwebt alle auf eine einzigartige Weise. Berührung ist anfangs bedingt durch Gewahrsein, und Berührung kann Gewahrsein erwecken und schärfen. Berührung kann unsere Aufmerksamkeit auf einen Teil unseres Körpers fokussieren, wenn unser Geist abdriften und hin und her springen möchte. Indem wir unsere Hände auf die Stellen legen, die sich bewegen, wenn wir atmen, sind wir uns unserer Atmung bewusster. Unsere Berührung kann Einschränkungen verringern. Wie heilende Berührung auf einer eingestimmten Beziehung beruht, verstärkt und beschleunigt der Strom von Biochemikalien, der durch die Berührung freigesetzt wird, eine sichere, heilsame und resonante Beziehung. Während Bewegung Berührung initiiert, befreit das Berühren einer festsitzenden oder erstarrten Körperstelle jene Bewegung, die den Energiefluss im Körpergeistsystem wiederherstellen kann.

Wie die Grafik zeigt, ist Einfühlsame Berührung auch die kleinste aller Praktiken. Dies legt nahe, dass die Zeitspanne, in der Berührung in einer typischen IFS-Sitzung angewandt wird, kürzer ist als bei den anderen Praktiken. Berührung ist intim. Wenig kann viel bewirken, und oftmals kann selbst ein flüchtiger körperlicher Kontakt eine starke Reaktion hervorrufen. Berührung durch den Therapeuten kann für einige Klienten nicht angemessen sein oder zeitweise für alle Klienten. Berührung enthält sowohl körperlich als auch kulturell viele Bedeutungsschichten. Die sexuelle Geschichte wie auch die Berührungs- und Traumageschichte des Klienten und Therapeuten, die Kultur und Religion des Klienten und Therapeuten und die geschlechtsspezifische oder hierarchische Natur der Therapeuten-Klienten-Beziehung sind nur einige dieser Schichten. Die evozierten Bedeutungen der Berührung liegen häufig außerhalb des bewussten Gewahrseins des Klienten und werden sogar häufig nicht artikuliert, dennoch werden sie sich im Körper und in der Beziehung manifestieren. Die Somatischen IFS-Praktiken, die der Einfühlsamen Berührung zugrunde liegen, bieten die Werkzeuge, um angemessen sichere Grenzen in Hinsicht auf diese kraftvolle Praxis abzuschätzen und die Botschaften der Berührung zu lesen und ihnen zu antworten.

Das relativ kleine Ausmaß dieser Praxis spiegelt auch den Einfluss einer Kultur wider, die Berührung fürchtet und sie vermeidet. Die westliche Kultur verschmilzt Berührung mit Sex, Macht und Dominanz und sexualisiert und infantilisiert die Bedeutung von Berührung. Therapeuten, die befürchten, dass ihre Berührung missinterpretiert wird, vermeiden jegliche Art der Berührung, insbesondere in den USA, wo eine prozessfreudige Kultur herrscht. Die Psychotherapie hat hier mehrheitlich eine »Hände weg«-Haltung angenommen. Berührung ist in der Psychotherapie und in der Kultur allgemein mit Kontroversen belastet und von beruflichen Regulationen eingeengt, die auf angstbasierten Risikomanagementpraktiken fußen. Obwohl sie gut gemeint sind, lassen diese kulturell-schützenden Teile Klienten von jener Berührung beraubt zurück, die ihre Berührungswunden heilen könnte.

Es bestehen viele nationale, regionale und ethnische Unterschiede in Hinsicht auf Berührung. In den USA berühren Weiße weniger als People of Color. Die Entwicklungspsychologin Sharon Heller berichtet uns, dass US-amerikanische Säuglinge und Kinder weniger berührt werden als in den meisten anderen Ländern. Dies führt sie teilweise auf blindes Vertrauen in Autokindersitze, Kinderwägen, Schaukeln, Schnuller, Babyflaschen und Krippen zurück.[56] Eine andere Studie zeigt, dass in der Erziehung in den USA raue und strafende Berührungen gegenüber zärtlichen überwiegen.[57] Es gibt eine klassische Berührungsstudie, die als »Kaffeehaus-Studie« bekannt ist und in den 60er-Jahren vom kanadischen Psychologen Sidney Jourard durchgeführt wurde. Sie wurde oftmals herangezogen, um interkulturelle Unterschiede hinsichtlich der Berührung zu demonstrieren.[58] Während Jourard in verschiedenen Ländern in Cafés saß, zählte er, wie oft sich zwei Personen, die zusammensaßen, in einer Stunde gegenseitig berührten. Wenig erstaunlich zeigte sich, dass sich Menschen in London und den USA so gut wie überhaupt nicht berührten, während sie in Frankreich und Puerto Rico kaum die Finger voneinander lassen konnten. Die Idee, diese Studie mit einer tiefergehenden und systematischeren Methodologie zu wiederholen, hat einen gewissen Reiz.

Meine anekdotischen Beweise für kulturelle Unterschiede in Bezug auf Berührung stammen von meinen internationalen Lehrerfahrungen. Als ich in Frankreich, Deutschland, Spanien und Portugal lehrte, grüßten wir uns jeden Morgen gegenseitig mit warmherzigen Umarmungen und einem Kuss auf beide Wangen, und wir verabschiedeten uns jeden Abend auf dieselbe Weise. In den USA, Großbritannien und Japan bestand ein Gefühl der Zurückhaltung, was Berührung unter den Teilnehmern anging. Viele Teilnehmer der Ausbildung in Großbritannien sagten, dass sie keine Erinnerung hätten, von ihren Eltern berührt worden zu sein, außer für Bestrafung, und für jene, die britische Internate besuchten, gab es strenge Regeln, die jede Art körperlichen Kontakts zwischen den Schülern untersagten. Während ich in Flughäfen sitze und darauf warte, aus diesen Ländern geflogen zu werden, beobachte ich Berührung und ihre Absenz. Ich sehe Kinder in ihren Kinderwägen an ihren iPads kleben, während die Eltern in ihre Mobiltelefone starren.

Das kulturelle Tabu der Berührung in der Psychotherapie ermutigt Therapeuten, die Vernachlässigung aufrechtzuerhalten, die ursprünglich die Verletzung hervorgerufen hat. Aufgrund des immensen Potenzials der Berührung, zu heilen und zu schaden, wird dieser übersehene Kommunikationsweg von einem Teil zum verkörperten Selbst und umgekehrt vom verkörperten Selbst zu einem Teil im Somatischen IFS umsichtig und weise genutzt, mit Erlaubnis aller Beteiligten.

Ich muss zugeben, dass ich sogar in meinen Ausbildungen dieser Praxis nicht die Zeit widme, die ihr gebührt. Ungeachtet der Länge der Ausbildung tendiere ich dazu, von der Berührung ein wenig Zeit für die anderen Praktiken zu leihen, fühlend, dass jede ein ganzes Leben verdient und tatsächlich braucht, um angemessen gemeistert zu werden. Und dann quetsche ich Einfühlsame Berührung in die verbleibende Zeit. Dennoch behaupte ich, die größte Meisterschaft in der Praxis der Berührung zu haben, da ich verschiedene Formen der Körperarbeit über dreißig Jahre lang studiert und praktiziert habe. Ich habe die Kraft der Berührung bei der Heilung von Wunden des Körpers und des Geists bei mir selbst und unzähligen Klienten erfahren. Die Vernachlässigung dieser Praxis kann nicht einfach fehlerhaftem Zeitmanagement zugeschrieben werden. Meine Teile haben diese kulturellen Überzeugungen absorbiert, und sie glauben, dass ich durch das Minimieren des Raums, den die Berührung im Curriculum der Praktiken einnimmt, vermeiden kann, Kontroversen zu entfachen.

Entgegen der Ängste meiner Teile ist es jedoch die Praxis der Einfühlsamen Berührung, die in der jüngsten Vergangenheit von allen Somatischen IFS-Praktiken am meisten Aufmerksamkeit auf sich gezogen hat. Teilnehmer meiner Ausbildungen haben darum gebeten, weitergehend in der Anwendung von Berührung unterrichtet zu werden. Einige haben angedeutet, dass so wie IFS die Speerspitze der Psychotherapie sei, Somatisches IFS die Speerspitze von IFS und Einfühlsame Berührung die Speerspitze des Somatischen IFS bilde. Im Laufe meines beruflichen Lebens haben zahlreiche Forschungsstudien ergeben, dass Berührung eine wesentliche Komponente von Heilung bei einer großen Bandbreite von Erkrankungen darstellt. Das gegenwärtige offenere Klima in der Psychotherapie kündigt das Potenzial an, das angemessene, ethische und kundige Berührung in der heutigen Zeit eine prominentere Rolle einnimmt als in der Vergangenheit. All das unterstützt mich, diese Praxis als das Kronjuwel der Somatischen IFS-Praktiken zu sehen. Die Komplexität und das Potenzial von Berührung bei der Heilung von Körpern und Kulturen verlangen, dass diese Praxis die Aufmerksamkeit bekommt, die sie verdient. Vielleicht wird die Berührung, indem sie in der Psychotherapie anerkannt und praktiziert wird, zur Brücke, die die zwei künstlich getrennten Felder des Körpers und Geists vereint.

Wenn gesagt werden kann, dass einige Psychotherapeuten zu vorsichtig in Hinblick auf Berührung sind, sind einige Körpertherapeuten und andere in Gesundheitsberufen Tätige womöglich nicht vorsichtig genug. In vielen Fällen sind sie sich nicht ausreichend bewusst darüber, dass ihre Berührung Trauma und andere unaufgelöste Themen, die inaktiv im Körpergewebe ihrer Klienten ruhen, aufwühlen kann. Ich habe gehört, wie im Gesundheitswesen Tätige behauptet haben, dass sie keine Klienten oder Patienten mit einer Traumageschichte hätten. Viele Zahnärzte, Pfleger, Ärzte, Physiotherapeuten und andere Praktizierende, die Diagnose- und Behandlungsverfahren anwenden, bei denen Berührung involviert ist, fragen nicht nach Erlaubnis oder Feedback. Die meisten Körper- und Massagetherapeuten fordern den Klienten auf, ihnen hinsichtlich der Berührung ein Feedback zu geben und sie wissen zu lassen, ob sie irgendetwas anders haben möchten. Allerdings finde ich es selbst schwierig, meine Stimme zu erheben, wenn ich dazu aufgefordert werde, wenn ich nackt auf einem Tisch unter einem dünnen Tuch liege, während der Körpertherapeut geschäftig seiner Tätigkeit nachgeht. Ich kenne verschiedene Fälle, bei denen tiefe und invasive Berührung zu Schaden beim Klienten geführt hat. Neben der Kraft zu heilen hat Berührung die Kraft, sowohl der Beziehung als auch – letzten Endes – dem Klienten zu schaden. Eine Ausbildung zum Körpertherapeuten liefert Fachwissen über eine bestimmte Methode. Sie kann sich aber nicht vollständig mit dem Minenfeld psychologischer Komplexitäten befassen, die in den Berührungsgeschichten der Körper auf den Massagebänken verborgen liegen. Um dieses Bedürfnis zu stillen, habe ich zusammen mit dem Hakomi-Lehrer Morgan Holford eine Ausbildung für Körpertherapeuten entwickelt, die ihnen helfen soll, sicher und ethisch innerhalb der Grenzen ihres Berufs mit den Gefühlen zu arbeiten, die im Gewebe, in den Flüssigkeiten und Organen eingebettet sind.

Meine Lehrmaterialien für Einfühlsame Berührung beinhalten Michelangelos Schöpfungsszene in der Sixtinischen Kapelle, auf der dargestellt ist, wie Gott Adam das Leben schenkt, während beide ihre Arme zueinander ausstrecken. Doch wenn wir genau hinsehen, erkennen wir, dass sich ihre Finger tatsächlich nicht berühren. Während unsere Augen zu diesem Raum zwischen ihren grazil gemalten Zeigefingern gezogen werden, erfahren wir die Kluft in unserer Beziehung mit dem Göttlichen. Wir spüren unsere Sehnsucht, uns in einer verkörperten Weise mit der spirituellen Welt zu verbinden. Obwohl spirituelle Beziehungen häufig als entkörperte Erfahrungen konzeptualisiert werden, werden Menschen aller Glaubensrichtungen von Michelangelos Darstellung des magischen

Potenzials der Berührung dazu bewegt, die Tür zu einer tieferen Verbindung mit der spirituellen Welt zu öffnen.

Diese Praxis, die als der Gipfel der Praktiken des Somatischen IFS porträtiert wird, bringt uns zurück zu unseren Wurzeln. Berührung ist unsere erste Sprache, sowohl chronologisch als auch psychologisch. In der bahnbrechenden Arbeit Körperkontakt[59] versammelt der Anthropologe und Pädagoge Ashley Montagu Studien, die die wesentliche Rolle der Berührung in der menschlichen Entwicklung belegen. Er klärt uns darüber auf, dass Berührung das erste Wahrnehmungssystem ist, das sich in Tieren entwickelt, und dass all unsere anderen Sinne von ihm abgeleitet sind. Berührung als das vorrangige Mittel der Verbindung fängt in der Gebärmutter an. Innerhalb von drei Wochen nach der Zeugung haben wir ein primitives Nervensystem entwickelt, das die Hautzellen mit unserem rudimentären Gehirn verknüpft. Nach ungefähr acht Wochen vom Zeitpunkt der Zeugung an entwickelt sich der Tastsinn. Lange bevor wir sehen, hören, riechen oder schmecken können, beginnen wir durch unseren Tastsinn Informationen über uns selbst und unsere Außenwelt zu empfangen und zu verarbeiten. Bonnie Bainbridge Cohen, die Gründerin des Body-Mind Centering, sagt uns, dass Bewegung und Berührung sich zur gleichen Zeit im Mutterleib entwickeln und dass uns beide unser ganzes Leben lang nähren, innerlich wie äußerlich. Sie beschreibt, wie das Embryo im Fruchtwasser schwimmt und andauernd gegen die Gebärmutterwand stößt. Durch diesen Kontakt von Haut zu Haut lernt das Embryo den Unterschied zwischen der Welt innerhalb seiner Haut und außerhalb von ihr. Dies wird die Grundlage der Abgrenzung und Individuation.[60]

Nach der Geburt ist Berührung weiterhin die vorrangige Sprache des Kleinkinds. Der warme sinnliche körperliche Kontakt zwischen dem Kleinkind und der Bezugsperson stellt eine Bindung her, die für eine gesunde Entwicklung sogar noch entscheidender ist als Nahrung.

Berührung ist ein Baustein einer sicheren Bindung. Wenn die Berührung auf das Kleinkind abgestimmt ist und Gefahrlosigkeit, Sicherheit und Zugehörigkeit kommuniziert, entwickelt das Kleinkind eine sichere Bindung, die das Fundament für seine späteren Beziehungen bildet. Zu wenig Berührung oder die falsche Art von Berührung führt zu Entwicklungstraumata und lebenslangen negativen Folgen. Für Teile mit Bindungsverletzungen wie die kleinkindlichen oder vorgeburtlichen Teile unserer Klienten kann Berührung die effektivste Kommunikation sein. Taktile Erfahrungen bleiben das Leben lang zentral für unsere Gefühle, unser Denken und unsere Heilung.

Viele unserer Klienten haben nicht genug von der richtigen und zu viel von der falschen Art der Berührung bekommen. Sie haben viele psychologische und körperliche Lasten absorbiert, die sich auf ihr persönliches Leben auswirken. Sie können auf Berührung übermäßig oder zu gering ansprechen. Sie können Berührung ablehnen oder ihr Widerstand leisten, oder ihnen kann die Fähigkeit fehlen, Berührungsgrenzen zu setzen. Sie können Teile haben, die sich nach Berührung sehnen, oder Teile, die nach unangemessener Berührung suchen. Berührungswunden können durch wiedergutmachende Berührung geheilt werden. Wenn der Klient als Kind in Hinsicht auf Berührung vernachlässigt worden ist, kann Berührung durch den Therapeuten und/oder den Klienten oder imaginäre Berührung den Prozess der relationalen Reparatur des Bindungssystems im Körpergeist des Klienten einleiten. Wenn sich der Klient für Berührung öffnen kann, die die implizite Botschaft von Sicherheit und Verbindung, von Wohlbehagen und Genuss in sich trägt, können seine jungen Teile nun die Berührung empfangen, die für ihre sichere Bindung an das erwachsene Selbst notwendig ist.

Barbara hatte einen Hautausschlag an ihren Armen, der auf medizinische Behandlungen nicht ansprach. Als sie den Ausschlag sanft berührte, um sich auf ihn einzustellen und ihn zu fragen, was er ihr erzählte, hörte sie einen Teil sagen, dass ihre Haut der Ort sei, wo sie die Welt treffe – und die Welt sei nicht sicher. Barbara empfing dann ein Bild eines Babys, das sich nach Berührung sehnt. Der Ausschlag erzählte ihr, dass sie das Baby vor der Sehnsucht beschütze, befürchtend, dass die unausweichliche Enttäuschung sie wieder in ein Vakuum eines schrecklichen Nichts ziehen würde. Barbara streichelte sanft ihre Arme und gab dem Baby die taktile Aufmerksamkeit, nach der es sich gesehnt hatte. Der Ausschlag auf ihren Armen verschwand bald, trat aber später an anderen Stellen ihres Körpers auf. Es stellte sich heraus, dass der Ausschlag das erste Anzeichen von tieferen Gefühlen war, die sowohl mit Verlassenheit als auch Trauma verbunden waren und an die Oberfläche ihres Körpers stiegen.

Die Einfühlsame Bewegung kann wie alle Praktiken des Somatischen IFS jeden IFS-Schritt unterstützen. Sie adressiert all die unterschiedlichen Koalitionen von Teilen im inneren System, einschließlich der Teile, die in Bezug auf Berührung im Widerstreit stehen. Ob die Berührung vom Therapeuten oder vom Klienten stammt, oder einfach in der Vorstellung stattfindet – das von der Berührung freigesetzte Oxytocin kann die Bindung zwischen dem Selbst und den Teilen vertiefen. Berührung kann einen Teil im Körper offenbaren und helfen, die Aufmerksamkeit auf diesen Teil gerichtet zu lassen. Berührung kann behilflich sein, das Nervensystem zu beruhigen und dem Klienten helfen, sich von emotional dysregulierten Teilen zu entschmelzen. Sanftes Streichen über die Arme oder den Rücken sprechen die Insula oder andere Strukturen des limbischen Systems direkt an, um sie zu beruhigen und Sicherheit wie auch emotionale Unterstützung zu kommunizieren. Die Berührung des Klienten oder Therapeuten kann der Körpergeschichte des Teils »zuhören«. Die Berührung kann wahrnehmen, wie sich Gewebe verengt, zittert und erschauert oder nachgiebig wird und schmilzt. Die Hände können die Energie der Dissoziation oder Trennung aufnehmen. Berührung kann die sich entfaltende Bewegungsgeschichte erleichtern, indem sie beim Zusammenrollen assistiert, eine Hand anbietet, von der man sich abdrücken kann, oder die Füße des Klienten fest auf den Boden drückt, um ihm zu helfen, sich auf die Gegenwart zu konzentrieren. Worte, Bilder oder Gefühle, die von einem Teil stammen, können die Körpergeschichte ausfüllen. Der Klient, zuständig für die Art der Berührung und ihre Menge, hat eine wiedergutmachende Erfahrung. Die Teile des Klienten können vergangene Bedeutungen und Assoziationen von Berührungsverletzungen loslassen und sie durch Assoziationen von Wohlbefinden, Verbindung und Genuss ersetzen.

Berührung ist häufig die kraftvollste Form impliziter Kommunikation zwischen Teilen und dem Selbst. Der Autor Adam Gopnik vom *New Yorker* schreibt über eine Forschungsstudie zu affektiver Berührung, die von Dacher Keltner, einem Psychologieprofessor an der University of California Berkeley durchgeführt wurde.[61] (Als Experte für die Wissenschaft der Gefühle war Keltner der wissenschaftliche Berater für Pixars *Inside Out.*) Keltners Studie umfasste 212 Freiwillige, die zwölf verschiedene Gefühle identifizierten, eins nach dem anderen, vermittelt durch eine einsekündige Berührung am Unterarm durch einen Unbekannten. Beide Parteien waren durch eine Barriere voneinander getrennt; die berührte Person sollte das Gefühl erraten. In Anbetracht der Anzahl der getesteten Gefühle stand die Wahrscheinlichkeit, das richtige, mit der Berührung verbundene Gefühl zu erraten, bei acht Prozent. Bei den Gefühlen Mitgefühl, Dankbarkeit, Wut, Liebe und Angst lagen die Teilnehmer bei über der Hälfte der Versuche richtig. Sie waren viel erfolgreicher, Gefühle über diese Form der Berührung zu identifizieren als über visuelle oder auditive Hinweise.

Mit unseren Händen zuhören und sprechen

Wenn mir Psychotherapeuten mitteilen, dass sie eine tiefergehende Schulung in Berührungstechniken benötigen, um sich bei der Anwendung von Berührung bei ihren Klienten wohlzufühlen, antworte ich, dass im Zustand verkörperter Selbstenergie zu sein besser ist als jede Technik. Die Einfühlsame Berührung kann durch Schulung in unterschiedlichen Formen der Körpertherapie, Reiki oder anderen energetischen Methoden, bei denen die Hände eingesetzt werden, erweitert werden, aber sie benötigt sie nicht. Wenn unsere belasteten Teile unsere Hände nicht übernehmen, ist durch unsere Hände zu heilen und zu kommunizieren unser natürlicher Zustand. Mit unseren Händen zuzuhören ist so natürlich, wie mit unseren Ohren zuzuhören. Und genauso, wie wir unsere Ohren trainieren können, Geräusche in unserer Umgebung besser zu unterscheiden, können wir unsere Hände schulen, die subtile, implizite Sprache des Körpers zu vernehmen. Und wir können unsere Klienten anleiten, auch durch ihre Hände ihren Teilen zuzuhören und mit ihnen zu sprechen.

Ich lernte erstmals durch die Arbeit mit Ton, mit meinen Händen zuzuhören. Indem sie ihn kneteten und dann mit Wasser weich machten, lernten meine Hände zu spüren, welche Form dieser Tonkörper annehmen wollte. Ihn hinunterpressend, hochziehend und die Spitze des sich drehenden Balles öffnend, spürte ich, wie die Form Gestalt annahm und sich entwickelte. Der runde, volle Raum innerhalb des Gefäßes und die äußere Form sprachen zu meinen Händen über die Art der Berührung und wann es genug war. Zu viel Berührung und das Gefäß würde schwächer werden und zusammenbrechen. Zu wenig und es würde schwer und uninteressant aussehen.

Meine erste Körpertherapielehrerin half mir, dieses Wissen auf die Berührung von Körpern zu übertragen. Statt ein Protokoll von Techniken zu verschreiben, brachte sie mir einfach bei, auf das zu hören, was das Gewebe unter meinen Händen verlangte, und Veränderungen von Augenblick zu Augenblick zu verfolgen. Meine Vorstellungen, Ängste und Unsicherheiten über Bord werfend, blieb ich mit der Bereitschaft, mich zu verbinden, zu senden und zu empfangen zurück. Ich platzierte einfach meine Hände auf dem Körper vor mir. Ich sandte Offenheit und Neugier aus. Ich empfing Botschaften der Anspannung, des Widerstands, von Abgestumpftheit, Schwäche und Fragilität. Meine Hände kommunizierten Akzeptanz und nahmen als Antwort eine Bewegung, ein Schmelzen, ein Weichwerden und Öffnen wahr.

Meine späteren anatomischen Studien verbesserten das Hören und Sehen durch meine Hände. Ich wurde mit den Muskeln und Faszien, den inneren Organen und Flüssigkeitssystemen vertrauter. Das Innere des Körpers zu visualisieren begleitete und erweiterte die Wahrnehmungserfahrung. Andere Körpertherapieausbildungen halfen das zu entwickeln, was Aline LaPierre »Tastkundigkeit«[62] genannt hat. Obwohl eine spezifische Berührungsschulung wertvoll ist, ist mein Ratschlag an Psychotherapeuten, die befürchten, in Berührung nicht genug trainiert zu sein, derselbe, den mir mein erster Körpertherapielehrer gab: »Vertrau deinen Händen.« Und nun füge ich hinzu: »Trenn dich von deinen Teilen.« Mein Rat an Körpertherapeuten und Praktizierende in Gesundheitsberufen ist derselbe – ihre Techniken, Annahmen, Protokolle und Agenden beiseite zu legen und sich auf ihre Klienten oder Patienten einzustimmen.

Ich lernte diese Lektion vor vielen Jahren von meiner Körpertherapieklientin Paula. Sie hatte sexuellen Missbrauch erlebt und wurde von ihrem Psychotherapeuten zu mir überwiesen. Sie hatte eine Rolfing-Behandlung hinter sich, mit zehn Behandlungen, von denen sie sagte, dass sie ihr geholfen hätten. Ich weiß, dass sie zu der Art von Körperarbeit gehören, die sowohl körperlich wie auch emotional intensive Reaktionen hervorrufen können. Aus dieser Information leitete ich einige falsche Annahmen über ihr Maß an Körpergewahrsein ab, doch mein Körper und ihre Gewebe erzählten mir etwas anderes. Ich fühlte mich von ihr getrennt und spürte keine Reaktion ihrer Faszien auf meine Berührung.

Ich stoppte mit der Körpertherapie und bat Paula, mir mehr über ihre Rolfing-Erfahrung zu erzählen. Es schälte sich folgende Geschichte heraus: Paula war aus ihrer ersten Sitzung auf eine belebte Straße herausgetorkelt und fand irgendwie ein öffentliches Telefon (ja, das war vor vielen Jahren!), um einen Freund anzurufen, der sie abholen sollte. Sie schaffte es durch die verbleibenden neun Rolfing-Sitzungen auf dieselbe Weise, wie sie es durch ihren sexuellen Missbrauch geschafft hatte: durch Dissoziation von ihrem Körper. Ihre Beschützer stellten sicher, dass sie nicht erneut von ihren Erinnerungen an ihren Missbrauch überwältigt wurde. Wir arbeiteten zusammen, um herauszufinden, wie sie Berührung empfangen könnte, ohne ihren Körper zu verlassen. Ich leitete sie an zu beginnen, Gewahrsein für fünf Sekunden in die Spitze eines kleinen Fingers zu bringen. Allmählich schloss sie ihre Hand, ihren Arm und schließlich den Rest ihres Körpers ein. Mit ihrer eigenen Berührung beginnend und dann vorsichtig meine einschließend, gelang es ihr, die Berührung zu tolerieren, solange sie sie kontrollieren konnte. Schließlich war sie fähig, diejenige Art von Berührung zu erkennen, die sie mochte, und diejenige, die sie nicht mochte. Es stellte sich heraus, dass sie außergewöhnlich gewahr und unterscheidend war. Sie entdeckte, dass sie mich um die Art von Berührung bitten konnte, die ihr halfen, die angenehmen Empfindungen zu genießen. Paula erzählte mir, dass sie »ihren Körper zurückgewonnen« habe.

Unsere Hände haben auch die Fähigkeit zu sprechen. Wir verbinden uns energetisch mit unserem Herzen und schicken Wärme und Präsenz durch unsere Hände zu den Teilen, die in den Geweben leben. Wir können auch gesprochene oder stille Worte wie »Ich bin hier«, »Ich höre zu«, »Ich höre dich«, »Es ist jetzt okay« schicken. Wir können sanft fragen: »Was möchtest du mich wissen lassen?«, »Wovor hast du Angst?«, »Bist du bereit loszulassen?«. Wir sprechen auch verbal und fragen, wie Teile auf die Berührung reagieren, ob dies genau die Art von Berührung ist, die sie möchten, und was sie vielleicht stattdessen ausprobieren wollen. Insbesondere bei Klienten mit bekannten sexuellen Berührungsverletzungen ist es wichtig, explizit darauf hinzuweisen, dass die Berührung nicht sexuell sein wird und sie vollkommen die Kontrolle über sie haben. Wir hören mit all unseren Sinnen zu und sprechen mit ihnen, indem wir das innere Körpergeistsystem verfolgen.

Körpersysteme, die mit der Einfühlsamen Berührung verbunden sind

Das somatosensorische System

Die Haut ist der sichtbare Teil des somatosensorischen Systems, das auch als das taktile System bezeichnet wird. Die Haut ist die Schnittstelle zwischen dem »Ich« und »Nicht-Ich«. Unser Gefühl unserer Identität, einschließlich Schönheit, ist zu einem großen Teil oberflächlich und äußerlich. Unsere Haut ist die Grenze zwischen allem, was sich innerhalb von uns, und allem, was sich außerhalb von uns befindet. Sie schützt uns gegen eine Invasion von außen und übermäßigem Flüssigkeitsverlust. Dennoch ist sie mehr als eine neutrale Hülle. Diese Grenze wird durchdrungen, manchmal mit unserer Erlaubnis, manchmal aus Versehen, manchmal für Heilung und manchmal, um zu verwunden. Es geschieht durch diese Membran und die neuronalen Strukturen, die mit ihr verbunden sind, dass wir die äußere Welt fühlen können. Durch unsere Haut lernen wir, was zu vermeiden ist, worauf wir uns zubewegen sollten und was zu umarmen ist. Unsere Haut lehrt uns über uns selbst. Wir lernen, uns in unserer eigenen Haut wohlzufühlen – oder nicht.

Die Haut ist das größte, älteste und empfindlichste Organ unseres Körpers. Sie ist die aktivste Quelle von Empfindungen im Körper. Bei einem Mann durchschnittlicher Größe wiegt die Haut etwa 4,5 Kilo und nimmt etwa 1,7 Quadratmeter Fläche ein. Unterhalb der Bewusstseinsschwelle übernimmt die Haut metabolische Aktivitäten, Temperaturregulation, Heilung, Immunabwehr und Ausscheidung. Aber die für unser Überleben und unsere körperliche wie mentale Gesundheit insgesamt entscheidendste Funktion ist die Wahrnehmung über die Haut.

Deane Juhan hat in seinem Buch *Körperarbeit* die Haut als die äußere Schicht des Gehirns bezeichnet.[63] Es gibt viele Verbindungen zwischen dem Gehirn und der Haut, beginnend in den ersten Tagen nach der Zeugung, wenn die Zellen drei primitive Schichten entlang einer vertikalen Achse bilden. Das somatosensorische System entwickelte sich aus der hinteren Schicht der Zellen – Ektoderm genannt –, die ursprünglich die schützenden Strukturen der Fruchtblase bildete. Diese mit Flüssigkeit gefüllte Blase bot unserer frühesten Form lebenswichtigen Schutz. Während sich unser Embryo rasch entwickelte, formierten und reformierten sich seine Strukturen in überlappenden Wellen, die aus dieser embryonalen Zellschicht hervorgingen. Innerhalb von drei Wochen nach der Zeugung entwickelt sich unser Ektoderm in ein primitives Nervensystem, das unsere Hautzellen mit unserem rudimentären Gehirn verbindet. Durch diese primitive Struktur der Fruchtblase über die vielen Transformationen unseres Ektoderms stillt unser Körper das Bedürfnis nach Kommunikation und Schutz. Die Struktur der Fruchtblase hat sich radikal transformiert, aber die Schutzfunktion bleibt, da Haut und Nervensystem durch das somatosensorische System verknüpft sind, um unser ganzes Leben lang Schutz wie auch relationale Kommunikation zu bieten.

Die Lasten, die wir aufgrund von Berührungsmissbrauch und -vernachlässigung mit uns tragen, sind in unser somatosensorisches System eingebettet. Die Lasten betreffen die Weisen, in denen der inhärente

Schutz und die Kommunikation inadäquat waren, um Schaden zu verhindern. In unserem somatosensorischen System steckt auch die Quelle, um diese Wunden zu heilen. Wir können durch die Einfühlsame Berührung Zugang finden zur Verkörperung unserer Kreativität und Resilienz in unserem taktilen System.

Juhan beschreibt die komplexen Prozesse des somatosensorischen Systems als das Empfangen und Vermitteln von Berührung. Es bestehen zwei Bahnen dieser Berührung, die gleichzeitig operieren, *die zuführende* Bahn von der Haut zum Gehirn und die *wegführende* Bahn vom Gehirn zur Haut. Die Teile dieses Systems, die am zuführenden Signalfluss beteiligt sind – die Haut und die verschiedenen Sinnesrezeptoren und zuführenden Neuronen in der Haut sowie in Muskeln, Organen, Wirbelsäule, Hirnstamm, Thalamus und im somatosensorischen Kortex – empfangen Informationen über die Berührung. Jede Rezeptorart aktiviert einen anderen Teil des Gehirns, auf die vielen Arten von Berührung reagierend: liebevolle, sexuelle, gewaltvolle, misshandelnde und heilende Berührung. Der somatosensorische Kortex codiert all diese hereinkommenden sensorischen Informationen und verleiht ihnen Sinn.

Die wegführende Bahn leitet Impulse vom Gehirn in die Peripherie. Gedanken und Gefühle beeinflussen die Haut und die in sie eingebetteten Neuronen. Positive sensorische Erfahrungen, die eingesetzt werden – sichere, beruhigende, verbundene, respektvolle Berührung – erschaffen neue neuronale Muster und entspannen chronisch verspannte oder kollabierte Muskeln. Juhan beschreibt den Prozess heilsamer Berührung wie folgt:

> »Er muss taktile Empfindungen nutzen, um den Geist zu erreichen, den ganzen Geist, von der Hautoberfläche bis zu den spinalen Reflexen, den unbewussten Reaktionen niederer Gehirnregionen und den Gewahrseinsfeldern des Kortex. Wenn das geschieht, ist Berührung genuin und tiefgehend heilsam.«[64]

Tiffany Fields Forschung gibt uns mehr Informationen darüber, wie therapeutische Berührung spezifisch das somatosensorische System beeinflusst.[65] Aus ihren Studien haben wir erfahren, dass, wenn unsere Haut bewegt und berührt wird, bestimmte Rezeptoren für Druck stimuliert werden, die den Herzschlag verlangsamen, den Blutdruck senken und Cortisol und Neuropeptide freisetzen. Berührung entfesselt einen Strom heilsamer chemischer Reaktionen, einschließlich eines Anstiegs an Serotonin und Dopamin und der Anzahl von Killerzellen im Immunsystem. Doch es existieren auch andere spezialisierte Berührungsrezeptoren, um ausschließlich Gefühle zu kommunizieren und soziale Bindungen zu formen – sie werden ganz anders als andere sensorische Informationen codiert und schließen spezialisierte periphere Nervenfasern ein, die ein sanftes Streicheln wahrnehmen. Interessanterweise haben Wissenschaftler sogar die ideale Geschwindigkeit für menschliches Streicheln bestimmt. Nach ihnen liegt sie bei drei bis fünf Zentimetern pro Sekunde. Das Gefühl von Wohlbefinden, das durch diese Berührung hervorgerufen wird, aktiviert einen anderen Teil des Gehirns, den anterioren cingulären Kortex, ein Bereich, der an verschiedenen kognitiven Funktionen wie Empathie, Gefühlen, Impulskontrolle und Entscheidungsfindung beteiligt ist. Man nimmt an, dass dieser Bereich unser ganzes Leben lang für viele Aspekte unseres Wohlbefindens verantwortlich ist.

Elemente, die mit Einfühlsamer Berührung verbunden sind

Nachdem wir jedes der vier klassischen Elemente mit den ersten vier Praktiken des Somatischen IFS verbunden haben, stellte mich diese fünfte Praxis vor Fragen. Die vier Elemente wurden von antiken Kulturen als die Basis der materiellen Welt gesehen. Sie waren mit Gottheiten verbunden und wurden herangezogen, um physische Körper wie auch mystische Phänomene zu erklären. Aristoteles ergänzte ein fünftes Element, Äther, das manchmal als Leere bezeichnet wird. Aber Berührung ist weder ätherisch noch soll sie ein Weg in den Abgrund sein. Ich habe das Dilemma gelöst, indem ich entschieden habe, dass diese Praxis alle Elemente einschließt.

So wie sich Einfühlsame Berührung auf die zugrunde liegenden Somatischen IFS-Praktiken stützt, werden die vier Elemente im Zusammenspiel von Erde, Luft, Wasser und Feuer vereint. Der Therapeut verbindet sich vor dem körperlichen Kontakt mit der Erde, um sich zu erden. Während er Kontakt herstellt, nimmt er an den sensorischen, erdigen Aspekten des Kontakts von Haut zu Haut teil. Sich auf den umgebenden Raum einstimmend, greift der Therapeut auf das Element Luft zu. Das öffnet ihn für seine innere Weiträumigkeit und auch dafür, Informationen aus dem breiteren Feld der Selbstenergie zu empfangen, die die therapeutische Berührung beeinflussen können. Wasser bringt Fluss in Gewebe, die Trockenfleisch ähneln, und von Herzen gefühltes Mitgefühl in scheinbar undurchdringbare Grenzen. Das Element Feuer wird als transformatives Mittel in die beruhigende Wärme einer Hand gebracht, um in angespanntem Gewebe gehaltene Teile zu unterstützen, sich zu entspannen. Jedes der vier Elemente oder sie alle unterstützen die Praxis der Einfühlsamen Berührung, und sie verbinden die Heilpraxis der Somatischen IFS-Therapie mit heilenden und spirituellen Praktiken durch die Jahrhunderte.

Kontroversen bezüglich Berührung in der Heilpraxis und Psychotherapie

Die Anwendung von Berührung, um zu heilen, ist so alt wie die Notwendigkeit, sowohl Geist als auch Körper zu heilen. Die früheste aufgezeichnete Medizingeschichte zeigt, dass Berührung in Ägypten und China zur

Heilung benutzt wurde. Von spätestens 3000 v. Chr. an wurde Berührung in der ayurvedischen Medizin angewandt. Die Kontroverse von Berührung in Bezug auf Heilung ist fast so alt wie die Praxis der heilenden Berührung selbst. Im Mittelalter beginnend, wurden Laienheiler und -heilerinnen, die mit Berührung arbeiteten, unterdrückt, stigmatisiert und schließlich verbannt oder auf dem Scheiterhaufen verbrannt. Menschliche Berührung wurde durch Blutegel ersetzt, die die »Säfte« heraussaugten.

Die Anwendung von Berührung in der Psychotherapie spiegelt die Zyklen von Akzeptanz und Verbot der Berührung wider. Sigmund Freud nutzte anfangs Berührung, um den emotionalen Ausdruck und eine Regression bei seinen Patienten zu erleichtern, aber unglücklicherweise vermischte er den Wunsch des Kleinkinds nach Berührung mit Sexualität. Sein späterer Fokus auf die Rolle der Übertragung veranlasste ihn, die Anwendung von Berührung zu beenden. Sein Kollege Wilhelm Reich versuchte, dies zu berichtigen, indem er Berührung nutzte, um seine Patienten von ihrem Körperpanzer zu befreien. Berührungsübertretungen in der psychoanalytischen Gemeinschaft führten dazu, dass das Pendel in Richtung Verbot ausschlug. Meinungsverschiedenheiten zwischen Freud und seinen Kollegen über die Rolle der Berührung in der Psychoanalyse und das Verbinden aller Formen der Berührung mit Sexualität ließen unsere gegenwärtigen Kontroversen ahnen.

Ein Artikel vom *Zur Institute* beschreibt, wie das Pendel nach dem Zweiten Weltkrieg zurück zu einer Befürwortung der Berührung ausschlug, als die Forschung von John Bowlby und Mary Ainsworth der psychologischen Gemeinschaft half, die Verbindung zwischen Berührung und Bindung zu verstehen.[66] Der Zur-Artikel beschreibt, wie Harry Harlow »Bowlbys Theorie ins Labor nahm«, als er vielfältige Experimente mit Rhesusaffen vornahm, um den Einfluss mütterlichen Entzugs und die Notwendigkeit interaktiver Berührung zur Unterstützung einer normalen Entwicklung zu untersuchen.

Während meiner Studienzeit wurden mir die Filme von Harlows klassischer Arbeit vorgestellt. Mein Herz schmerzt immer noch, wenn ich mich daran erinnere, zu sehen, wie diese Kleinkinder bei der Geburt von ihren Müttern getrennt und zwischen einer mit Frotteestoff überzogenen Netzstruktur und einer nackten Drahtstruktur, die mit Flaschen versehen war, wählen sollten und wie sie sich mitleiderregend an die weiche Struktur klammerten und dennoch selbstverletzend und asozial wurden. Mir schien, dass viele menschliche Neugeborene nicht genug Berührung bekamen, da sie kurz nach der Geburt allein in eine Wiege gelegt werden. Harlows Experiment hatte einen bleibenden Einfluss auf meine berufliche Entwicklung, darüber hinaus war seine Forschung – zusammen mit der Arbeit von Kinderpsychologen und -forschern – ein Schritt in Richtung der wissenschaftlichen Legitimierung der Wichtigkeit taktiler Stimulierung für eine gesunde psychologische Entwicklung.

Jüngere Forschung in der zweiten Hälfte des 20. Jahrhunderts hat die Wichtigkeit von Berührung für die menschliche Entwicklung, Bindung und Kommunikation bestätigt. Mehr und mehr wurde Berührung als angemessene psychotherapeutische Maßnahme berücksichtigt, insbesondere bei vernachlässigter Berührung. Ashley Montagu schrieb poetisch und dennoch überzeugend: »Wenn das Bedürfnis nach Berührung ungestillt bleibt, wird abnormes Verhalten daraus hervorgehen.«[67] Das »abnorme Verhalten«, das durch fehlende Berührung einhergeht, hat soziale wie psychologische Folgen. James Prescott, ein Neurowissenschaftler, der vormals für das US Department of Health, Education and Welfare arbeitete, wertete 49 Gesellschaften aus und kam zum Schluss, dass die Hauptursache für gewalttätiges Verhalten bei Erwachsenen in einem Mangel von Berührung und Streicheln in den nachhaltig prägenden Perioden ihres Lebens liegt.[68] Viele Soziologen erkannten, dass US-amerikanische Babys und Kinder am wenigsten berührt wurden auf der Welt, und sie haben nahegelegt, dass es eine Verbindung gibt zwischen dem hohen Level an

Gewalt in den USA im Vergleich mit anderen entwickelten Ländern, die ein höheres Maß an Berührung aufweisen.

Spätere Untersuchungen zeigten, dass Berührung in vielen Bereichen signifikante Vorteile mit sich bringt, von der Gesundheit Neugeborener bis zu der Leistung von Basketballteams der NBA, Teilnahme am Unterricht und sogar Bibliotheksbesuch. Die Forschungsarbeiten, die Tiffany Field in den 80er-Jahren am Touch Research Institute an der University of Miami School of Medicine vorgenommen hat, haben enorm zur Forschungslage in Hinsicht auf die Wirksamkeit von Berührung bei der körperlichen und emotionalen Heilung von Menschen jeden Alters beigetragen. Field zeigte, dass Berührung die körperlichen Symptome abschwächt, die nicht von emotionalen getrennt werden können, wie beispielsweise Schmerz, Cortisolspiegel, Blutzuckerspiegel, Herzbelastung. Daneben verbessert sie die Immunabwehr und Lungenfunktion. Ihr Buch *Streicheleinheiten* umfasst Resultate von Studien, die die Wirksamkeit von Berührung bei der Heilung einer großen Bandbreite von Erkrankungen belegen, wie Angstgefühle, Depression, Hyperaktivität, Aufmerksamkeitsdefizit, Trauer, PTBS, Suchterkrankungen und – natürlich – körperliche Symptome.

Die Notwendigkeit von Berührung wertzuschätzen harmonisiert nicht damit, dass Berührung potenziell auch Schaden verursachen kann, der durch Medienreporte sexueller Ausbeutung und unangemessener Berührung verstärkt wird. Edward Smith leitet sein Buch *Touch in Psychotherapy* mit folgenden Worten ein: »Für viele Menschen mit Angst, Gerüchten und Falschinformation verwoben, ist Berührung heute womöglich das umstrittenste Thema in der Psychotherapie.«[69] Missbrauch durch Therapeuten und Institutionen wirft einen dunklen Schatten auf den Beruf. Die Geschichte ist voll von Fällen, die das Potenzial von Berührung zur Heilung und Schädigung in jedem Beruf mit ungleichen Machtverhältnissen zeigen.

Das Thema Berührung und Trauma ist sogar noch kontroverser als andere klinische Sachverhalte. Ein hohes Maß an Sensibilität ist notwendig, um sicher durch diesen Bereich zu navigieren. So viel Trauma geschieht durch körperlichen Kontakt: körperliche Misshandlung, tätlicher Angriff, Kampf, sexueller Missbrauch, ernste Unfälle, sogar medizinische Eingriffe. Teile traumatisierter Menschen sehnen sich nach Berührung, während sich gleichzeitig andere Teile vor Berührung fürchten und der Person nicht erlauben, sie zu wollen oder zu empfangen. Berührung kann bewirken, dass sich traumatisierte Teile gefangen, ängstlich, verletzlich, sexuell stimuliert oder betäubt fühlen. Berührung kann auf überwältigende Weise verwirrend sein, da das Trauma die Fähigkeit beschädigt hat, zwischen sicherer und unsicherer Berührung zu unterscheiden. Berührung kann bei einigen Traumaüberlebenden kontraindiziert sein, bis ihr System ausreichend geheilt ist, um aus der oben beschriebenen heilenden Kraft der Berührung zu profitieren.

Die Körpertherapeutin und Autorin Babette Rothschild berücksichtigt individuelle Unterschiede bezüglich Berührung bei der Heilung von Trauma.[70] Sie warnt Therapeuten davor, bei Klienten des Typs II B (jene, die multiple Traumata erfahren haben) Berührung zu verwenden; sie befürchtet, dass die Übertragung und Gegenübertragung intensiv und unkontrollierbar werden. Stattdessen schlägt sie vor, dass der Therapeut den Klienten dabei unterstützt zu lernen, in seinem Netzwerk aus ihm nahestehender Familie, Freunden und in Therapiegruppensituationen nach Berührung zu fragen, sie zu empfangen und anzuwenden.

Bessel van der Kolk, einer der wichtigsten Therapeuten, Forscher und Autoren zum Thema Traumaheilung, spricht sich stark für die Anwendung von Berührung aus. In *Verkörperter Schrecken* hebt er die Berührung als das elementarste Werkzeug hervor, um das Nervensystem zu beruhigen. Er spricht leidenschaftlich von traumatisierten Körpern und schlägt vor, dass wir sie auf dieselbe Weise beruhigen wie Babys: indem wir sie halten, berühren, sie schaukeln, mit ihnen im Einklang sind und sie ganz allmählich neuen Dingen aussetzen. Er ermutigt all seine Patienten, sich mit einer Form der Körperarbeit zu befassen.

Im Lauf der letzten Jahrzehnte haben zahllose Forschungsarbeiten das Heilungspotenzial von Berührung für traumatisierte Klienten herausgestellt und nahegelegt, dass die körperlichen und emotionalen Effekte von Trauma durch Berührung rückgängig gemacht werden können. Die Hirnforschung hat gezeigt, dass Berührung den Hypothalamus Oxytocin freisetzen lässt und den präfrontalen Cortex anspornt, GABA-tragende Fasern zur Amygdala auszubilden und Angstreaktionen zu unterdrücken. Tiffany Fields Forschung mit traumatisierten Menschen zeigt, dass Berührung bei vielen Symptomen hilft, wie bei Abneigung vor Berührung, verzerrtem Körperbild, Angstgefühlen, Depression, hohem Cortisolspiegel und hohem Blutdruck. Berührung repariert das Selbstwertgefühl, das Vertrauen und das Gefühl der eigenen Kraft oder Handlungsfähigkeit traumatisierter Klienten, insbesondere wenn es darum geht, Grenzen zu setzen und nach dem zu fragen, was sie brauchen. Der erste Impuls im Angesicht einer Bedrohung ist, nach Hilfe zu suchen, und dieser Impuls wird von der primitiveren Reaktion des ANS überschrieben, das die Kontrolle übernimmt. Berührung kann den ventrovagalen, auf soziale Interaktion ausgerichteten Impuls, sich nach außen zu wenden, um Hilfe zu erbitten, wiederherstellen, wie auch andere Impulse, die verbannt worden sind.

Die reichhaltige Forschung und Literatur in Hinsicht auf die Notwendigkeit und Wirksamkeit der Berührung wurde durch körperorientierte Therapien befördert, die Berührung verwenden, wie beispielsweise Bioenergetics, Individualpsychologie, Gestalttherapie, Hakomi, Somatic Experiencing, Sensorimotorische Psychotherapie und selbst Satirs Familientherapie wie auch einige kognitive und verhaltensorientierte Ansätze. Somatisches IFS wurde von vielen dieser Methoden beeinflusst und genährt.

Und dennoch sind trotz aller Beweise für das Potenzial von Berührung, Bindungsverletzungen und die Folgen von Berührungsmissbrauch emotional, somatisch, sozial und sogar neurobiologisch zu heilen, die Ängste und Verwirrungen tief im Berufsfeld eingegraben. Dies führt dazu, dass viele Psychotherapeuten Berührung immer noch als gefährlich, unangemessen, unethisch oder irrelevant für ihre klinische Arbeit ansehen. Sie befürchten, romantische oder sexuelle Beziehungen zu evozieren oder Übertragungsbeziehungen zu verursachen. Obwohl diese Ängste es verdienen, validiert zu werden, verhindern sie heilende Interventionen in der klinischen und pädagogischen Arbeit mit Individuen, Paaren und Familien. Das Tabu der Berührung spiegelt die Abkopplung und Dissoziation vom Körper wider und verschärft sie. Es ist wichtig, in Erwägung zu ziehen, dass das Vermeiden von Berührung als therapeutische Maßnahme bei Klienten, die nicht die notwendige Berührung erfuhren, die Wunde der Berührungsvernachlässigung verschlimmern könnte.

Die Kontroversen hinsichtlich der Anwendung von Berührung bestätigen die Kraft der Berührung, sowohl zu schaden als auch zu heilen. Die Absicht, sowohl Therapeuten als auch Klienten durch strenge Regulation und Verbote vor den Folgen unethischer Berührung zu schützen, hat den Missbrauch von Berührung nicht vermieden. Die Forschung zeigt, dass es die Lasten des Therapeuten bezüglich Berührung sind, die das Risiko für Berührungsmissbrauch darstellen. Diese Teile bedürfen der Heilung – und dürfen nicht beschämt, geängstigt oder von Risikomanagementansätzen, ethischen Komitees und Versicherungen kontrolliert werden. Die beste Versicherung gegen Berührungsmissbrauch ist für uns Praktizierende, unsere eigenen Wunden vernachlässigter oder missbrauchter Berührung zu heilen. Diese Arbeit ist für Therapeuten wesentlich, die die Einfühlsame Berührung nutzen.

Schulung und Aufsicht sind beim angemessenen, ethischen Gebrauch von Berührung auch entscheidend. Das Zur Institute bietet fortlaufend

Online-Kurse in der ethischen Anwendung von Berührung für in Gesundheitsberufen Tätige an. Der körperorientierte Psychotherapeut und Autor Courtenay Young ruft auf zu klareren ethischen Richtlinien für angemessene Berührung. Dies schließt ein, Gewahrsein in die therapeutische Auswirkung von Händeschütteln, Umarmungen, Küssen auf die Wange oder Klopfen auf den Rücken zu bringen. Die United States Association for Body Psychotherapy (USABP) veröffentlicht ihre ethischen Grundsätze online, und der Abschnitt »Die Ethik der Berührung« ist am Ende dieses Kapitels angefügt. Während er die Wichtigkeit der Berührung würdigt, versteht Young, namhafter körperorientierter Psychotherapeut, ebenso die Notwendigkeit von Richtlinien, um zu bestimmen, wann Berührung angemessen und ethisch ist und wann nicht.

> »Es gibt auch … viele Situationen, in denen es klinisch oder psychotherapeutisch unangemessen ist zu berühren. So zu handeln könnte als kontraproduktiv, als das Übertreten angemessener Grenzen oder als missbrauchend angesehen werden. Es gibt auch Situationen, in denen es unangemessen sein könnte, nicht zu berühren. So zu handeln könnte bewirken, dass man als kalt, unnahbar, distanziert, unzugänglich, gefühllos angesehen wird, oder es könnte als kontraindiziert für den psychotherapeutischen Prozess der Person betrachtet werden.«[71]

Die Einfühlsame Berührung in der Somatischen IFS-Therapie

Die Praxis der Einfühlsamen Berührung berücksichtigt sowohl Youngs Überlegungen als auch seinen Versuch, die Kontroverse abzumildern und das Berührungstabu aufzuheben. Im Abschnitt zur praktischen Anwendung der Einfühlsamen Berührung werden verschiedene Arten beschrieben, wie wir arbeiten, um sicherzustellen, dass die Berührung angemessen und ethisch ist. Die Praktiken des Gewahrseins, der Atmung und Resonanz liefern eine Grundlage, damit der Berührende (entweder der Klient oder der Therapeut) in einem Zustand des verkörperten Selbst ist. In diesem Zustand der Verbindung zu seinem Körper, unterstützt vom größeren Selbstfeld und in resonanter Verbindung mit der berührten Person, kann der Berührende die Antworten vor und während der Berührung verfolgen – in Hinsicht auf nonverbale Reaktionen auf die Berührung in seinem eigenen Körper und im Körper der berührten Person.

Ausbildungsteilnehmende erforschen ihre Berührungsgeschichten und den Einfluss unserer bestimmten kulturellen Norm bezüglich Berührung, um Teile zu finden, die durch schädigende oder fehlende Berührung hervorgerufene Lasten tragen. Die meisten von uns haben diese Wunden, und diese Lasten werden Berührung behindern, die vom verkörperten Selbst ausgeführt wird. Junge Teile, die der Berührung beraubt sind, können danach suchen, durch Kuscheln mit dem Klienten beruhigt zu werden. Teile, die hinsichtlich angemessener beruflicher Grenzen verwirrt sind, könnten versucht sein, ihre sexuellen Anziehungen auszuleben. Sich kümmernde Beschützer könnten ihr Können in der Berührung zeigen wollen. Selbst wenn unsere Berührung innerhalb der gegenwärtigen ethischen Richtlinien bleibt, werden die Lasten von Teilen wahrscheinlich durch die Berührung vermittelt und Schaden verursachen.

Die Praxis der Einfühlsamen Berührung nutzt das heilende Potenzial dieser Intervention, während sie schädigende Berührung vermeidet – nicht nur sexuelle Berührung, sondern auch subtilere Formen der Berührung durch die Teile des Therapeuten, wie beispielsweise bei Teilen, die körperlichen Kontakt brauchen, um ihr eigenes Unwohlsein zu lindern. Der Therapeut erwägt, ob Berührung angemessen ist, wobei er sich der belasteten Teile des Klienten und ihrer Stufe im Heilungsprozess bewusst ist. Die eigenen Lasten hinsichtlich Berührung aufzulösen, durch Somatische IFS-Praktiken geerdet und von ihnen unterstützt zu werden, im Berühren geschult und beaufsichtigt zu werden und sich über berufliche Ethikrichtlinien zu informieren sind wichtige Leitplanken, um sich gegen die Anwendung von unangemessener, unethischer oder schädigender Berührung zu schützen.

Wenn unsere Berührung von den zugrunde liegenden Praktiken unterstützt wird und vom verkörperten Selbst kommt, weiß der Körperteil, den wir berühren, dass wir in Kontakt mit ihm stehen. Diese direkte Beziehung kann die Bereitschaft des Teils fördern, seine Geschichte körperlicher Vernachlässigung oder missbräuchlicher Berührung mitzuteilen, die in Empfindungen und blockierten oder erstarrten Bewegungsimpulsen verborgen ist. Die Geschichten haben vielleicht noch keine Worte, trotzdem müssen sie gehört werden. Die Berührung durch das Selbst kann sich heilend auf durch fehlende Bindung oder Berührungsverletzungen hervorgerufene Wunden auswirken. Berührung sollte nicht verwendet werden, um das Trauma, das der Klient erfahren hat, nachzuspielen, ohne die Anwesenheit der Selbstenergie des Klienten. Aufgrund der Sensibilität des Vorgangs und der Möglichkeit, dass die Teile des Klienten den Therapeuten als den Täter sehen, verfolgen wir somatisch die Reaktion der Teile auf die Berührung und ob verkörperte Selbstenergie präsent ist. Die Einfühlsame Berührung kann die fehlende Erfahrung sein, nach der sich Teile jahrzehntelang gesehnt haben.

Vom verkörperten Selbst aus zu berühren – mit der Erlaubnis der Teile des Klienten und geerdet in den anderen Praktiken des Somatischen IFS – kann durch das Selbst des Klienten, das Selbst des Therapeuten oder durch ein sicheres Individuum oder Wesen in einem imaginären Szenario erfolgen. Viele IFS-Therapeuten sind erleichtert zu hören, dass die Praxis der Einfühlsamen Berührung nicht durch sie geschehen muss. Tatsächlich ist es so, dass Klienten auf die Frage, ob ihr Teil von mir, von ihnen oder von uns beiden berührt werden will, häufig antworten, dass der Teil mit ihrer Berührung allein zufrieden ist. Das zeigt mir, dass der

Teil sich bei dem Klienten sicher fühlt. Die Somatische IFS-Therapie geht mit der Prämisse von IFS einher, dass das zentrale Mittel der Heilung die Selbstenergie des Klienten ist. Wenn diese nicht verfügbar ist, tritt das Selbst des Therapeuten vor, bis der Weg frei ist für das Selbst des Klienten, und dann wird der Teil von der exponentiellen Kraft des Selbst gehalten.

Imaginäre Berührung

Innerlich imaginierte Berührung zwischen dem Teil und dem Selbst kann für viele Therapeuten die einzige Art der Berührung sein, die sie anwenden. Man kann davon ausgehen, dass jeder IFS-Therapeut imaginäre Berührung genutzt und herausgefunden hat, dass diese ein natürlicher und wirksamer Bestandteil der Therapie ist, insbesondere bei jungen, verletzlichen Teilen. Im Somatischen IFS ist sie oft alles, was der Teil braucht. Imaginäre Berührung kann bei Teilen angewandt werden, die noch nicht für direkten körperlichen Kontakt bereit sind.

Selbst Berührung in der Vorstellung setzt Oxytocin frei. Klienten können sich vorstellen, dass sie oder eine sichere Person junge Teile in ihrer inneren Welt hält, umarmt oder streichelt, was viele Vorteile tatsächlichen körperlichen Kontakts mit sich bringt. Sie können sehen oder spüren, wie Kleinkinder sich aus einem Kinder- oder Krankenhausbett nach ihnen ausstrecken. Sie heben sie hoch und halten sie sicher in ihren Armen. Junge, verletzliche Teile können auf ihren Schoß springen. Von ihrer Arbeit befreite Beschützer können mit dem Selbst Händchen halten oder sich an es anlehnen, um dringend benötigte Erholung zu finden. Imaginärer körperlicher Kontakt spielt bei vielen inneren Szenen eine Rolle.

Steve stimmt sich auf die Anspannung in seinem Bauch ein und findet einen zehnjährigen Jungen, der dringend gehalten werden muss, sich aber davor ängstigt.

SM: Lass ihn wissen, dass du verstehst, dass er Angst hat. Frag ihn, ob es eine Möglichkeit gibt, berührt zu werden, die nicht so Furcht einflößend ist.

Steve: Er ist offen dafür, dass wir uns mit den Händen berühren.

SM: Gute Idee. Lass mich wissen, was passiert.

Steve: Er berührte meine Hand. Jetzt umarmt er mich. Mein Bauch fühlt sich ruhiger an. Nun muss er sich von mir ein wenig zurückziehen. Er ist ungefähr dreißig Zentimeter von mir entfernt. Das war neu für ihn, anders. Er denkt, es ist zu gut, um wahr zu sein. Im Augenblick möchte er draußen in der Sonne sitzen. Ich sage ihm, dass er jederzeit für eine Umarmung oder Berührung zurückkommen kann, was immer er auch braucht.

Wenn ich mit einem Klienten telefonisch arbeite, hat imaginäre Einfühlsame Berührung einen wichtigen Stellenwert in einer Somatischen IFS-Sitzung. Theresa ist IFS-Therapeutin, die telefonisch zur Supervision bei mir war. Sie vertraute mir ihre Unsicherheit und Angst in Bezug auf ihre Arbeit an. Ihre Teile hatten ein großes Verlangen, den Menschen, die sie beriet, zu helfen, aber sie waren von der Verantwortung überwältigt, die offensichtlich über ihre Fähigkeiten hinausging. Sie erinnerte sich daran, wie ihr Vater ihre regelmäßig auftretenden Albträume als Kind beruhigte, indem er sie zärtlich hielt. Die kleine Theresa klammerte sich an ihn, und er hielt sie ebenso fest. Er sagte ihr nicht, dass es nichts gäbe, wovor man Angst haben müsse. Er sagte ihr nicht, dass sie sich wieder schlafen legen solle. Er hielt sie einfach, und sie fühlte sein Verständnis und sein Mitgefühl. Theresa bekam Zugang zu diesen frühen Erinnerungen und stellte sich vor, von ihrem Vater gehalten zu werden, während sie beide all ihre kleinen unsicheren Teile zwischen sich hielten. Sie sagte, dass sie eine Wiege der Liebe erschüfen, um all ihre Teile zu halten. Sie sagte mir, dass Tränen ihr Gesicht herabflössen, und bald schon konnte ich sie schluchzen hören.

Die Selbstberührung des Klienten

Häufig weist die spontane Berührung eines Klienten auf einen Teil hin. Der Therapeut nimmt wahr und fordert den Klienten auf, wahrzunehmen, wie seine Hand automatisch auf seine Brust oder sein Herz klopft, über die Stirn oder Wange streicht oder seinen Finger an seinem Daumen reibt. Mit einem Teil in körperlichen Kontakt zu kommen, der im Körper lebt, kann helfen, den Fokus auf den Teil gerichtet zu lassen. Wenn sich der Klient mit dem Gewebe unter seiner Hand befasst, kann er ein direktes Gefühl der Anspannung, der blockierten Energie und des inneren Chaos bekommen. Seine Berührung kann zu dem Teil sprechen und ungeliebte oder isolierte Teilen im Körper begrüßen: »Ich bin bei dir«, »Ich würde dich gern kennenlernen«, »Ich sehe, wie hart du arbeitest«, »Es tut mir leid«, »Was brauchst du?«, »Kann ich dir helfen, dies loszulassen?«, »Wie ist es jetzt?«. Der Klient kann eine Hand auf die Stelle im Körper legen, wo er seine Selbstenergie fühlt, und seine andere Hand auf den Teil, der Mitgefühl benötigt. Oder er kann im Falle eines Paars entgegengesetzter Teile beide halten. Bei Klienten, deren Berührungsgrenzen verletzt worden sind, ist Selbstberührung eine Alternative – und eine Voraussetzung –, um Berührung von einem Therapeuten zu empfangen.

Manchmal kontaktiert Berührung einen Teil, wenn verbale oder nonverbale Methoden ihn nicht erreichen können. Bill war ein erfolgreicher, angesehener Geschäftsmann und auch kundig in vielen Heiltechniken. Seine tüchtigen Teile hatten ihm gut gedient, aber manchmal stellten sie sich ihm in den Weg. Als er seinen Atem zu seiner Angst in seinem Bauch schickte, half ihm das weder, sich mit seinem angstvollen Teil zu verbinden, noch die Anspannung im Bauch zu lindern. Auf meinen Vorschlag hin nutzte er seine Hand, um seine Anspannung zu erkunden: die Variationen, die Tiefe und die Parameter. Dann sagte er erstaunt: »Er fühlt sich nicht mehr so allein!« Seine Hand hatte die Botschaft übermittelt: »Ja, ich merke, wie kräftig du dich festhältst.«

Der Therapeut prüft, um sicherzustellen, dass die Berührung vom verkörperten Selbst des Klienten ausgeht, damit sie heilsam ist. Als beispielsweise eine Klientin Achtsamkeit hineinbrachte, wie sie auf ihren Oberschenkel klopfte, entdeckte sie einen Teil, der ihrem Schenkel sagte, dass er es hasse, wie dick dieser sei. Als der Teil sich abtrennte, erforschte sie die Textur ihrer Haut und des darunter befindlichen Gewebes und sandte eine Entschuldigungsbotschaft an ihren Oberschenkel für ihren kritischen Teil. Eine andere Klientin schien durch ihre Berührung Selbstenergie in ihre Schulter zu schicken, aber es zeigte keine Wirkung. Wir erkannten, dass der berührende Teil ein dreizehn Jahre alter betreuender Teil war, dem es an Selbstvertrauen mangelte. Als er erst einmal zurückgetreten war, half ihr die vom Selbst geführte Berührung, dass sich die Schulter entspannte.

Therapeuten können Klienten mit Reizverarbeitungsproblemen wie einer übermäßigen oder zu geringen Empfindlichkeit bei Berührung helfen, taktile Empfindungen zu erfahren, indem sie langsam und sanft Möglichkeiten bieten, verschiedene Texturen in der Umgebung des Therapieraums zu fühlen. Sie können diese benennen und die Texturen und ihre Reaktion auf diese wahrnehmen. Klienten, die Berührungsverletzungen erfahren haben, müssen wissen, dass sie die Kontrolle darüber haben, was sie berühren und wie sie berühren. Selbstberührung kann Gewahrsein in Körperstellen bringen, die dissoziiert worden sind, und kann blockierte Energiekanäle öffnen. Die Teile, die dort residieren, können einen Widerwillen gegen angenehme Berührung haben, gute Empfindungen als gefährlich, verwirrend oder als potenziell traumatische Erfahrungen aktivierend ansehen. Diese Teile können allmählich beginnen, mit dem, was sie durch die Finger oder die Hände spüren, Sicherheit, Geborgenheit und Vergnügen zu verbinden.

Die Berührung durch den Therapeuten

Wie bei der Berührung durch den Klienten muss auch der Therapeut im verkörperten Selbst sein. Teile, die eine Agenda haben, etwas instand zu setzen, zu korrigieren, zu beschützen oder auf eine andere Art unsere Bedürfnisse zu stillen, sowie Teile mit Ängsten oder Unsicherheiten werden anerkannt und aufgefordert, in den Hintergrund zu treten. So kann später mit ihnen gearbeitet werden, und sie können als Ausgangspunkt dienen, der zu unseren Therapeutenteilen oder unserer eigenen Berührungsgeschichte führt. Normalerweise verwende ich meine eigene Berührung nur, nachdem eine stabile, vertrauensvolle und resonante Beziehung hergestellt worden ist und ich sicher bin, dass der Klient in einem gewissen Maß Zugang zu seiner Selbstenergie hat. Meine Berührung könnte einen Zusatz zu der Berührung des Klienten darstellen. Meine Hand auf jener des Klienten ist eine körperliche Repräsentation der therapeutischen Beziehung im IFS – meine Selbstenergie schließt sich der meines Klienten an und unterstützt sie, sodass sich Teile – vielleicht im wörtlichen Sinne – von uns beiden gehalten fühlen. Ich frage den Klienten, ob es irgendwelche Teile gibt, die Bedenken haben, dass ich einen körperlichen Kontakt herstelle. Insbesondere wenn es in der Geschichte des Klienten Berührungsverletzungen gab, ist es entscheidend, dass nur unter Einwilligung aller Teile berührt wird. Ich lasse die Teile wissen, dass die Berührung unter keinen Umständen sexuell werden wird, und ich prüfe nach, um festzustellen, wie die Teile auf diese Aussage reagieren. Bei vernachlässigter wie auch missbrauchender Berührung gibt es oft entgegengesetzte Teile. Im Wissen, dass ich mich nicht vollständig auf die Worte der Erlaubnis verlassen kann, suche ich nach somatischen Hinweisen und höre auf meine eigene Intuition.

Ich habe entdeckt, dass, wenn ich im wörtlichen Sinn »in Berührung« mit dem Teil bin, er eher bereit ist, mir seine Geschichte anzuvertrauen, insbesondere bei körperlicher Vernachlässigung und Berührungsverletzungen in der frühen Kindheit. Der erste inhärente Impuls ist, sich hilfesuchend nach außen zu wenden. Wenn dies nicht erfolgreich ist, hebt das ANS – wie wir gelernt haben – die erste automatische Reaktion des ventrovagalen Nervs auf und aktiviert die primitiveren Reaktionen. Die Geschichten, die in Empfindungen und erstarrten Bewegungsimpulsen codiert sind, können durch Berührung kontaktiert werden. Sie haben vielleicht noch keine Worte, aber sie können gehört werden. Berührung kann den auf soziale Interaktion ausgerichteten Impuls des ventrovagalen Nervs neben anderen Impulsen, die verbannt worden sind, wiederherstellen.

Die folgende Sitzung zeigt, wie ich Berührung nutzte, um einen Teil zu finden, sich auf ihn zu fokussieren, seiner Geschichte zuzuhören, ihn zu entlasten und seine verlorenen Qualitäten wiederherzustellen.

> Janet wird von einem Arbeitskollegen sexuell belästigt. Sie fühlt sich wie in einer Falle und hat Angst vor den Konsequenzen, wenn sie die Belästigung versucht zu stoppen oder zu melden. Während sie spricht, berührt ihre Hand wiederholt ihren Herzbereich. Gewahrsein in die Stelle bringend, die sie berührt, spürt sie eine starke brennende Empfindung. Sie wechselt zwischen Angst, Wut und Ablenkung hin und her und ist unfähig, sich auf irgendeinen dieser Teile zu fokussieren. Ich denke, dass meine Berührung ihr helfen könnte, fokussiert zu bleiben, und bitte Janet, sich nach innen zu wenden, um zu überprüfen, ob ihre Teile damit einverstanden sind, dass ich meine Hand auf der brennenden Stelle platziere – entweder auf ihrer Hand oder meine Berührung allein. Sie möchte nur meine Berührung.

Ich stehe von meinem Stuhl auf und setze mich auf dem Sofa neben sie. Wieder bitte ich sie, sich nach innen zu wenden, um sicherzustellen, dass alle ihre Teile mit dieser Berührung einverstanden sind. Sie sagt, dass alle zustimmen. Ich lasse sie wissen, dass sie die Kontrolle über die Berührung haben wird. Ich stelle meine vertikale Ausrichtung her, atme in mein Herz und bewege meine Hand langsam in Richtung ihres Brustkorbs. Ihr Gesicht und Körper entspannen sich leicht, als sie meine Berührung spürt. Sie leitet mich an, einige kleine Veränderungen an meiner Berührung vorzunehmen, um die brennende Empfindung bestmöglich zu kontaktieren.

In dem Gewebe unter meiner Hand nimmt Janet eine leichte Anspannung wahr. Ich sage ihr, dass ich auch eine subtile Bewegung fühle. Während Janet bei dieser Empfindung bleibt, findet sie einen Teil, der versucht zu flüchten. Ich sage: »Lass meine Berührung diesem Teil sagen, dass ich zuhöre. Ich verstehe, dass er fliehen möchte.« Ich spüre, wie das Gewebe weicher wird, und Janet fühlt es auch. Sie ist neugierig, mehr über diesen Teil zu erfahren, der flüchten möchte.

Da Janets Selbstenergie präsenter ist, nehme ich langsam meine Hand von ihrem Herzen, und Janets Hand ersetzt meine. »Stell dich auf diese Neugier ein, die du fühlst, und schick sie durch deine Hand zu diesem Teil in deiner Brust. Lass ihn wissen, dass du hören möchtest, was er dir zu sagen hat.« Mit einer Hand auf ihrem Herzen spricht Janet davon, vor diesem Mann flüchten zu wollen, während ihr anderer Arm eine schwache Drückbewegung ausführt. Janet möchte fähig sein, dies mit ihrem Körper stärker auszudrücken. Ich platziere meine Hände auf ihren Füßen, um ihr zu helfen, sich geerdeter zu fühlen. »Wo fühlst du diesen Drang, ihn wegzudrücken?« »Genau hier«, antwortet sie, ihren Bauch berührend. Ich lege meine Hände auf diese Stelle, um den Bewegungsimpuls zu unterstützen. Sie beginnt, in den Raum zu drücken, und dann biete ich eine feste Präsenz, gegen die sie drücken kann. Janets ganzer Körper zeigt die Befriedigung, dazu fähig zu sein, ihre Kraft auszudrücken.

Janet wendet sich wieder nach innen, um den Teil zu finden, der Angst davor hatte, sich dem Kollegen zu stellen. Sie ist fähig, seinen frühen Erfahrungen von Ohnmacht zuzuhören und ihn von seinen Ängsten zu entlasten. Nach dieser signifikanten Entlastung findet sie in meinen Armen Ruhe. Sie ist froh zu erkennen, dass sie Nein zu unerwünschter Berührung sagen kann, während sie zugleich erwünschte akzeptiert und wertschätzt.

Einfühlsame Berührung und Grenzen

Diese Sitzung mit Janet hebt das Thema von Berührung und persönlichen und beruflichen Grenzen hervor, das den Kern der Einfühlsamen Berührung bildet. Die Wahrnehmung, von Berührung verletzt oder unterstützt zu werden, hängt von der Kultur und persönlichen Geschichte derjenigen Person ab, die berührt wird, und ebenso vom Kontext. Die Geschichten unserer Klienten schließen fast immer in einem gewissen Maß die Wahrnehmung ein, dass in den persönlichen inneren oder äußeren Raum eingedrungen oder dieser gar verletzt wurde. Wenn es einen körperlichen oder sexuellen Missbrauch gab, gab es eine Missachtung, einen Bruch, ein Zerbrechen der Integrität der persönlichen Grenzen. Tätlicher Angriff, Kampf, ernste Verletzungen, selbst medizinische Eingriffe verletzen die Haut, die Grenze zwischen der inneren und äußeren Welt. Die Erfahrung der Verletzung wird im somatosensorischen System registriert und im limbischen System gespeichert. Einfühlsame Berührung kann diese Risse heilen.

Die Beschützer spielen eine entscheidende Rolle im System des traumatisierten Klienten. Beschützende Teile zeigen vielfältige Reaktionen, wenn die persönlichen Grenzen übertreten werden. Sie können annehmen, dass die Möglichkeit für ihre Sicherheit darin besteht, extrem rigide Grenzen hinsichtlich Berührung und körperlicher Nähe zu setzen. Ihre strenge Kontrolle der Grenzen sperrt ihren Körper und Geist in Isolierkammern ein. Andere Beschützer sind in Alarmbereitschaft, überempfindlich hinsichtlich Sinneserfahrungen und vermeiden Berührung. Andere

Beschützer könnten Berührung gewähren, aber dann den Körper betäuben oder sich von der Erfahrung dissoziieren. Ein Klient, der im dorsovagalen Zustand des Kollabierens gefangen ist, wird wahrscheinlich einen Mangel an oder diffuse Grenzen haben. Er wird unfähig sein zu ermessen, ob er berührt werden will oder nicht, welche Art der Berührung es sein soll, und er kann nicht zwischen missbräuchlicher und sicherer Berührung unterscheiden. Das System des Klienten kann zwischen diesen beiden Polen der Rigidität und Nachgiebigkeit hin und her wechseln. Verletzliche Teile können durch den Schutzschild stoßen. Der Klient könnte einer vorgeschlagenen Berührung zustimmen oder sie sogar selbst suchen, und Teile können versuchen, das Trauma nachzuspielen – als Versuch, ihre unterdrückte Geschichte zu erzählen –, wobei der Therapeut die Rolle des Täters besetzt.

Die Lasten, die mit Grenzverletzungen verbunden sind, beeinflussen die verschiedenen Arten der Wahrnehmung, und sie zu entlasten ist ein heikler Prozess. Wir bringen Gewahrsein in die unbewussten Wahrnehmungen. Die tief verwurzelte Neurozeption von Gefahr in Geist und Körper wird erkannt, und ihr wird zu den Körperstellen gefolgt, wo die Teile residieren, deren Grenzen erschüttert worden sind. Ein Großteil des Bezeugens der Geschichten der verwundeten Teile geschieht im impliziten, nonverbalen Bereich, der Atmung, Stimme und Augenkontakt einschließt. Wir gewinnen das Vertrauen der dissoziierten oder übermäßig wachsamen Beschützer. Sie werden fähig, in der Gegenwart wahrnehmen zu können, wie sicher eine Berührung ist.

Wir könnten damit anfangen, gesunde Berührungsgrenzen durch imaginäre Berührung wiederherzustellen und damit fortfahren, dass der Klient eine Stelle findet, die körperliche Berührung tolerieren kann. Der Klient könnte mit seinen Händen oder Armen beginnen und unterschiedliche Stellen, Druckstärken und Striche ausprobieren. Der Klient kann die Berührung auf andere Körperstellen ausdehnen, während er im gegenwärtigen Augenblick bleibt. Während der Berührung achtet er auf Teile, die erscheinen – sowohl Beschützer als auch die verletzlichen, die von der Berührung aufgeweckt wurden. Berührung kann die übermäßig erregten Verbannten beruhigen und die ventrovagale Teilnahme am System wiederherstellen. Der Klient entdeckt schließlich ein Level an Sicherheit, in seinem Körper zu sein.

Wenn der Klient anzeigt, dass er bereit ist, die Berührung des Therapeuten zu erfahren, dann überprüft letzterer, ob es irgendwelche Teile gibt, die womöglich noch nicht bereit sind. Falls dem so ist, adressiert er deren Bedürfnisse, Bedenken und Ängste. Mit Erlaubnis der Beschützer kann Berührung in kleinen Dosen empfangen und integriert werden – immer in Anwesenheit des Selbst des Klienten, das die Berührung dirigiert. Sanfte Striche über die Arme oder den Rücken sprechen die Insula und andere Strukturen des limbischen Systems direkt an, um sie zu beruhigen und Sicherheit und emotionale Unterstützung zu kommunizieren. Im Wissen, dass er die Kontrolle über die Berührung hat, toleriert der Klient sie, akzeptiert sie dann und wertschätzt es schließlich, berührt zu werden. Allmählich werden gesunde Berührungsgrenzen neu gesetzt. Klienten können Berührungsübungen zwischen den Sitzungen nutzen, um ihr Nervensystem zu stabilisieren, sodass sie fortfahren können, ihre Grenzverletzungen zu heilen.

Einfühlsame Berührung und Sexualität

Sexualität ist in unserem Leben enorm wichtig, und die Themen Haut und Berührung, notwendige Berührung, Missbrauch von Berührung und Grenzen überkreuzen sich allesamt bei diesem Thema. In unserer hochgradig sexualisierten und berührungsverarmten Kultur wird körperlicher Kontakt, insbesondere angenehme oder sinnliche Berührung, häufig mit sexuellen Anspielungen verwechselt. Verwirrungen bezüglich sexueller und nicht sexueller Berührung sowie jegliche Berührung mit Sexualität zu verschmelzen haben zu dem Missbrauch und dem Verbot von Berührung in der Psychotherapie seit Beginn beigetragen. Als ich meinem Vater erzählte, dass ich im Bereich der Körperarbeit tätig werden würde, fragte er mich entsetzt, ob ich in einem »Massagesalon« arbeiten würde, in der Befürchtung, dass seine Tochter ihre Absicht verkündete, eine Prostituierte zu werden. Er wäre ein wenig beruhigter gewesen, wenn er Autoreparatur verstanden hätte.

Die Praxis der Einfühlsamen Berührung kann sexuelle Wunden heilen und die Fähigkeit des Klienten wiederherstellen, Freude an Sex zu haben.

> Meine Klientin Judy möchte ihre sexuelle Beziehung mit ihrem Ehemann verbessern. Sie ist traurig darüber, nur sehr wenig Kontakt von Haut zu Haut mit ihm ertragen zu können. Bei engem Kontakt fühlen sich ihre Teile gefangen und befürchten, manipuliert zu werden, gegen ihren Willen Sex zu haben. Judy meint, dass die Erfahrung »herzzerreißend« sei. Ihre Teile befürchten, dass ihr Mann sie verlassen wird, wenn sie nicht seinem Wunsch nach wöchentlichem Sex entgegenkommt. Diese Angst führt zu einem jungen Teil, der glaubt, dass sie stirbt, wenn sie Nein sagt. Ihr Teil verlässt den Ort, wo er gefangen ist, und schließt sich ihr in der Gegenwart an.
>
> Judy hält ihren Bauch, während sie ihrem Teil sagt, dass er nichts zu machen brauche, was er nicht machen wolle. Ihr Bauch entspannt sich. Ihr Teil wird neugierig, wieso in aller Welt sie Sex haben möchte. Judy erzählt ihm, dass Sex Liebe, Glück, Sinnlichkeit und mehr Energie bringen könne. Das alles klingt in den Ohren des Teils gut, aber dieser Teil ist sich nicht sicher, ob er all diese Dinge von Sex bekommen kann. Nachdem Judy ihn ein wenig länger körperlich hält, erfährt er ein bisschen von dieser Liebe, dem Glück und der Sinnlichkeit der Berührung. Judy sagt, dass der Teil sie wissen lasse, dass er bereit ist, diese guten Dinge mit John zu fühlen.

Judy ist fähig, Sex mit ihrem Ehemann zu haben, und findet ein wenig Vergnügen wie auch Erleichterung in Hinblick auf den von ihm ausgeübten Druck. Aber sie sagt, dass sie durch dieses »Liebemachen« nicht das Gefühl habe, zu lieben oder geliebt zu werden. Der Teil, der sich nicht geliebt fühlt, ist eine erstarrte Vierjährige, die von der Person misshandelt worden ist, auf die sie sich am meisten verließ, von ihr geliebt und beschützt zu werden: ihr Vater. Dieser Teil ist derselbe, der in unserer früheren Sitzung erschienen ist. Als er auf Judys mitfühlende Präsenz und ihr Angebot zu helfen reagiert, sagt er, dass er gehalten werden möchte. Die Vierjährige setzt sich zuerst auf Judys Schoß, dann lehnt sie sich an Judys Brust und umarmt sie. Dieser Teil ist sich ganz genau im Klaren darüber, welche Art der Berührung er möchte. Er möchte nicht gestreichelt werden. Er möchte sich anlehnen und gehalten werden. Er beginnt aufzutauen, aber tief im Inneren ist er immer noch eingefroren. Er ist sehr zurückhaltend und möchte nicht gedrängt werden. Judy erzählt der Vierjährigen, dass sie wirklich froh darüber sei, sie gefunden zu haben, und dass sie lange Zeit nach ihr gesucht habe. Und sie wiederholt, dass sie nichts zu machen brauche, was sie nicht machen wolle.

Judy: Es fühlt sich an, als ob unsere Bäuche sich verbänden, und dort ist ein wenig Wärme vorhanden.

Nun beginnt sie zu weinen.

SM: Gut, sie taut innerlich auf.

Der Teil zeigt Judy ein Bild des Missbrauchs und wie fassungslos sie sich gefühlt hat und dass dies der Zeitpunkt war, als sie erstarrte.

SM: Bedank dich bei ihr dafür, dass sie dir das Bild zeigt. Und lass sie wissen, dass du dieses Bild wie eine Fotografie nehmen kannst und sie einfach bei dir bleiben kann, Bauch an Bauch.

Judy: Sie zerreißt das Foto. Jetzt verbrennt sie es. Sie fühlt sich von der Hitze des Feuers gewärmt.

SM: Lass sie die Wärme fühlen und sie tief in ihren Körper aufnehmen.

Judys Bauch fühlt sich lockerer an, und ihr Teil sagt, dass seiner dies auch tue. Ihre imaginäre Berührung und Selbstberührung haben ihr Vertrauen signifikant geheilt. Der Test und die vollständige Heilung der Wiederherstellung ihres Vertrauens in andere, insbesondere hinsichtlich erotischer Berührung, wird außerhalb unserer Sitzungen in ihren engsten intimen Beziehungen stattfinden.

Fazit

Ich komme mit dem Schreiben dieses Buchs zum Ende, als die COVID-19-Pandemie beginnt. Uns wurde geraten, sich zu Hause aufzuhalten und Social Distancing zu praktizieren, was natürlich bedeutet, Berührung zu meiden. Es ist nicht abzusehen, wie die Langzeitfolgen auf unser Verhalten in Bezug auf Berührung sein werden. Zum jetzigen Zeitpunkt, da wir sogar unsere Umarmungen und unser Händeschütteln begrenzen, habe ich Trost in diesen Worten aus einem Gedicht von Lynn Ungar vom 11. März 2020 gefunden, das »Pandemie« heißt: »Strecke deine Hände nicht nach anderen aus. Strecke dein Herz aus … Strecke die Ranken des Mitgefühls aus, die sich sichtbar zu dem bewegen, was wir nicht berühren können.«[72] Ich freue mich auf eine Zeit, wenn Berührung nicht länger gefährlich für unsere Gesundheit ist und wir vertrauensvoll von den heilenden Effekten liebevoller, einfühlsamer Berührung profitieren können.

Der Gebrauch von Berührung ist so alt wie die Notwendigkeit, sowohl den Geist als auch den Körper zu heilen. Heilsame Berührung hatte in der Geschichte unserer Kultur eine polarisierte und häufig verbannte Rolle inne und hat eine hundert Jahre alte Kontroverse in der psychotherapeutischen Gemeinschaft entfacht. Der sich im verkörperten Selbst befindende Praktizierende nutzt das Heilpotenzial dieser Maßnahme, während er schädigende Berührung meidet – nicht nur sexuelle Berührung, sondern auch subtilere Formen ungesunder Berührung. Die Praxis des Gewahrseins, der Atmung und der Resonanz liefern eine Grundlage für den Berührenden, im Zustand des verkörperten Selbst zu sein. Und sie verbinden diese Praxis der Einfühlsamen Berührung mit heilenden und spirituellen Praktiken über die Jahrhunderte hinweg.

Die Somatische IFS-Therapie feiert das Wiedererscheinen der Praxis angemessener, ethischer Berührung von ihrem Verbannungsort, wo sie aufgrund ihrer Verbindung mit Sexualität, Missbrauch und Verletzung in dem Schatten von Angst und Scham verborgen gewesen war. Wir verstehen, dass die Gewalt in der Gesellschaft und Berührungsverstöße im Therapieraum mit vernachlässigter und missbrauchter Berührung zusammenhängen, und dass der Weg zur Prävention darin liegt, die Wunden durch Berührung zu heilen. Statt Berührung zu vermeiden, können wir sie nutzen, um diese schlafenden, gewöhnlich wortlosen und häufig bilderlosen Hinweise auf unsere psychologischen und kulturellen Lasten zu wecken, sodass sie für eine Heilung verfügbar sind.

Einfühlsame Berührung vollzieht sich im Kontext vieler mehrschichtiger Berührungsassoziationen. Wir erforschen die komplexen Schichten der Gefühle, der Überzeugungen und Verhaltensweisen, die in unsere inneren Systeme eingebettet sind, während wir unsere Berührungsgeschichten entpacken. Wir berücksichtigen die sexuelle Geschichte wie auch die Berührungs- und Traumageschichte des Therapeuten und Klienten sowie die geschlechterspezifische und hierarchische Natur der Therapeuten-Klienten-Beziehung. Die Praktiken des Somatischen IFS, die der Einfühlsamen Berührung zugrunde liegen, bieten die Tools, um angemessen sichere Grenzen in Bezug auf diese machtvolle Praxis abzuschätzen und um die Botschaften der Berührung zu lesen und ihnen zu antworten. Jedes der vier Elemente – oder alle zusammen – unterstützt die Praxis der Einfühlsamen Berührung, und sie verbinden die Heilpraxis des Somatischen IFS mit heilenden und spirituellen Praktiken über die Jahrhunderte hinweg.

Obwohl die Einfühlsame Berührung nicht für alle Klienten angemessen ist, kann sie in manchen Fällen die direkteste und wirksamste aller nonverbalen Ausdrucksformen sein. Als ein wechselseitiger Sinn gibt und empfängt Berührung Informationen durch das somatosensorische System. Sogar mehr noch als Stimmklang, Gesichtsausdruck oder Haltung übermittelt Berührung stillschweigend verkörperte, relationale Selbstenergie vom Klienten oder Therapeuten. Einfühlsame Berührung kann die Wunden von zu wenig der richtigen und zu viel der falschen Art von Berührung heilen und unser Geburtsrecht sinnlicher Lebendigkeit wiederherstellen.

Vielleicht kann der Informationsfluss durch unser sensomotorisches System ein Feld jenseits unseres individuellen Gehirns beeinflussen. Wie Kultur unsere Berührungserfahrung beeinflusst und wie Berührungswunden einen negativen kulturellen Effekt haben, kann vielleicht heilsame, nährende und affektive Berührung von Person zu Person einen positiven Einfluss auf die größere Kultur haben. Vielleicht kann Berührung im Feld der Heilung die Brücke sein, die die zwei künstlich getrennten Bereiche des Körpers und Geists verbindet.

Berührung ist wie das Bindegewebe, das sie berührt, eine greifbare Manifestation des Netzes des Lebens. Jedes menschliche Wesen – von der frühesten Erfahrung, von den Gebärmutterwänden abzuprallen, im Geburtskanal zusammengequetscht zu werden und das Licht der Welt zu erblicken, um von den Eltern gehalten zu werden und selbst älter zu werden und neue Menschen in den Armen zu empfangen – stellt ein Teilstück der Menschheit dar, das über eine Zeitspanne von zweihundert Jahren reichen kann. Berührung ist der Quer- und Schussfaden im Gewebe unseres Lebens. Sich darauf einzustellen, was, wen, wie und warum wir berühren und berührt werden, ist für unser Leben essenziell.

Der folgende Ethikkodex von der United States Association for Body Psychotherapy ist ein nützlicher Führer für den Therapeuten in Hinsicht auf die ethische Anwendung von Berührung in der Psychotherapie. Die

Übungen unterstützen bei der imaginären Berührung, Selbstberührung und bei der Verwendung wirklicher Berührung bei einem Klienten während der Schritte der Somatischen IFS-Therapie. Der Fragebogen zum Gebrauch von Berührung als einer psychotherapeutischen Maßnahme klärt Ihre Erfahrung mit unterschiedlichen Arten therapeutischer Berührung von Klienten und deren Erwägung.

Die Ethik-Richtlinien der United States Association for Body Psychotherapy USABP[73]

VIII. Die Ethik der Berührung

Die Anwendung von Berührung hat eine legitime und wertvolle Rolle als ein körperorientierter Modus der Intervention, wenn sie kenntnisreich, mit klaren Grenzen, einfühlsam und gutem klinischem Urteil genutzt wird. Da die Anwendung von Berührung Klienten besonders verletzbar machen kann, achten körperorientierte Therapeuten speziell auf das Potenzial für abhängige, infantile oder erotische Übertragung und streben eine gesunde Eindämmung statt einer therapeutisch-unangemessenen Akzentuierung dieser Zustände an. Genitale oder andere sexuelle Berührung durch den Therapeuten oder Klienten ist immer unangemessen, niemals angemessen.

1. Körpertherapeuten evaluieren für jeden einzelnen Klienten, ob die Anwendung von Berührung geeignet ist. Sie ziehen eine Reihe von Faktoren in Betracht wie die Fähigkeit des Klienten, eine echte, sachkundige Zustimmung zu geben, die Diagnose des Klienten und seine Entwicklungsfähigkeit, das Übertragungspotenzial der persönlichen Geschichte des Klienten in Bezug auf Berührung, die Fähigkeit des Klienten, auf nutzbringende Weise Berührungserfahrungen zu integrieren,

und das Wechselspiel des besonderen Stils der Berührungsarbeit des Praktizierenden mit dem Klienten. Sie dokumentieren ihre Evaluationen und Konsultation in der Akte des Klienten.

2. Körperorientierte Psychotherapeuten holen sich eine sachkundige Einwilligung, bevor sie mit Berührung zusammenhängende Techniken in der therapeutischen Beziehung anwenden. Sie versuchen unter allen Umständen sicherzustellen, dass die Einwilligung zur Anwendung von Berührung genuin ist und der Klient das Wesen und den Zweck ihres Gebrauchs adäquat versteht.

3. Körperorientierte Psychotherapeuten erkennen an, dass die bewusste verbale und sogar schriftliche Einwilligung von Berührung – während sie dem Anschein nach genuin ist – die Bedenken oder Probleme mit Berührung, über die sich der Klient momentan nicht bewusst ist, nicht akkurat widerspiegeln muss. Dies wissend, streben körperorientierte Psychotherapeuten danach, feinfühlig auf die gesprochenen und stillen Hinweise bezüglich Berührung zu reagieren, unter Berücksichtigung der besonderen Fähigkeit des Klienten, authentisch und vollständig einzuwilligen.

4. Körperorientierte Psychotherapeuten beobachten ständig, ob eine sachkundige Einwilligung gegeben ist, um die fortlaufende Eignung berührungsbasierter Interventionen sicherzustellen. Sie halten die Praxis aufrecht, in regelmäßigen Abständen die fortlaufende Einwilligung und Rücksprache hinsichtlich etwaiger Fragen, die sie – oder ein Klient – haben, schriftlich zu dokumentieren.

5. Körperorientierte Psychotherapeuten würdigen und respektieren das Recht des Klienten, jederzeit die Berührung seitens des Therapeuten

abzulehnen oder zu beenden, und sie informieren den Klienten über dieses Recht.

6. Körperorientierte Psychotherapeuten erkennen an, dass – wie bei allen Aspekten der Therapie – Berührung nur dann angewandt wird, wenn vernünftigerweise vorhergesagt und/oder bestimmt werden kann, dass der Klient von ihr profitiert. Berührung darf niemals genutzt werden, um die persönlichen Bedürfnisse des Therapeuten zu befriedigen oder, da sie vom theoretischen Standpunkt des Therapeuten aus als notwendig angesehen wird, unter Missachtung der Bedürfnisse oder Wünsche des Klienten.

7. Die Anwendung von Berührungstechniken erfordert ein hohes Maß an innerer Klarheit und Integration seitens des Therapeuten. Körperorientierte Psychotherapeuten bereiten sich auf die Anwendung therapeutischer Berührung vor durch die Schulung und Supervision in Berührung, eigene Therapie, die Berührung enthält, und durch angemessene Supervision oder Beratung, sollten irgendwelche Probleme im Lauf der Behandlung auftreten.

8. Körperorientierte Psychotherapeuten wenden weder genitale oder andere sexuelle Berührung an noch gebrauchen sie Berührung, um bewusst einen Klienten sexuell zu stimulieren. Therapeuten sind verantwortlich, klare sexuelle Grenzen aufrechtzuerhalten, was ihr eigenes Verhalten und das Setzen von Grenzen bezüglich des Verhaltens des Klienten gegenüber ihnen anbelangt, das jegliche sexuelle Berührung untersagt. Informationen über den therapeutischen Wert klarer sexueller Grenzen bei der Anwendung von Berührung werden dem Klienten vor und während des Gebrauchs der Berührung vermittelt, auf eine Weise, die weder beschämend noch abfällig ist.

Fragebogen zur Anwendung von Berührung als psychotherapeutische Intervention

(Wenn Sie möchten, können Sie Ihre Antworten auf diesen Fragebogen an mich (susanmccon@gmail.com) senden, um die Daten zu erweitern, die ich bereits gesammelt habe.)

Geschlecht: ______________________________

Alter: ______________________________

Beruf: ______________________________

1. Mit welchen Absichten wenden Sie *Ihre Berührung* therapeutisch bei Klienten an?
   - ✔ um zu begrüßen oder sich zu verabschieden
   - ✔ um auf Teile zuzugreifen, mit ihnen in Kontakt zu kommen und sich auf sie zu fokussieren
   - ✔ um den Prozess zu unterstützen, Teile vom Selbst zu trennen
   - ✔ um die Körpergeschichten von Teilen zu bezeugen
   - ✔ um von Gefühlen überflutete Teile einzudämmen oder zu beruhigen
   - ✔ um sich in einem dissoziierten Zustand befindende Teile zu erden und neu auf die Gegenwart auszurichten
   - ✔ um den Prozess der Entlastung zu erleichtern
   - ✔ um bei der Integration wiederhergestellter Qualitäten zu assistieren

2. Auf welche Weise beeinflusst das Geschlecht, das Alter, die ethnische Zugehörigkeit oder das Krankheitsbild Ihres Klienten Ihre Anwendung von Berührung?

3. Gibt es weitere Überlegungen, die Ihre Entscheidung beeinflussen, Berührung anzuwenden?

4. Haben Sie Erfahrungen mit Klienten, die Ihre Berührung fehlinterpretierten?

5. Kennen Sie Klienten, die während der Therapie Berührungsmissbrauch erlebt haben?

6. Welche Ihrer Teile haben Bedenken, Ihre Klienten zu berühren?

7. Haben Sie irgendwelche Lasten von frühem Berührungsmissbrauch oder -vernachlässigung, die eine Selbst-geführte Berührung Ihrer Klienten behindern könnten?

8. Nehmen Sie wahr, dass Ihre Klienten selbst spontan Stellen ihres Körpers berühren?

9. Schlagen Sie Ihren Klienten vor, ihre eigene Berührung zu nutzen, um mit ihren Teilen zu arbeiten?

10. Wenden Sie imaginäre Berührung mit Ihren Klienten an?

ÜBUNGEN

Imaginäre Berührung

ZIEL: einem Teil die Selbst-geführte Erfahrung ermöglichen, imaginäre Berührung zu empfangen.

Anleitung

1. Erinnern Sie sich an eine Zeit oder Zeiten, als Sie Berührung empfingen, die willkommen, liebevoll, verbindend und heilsam war. Lassen Sie die Erinnerung sich mit visuellen Eindrücken, Geräuschen, Gerüchen und Empfindungen entwickeln. Nehmen Sie Ihre Empfindungen wahr, während Sie bei dieser Erinnerung bleiben. Sie können jederzeit während dieser Übung zu dieser Erinnerung zurückkehren.
2. Laden Sie einen Teil ein zu erscheinen, der diese Art der Berührung jetzt sofort empfangen möchte. Wenn ein Teil aufsteigt, der Lasten aufgrund von missbräuchlicher oder schmerzhafter Berührung oder einer quälenden Vernachlässigung von Berührung hat, bitten Sie diesen Teil zu warten, bis Sie von einem Therapeuten unterstützt werden.
3. Während der Teil erscheint und Sie ihn in Ihrem Körper spüren, sehen, hören oder fühlen – nehmen Sie wahr, wie Sie ihm gegenüber empfinden. Wenn Sie sich neugierig, freundlich und offen fühlen, schicken Sie diese Energie zu dem Teil und nehmen Sie wahr, wie der Teil reagiert.
4. Nehmen Sie wahr, wie nah Sie dem Teil sind. Wenn Ihr Teil mit mehr Nähe einverstanden ist, fragen Sie ihn, ob er näher zu Ihnen kommen möchte oder ob er möchte, dass Sie näher zu ihm kommen. Fragen Sie den Teil, ob er gern körperlichen Kontakt hätte.
5. Lassen Sie den Teil wissen, dass er genau den körperlichen Kontakt haben kann, den er sich wünscht, dass er die Kontrolle darüber hat, welcher Art er sein soll und wie lange er dauert. Geben Sie dem Teil in Ihrer Vorstellung diese Berührung, während Sie den Teil sehen oder spüren.

6. Nehmen Sie wahr, was mit dem Teil geschieht, während er den körperlichen Kontakt empfängt. Falls eine verbale Bedeutung mit der Berührung verbunden ist, schließen Sie die Worte in Ihre Berührung ein. Falls der Teil Ihre körperliche Berührung fühlen möchte, stellen Sie dort den Kontakt mit ihm her, wo er sich in Ihrem Körper befindet.

Reflexion

1. Welcher Teil erschien? Wie reagierte er auf Ihre Berührung?
2. Fragen Sie Ihren Teil, was ihm helfen könnte, seine Erfahrung zu verstärken, liebevolle und heilsame Berührung zu empfangen. Kunst, Worte, ein Objekt, Ihre eigene Berührung?
3. Falls Sie eine Geschichte unaufgelösten Berührungsmissbrauchs oder -vernachlässigung haben, erwägen Sie, mit diesen Teilen in einer sicheren Umgebung zu arbeiten.

Selbstberührung

ZIEL: lernen, wie die eigene Berührung Zugang zu einem Teil herstellen kann, der eine heilende Berührung möchte, und wie diese Berührung dem Teil die Selbst-geführte Berührung bieten kann, die er braucht.

Anleitung

1. Öffnen Sie sich dem Gewahrsein in Ihren Händen, beispielsweise indem Sie sie berühren, Ihre Handflächen aneinanderreiben, sie bewegen oder sich der Linie zwischen Ihrem Herzen und Ihren Händen gewahr werden.
2. Streichen Sie langsam mit Ihren Händen über Ihren gesamten Körper. Widmen Sie sich sowohl den unterschiedlichen Empfindungen in Ihren Händen als auch den vielfältigen sensorischen Reaktionen auf Ihre Berührung überall auf Ihrem Körper.

3. Nehmen Sie die Körperstellen wahr, an denen Ihre Hände verweilen oder zu denen sie zurückkehren. Fragen Sie sich, ob es eine Körperstelle gibt, die vielleicht gern mehr körperlichen Kontakt hätte.
4. Bringen Sie Ihren Fokus und Ihre offene Neugier zu dieser Körperstelle, um festzustellen, welche Art der Berührung sie wollen könnte.
5. Atmen Sie in Ihr Herz und schicken Sie den Atem der Liebe von Ihrem Herzen in Ihre Hand. Stellen Sie dann Kontakt mit dieser Körperstelle her, mit der Absicht, einfach präsent zu sein. Lassen Sie Ihre Hand mit der Hautoberfläche verschmelzen.
6. Hören Sie mit Ihrer Hand auf Reaktionen in Haut, Muskeln, Faszien, Knochen, Blut, Rhythmen und Energie. Nehmen Sie jede Empfindung in der Körperstelle wahr, die Sie berühren.
7. Hören Sie mit Ihrer Hand und Ihrem Herzen auf etwaige Gefühle, Gedanken oder Bilder, die als Reaktion auf Ihre Berührung aufsteigen.
8. Diese Berührung kann einen Teil eingeladen haben, der in Ihrem Körper lebt, oder es kann sein, dass diese Körperstelle die Berührung braucht.
9. Wenn es ein Teil ist, finden Sie mehr über ihn heraus. Fordern Sie ihn auf, sich selbst mehr in Gedanken, Gefühlen und Worten zu zeigen. Lassen Sie Ihre Berührung Ihre Präsenz, Ihr Verständnis und Ihre Bereitschaft kommunizieren, diesen Teil kennenzulernen. Kommunizieren Sie verbal und nonverbal, um herauszufinden, welche Art der Berührung dem Teil Verbindung, Geborgenheit oder Heilung bringt.
10. Bleiben Sie fließend in Ihrer Berührung, während der Teil sich verändert oder sich in Ihrem Körper bewegt. Wenn Ihr Teil fühlt, dass die Berührung abgeschlossen ist, bleiben Sie mit ihm energetisch verbunden, während Sie sich körperlich sanft von ihm lösen.

Reflexion

1. Machen Sie sich Notizen oder fertigen Sie eine Zeichnung an, um die Körperstelle anzuzeigen, die die Berührung wollte.
2. Welche Art der Berührung zog diese Körperstelle vor?
3. Waren Ihre Hand und Ihr Herz fähig, dieser Körperstelle »zuzuhören«?
4. War es ein Teil, der in Ihrem Körper erschien und die Berührung wollte? Falls ja, was haben Sie über diesen Teil herausgefunden? Haben Sie ein Gefühl für seine Erfahrung mit der Berührung bekommen?
5. Welche Arten der Berührung wollte Ihr Teil?
6. Was passierte, als der Teil Berührung von Ihnen im Zustand verkörperter Selbstenergie empfing?
7. Erschienen irgendwelche Teile, die Bedenken hinsichtlich der Berührung hatten?

Mit einem Klienten arbeiten: Einfühlsame Berührung und die sechs Fs

ZIEL: zeigen, wie Einfühlsame Berührung jeden Schritt des IFS-Modells beim Arbeiten mit einer Person in der Klientenrolle, die ihre Berührungsgeschichte erforscht oder mit einem Teil arbeiten möchte, der Berührung von einer anderen Person empfängt, erleichtern kann.

Anleitung

1. Die Schritte sind keine strenge Reihenfolge, sondern eine Anleitung hinsichtlich Berührung für die Person in der Therapeutenrolle, die mit den Teilen eines Klienten arbeitet. Es ist wichtig, dass der Klient über ein gewisses Maß an Selbstenergie verfügt, während er Berührung vom Therapeuten empfängt. Falls nicht, arbeitet der Therapeut so lange mit den Teilen, bis sie Vertrauen in das haben, was im gegenwärtigen

Moment geschieht. Der Therapeut kann Grenzen der Berührung setzen aus Gründen der Sicherheit, der Ethik oder seiner eigenen Berührungsgeschichte.

2. Den Teil **f**inden. Der Klient kann dem Therapeuten eine Berührungserinnerung oder einen Teil anvertrauen, der erfahren möchte, von einer anderen Person berührt zu werden. Es kann ein Teil sein, der nicht genug oder nicht diejenige Art von Berührung erhielt, die er brauchte, oder ein Teil, der nicht fähig war, die Berührung zu kontrollieren, und die daraus hervorgegangene Verletzung heilen will. Fragen Sie, ob der Teil im Körper erscheint. Der Therapeut findet alle seine Teile, die Bedenken hinsichtlich der Berührung haben, und bittet diese, beiseitezutreten und dann einzuspringen, wenn sie sich unwohl fühlen.

3. Sich auf den Teil **f**okussieren. Falls die Erinnerung das innere System des Klienten triggern sollte, können auch viele andere Teile auf den Plan treten. Falls der Teil (und andere Teile) mit dem Kontakt einverstanden sind, kann es dem Klienten helfen, auf den Teil fokussiert zu bleiben, wenn entweder der Therapeut oder er selbst die Körperstelle berührt, in der der Teil lebt. Die fokussierte Berührung kommuniziert eine bereite, offene Präsenz. Falls die Teile des Klienten nicht zurücktreten können, zeigt dies an, dass zunächst mit den Beschützern gearbeitet werden muss. Der Therapeut arbeitet mit diesen Teilen mit den sechs Fs, mit oder ohne Berührung.

4. Den Teil **f**üllen. Der Therapeut und Klient fordern den Teil auf, sich zur Gänze – möglicherweise durch Gefühle, Worte, Bilder, Gedanken – zu zeigen. Wenn der Teil noch nicht somatisch evident sein sollte, ist womöglich die Berührung des Klienten fähig, ihn zu lokalisieren.

5. »Wie fühlen Sie dem Teil gegenüber?« Die Antwort des Klienten auf diese Frage ermöglicht dem Therapeuten zu ermessen, ob der Klient über ein gewisses Maß an Selbstenergie verfügt. Falls nicht, stellt dies eine weitere Gelegenheit dar, mit den Teilen zu arbeiten, die die

verletzlichen, durch Berührung verwundeten beschützen, bevor direkt mit der Kernverletzung gearbeitet wird. Der Therapeut überprüft auch innerlich, ob es Teile gibt, die den Fluss von Selbstenergie durch seine Hände behindern können.

6. Sich mit dem Teil anfreunden. Bitten Sie den Klienten, innerlich zu prüfen, ob seine Teile einverstanden sind, die Berührung zu empfangen. Falls sie keine Einwände erheben, kann die Berührung des Therapeuten die Qualitäten der Selbstenergie über seine Hände vermitteln. Die Bewegung wird langsam ausgeführt, wobei die Reaktionen des Klienten verfolgt werden. Die Berührung durch die Hand ähnelt der Bewegung des *Nachgebens*. Der Therapeut kommuniziert eine konstante Präsenz durch seine Berührung. Falls das System des Klienten zu irgendeinem Punkt von Gefühlen überflutet wird, kann Berührung dem Klienten helfen, zum gegenwärtigen Augenblick zurückzukehren, und eine beruhigende, geerdete Präsenz bieten – zum Beispiel indem die Füße, Arme oder Hände des Klienten berührt werden oder die Hand auf den Rücken des Klienten – in die Nähe seines Herzens – gelegt wird. Der Therapeut ist offen dafür, den körperlichen Kontakt zu beenden, wann immer der Teil oder ein anderer Teil des Klienten dies verlangt.

7. Herausfinden, was der Teil Sie wissen lassen möchte. Der Teil kann Ihnen seine Geschichte, Aufgabe und seine Gefühle sowohl verbal wie auch nonverbal anvertrauen. Die Hand des Therapeuten ist empfänglich – offen für jede somatische Information, die eine Reaktion des Teils auf die Berührung darstellt. Die Berührung des Therapeuten reagiert auf jede wahrgenommene Veränderung, indem sie geringfügige Anpassungen in Hinsicht auf Druck und Art der Berührung vornimmt, wobei auf verbales Feedback vom Klienten geachtet wird. Wenn der Teil eine schmerzhafte Berührungserfahrung mitteilt, kann der Therapeut und/oder Klient Berührung mit den sechs Fs anwenden, um die Geschichte des Teils zu bezeugen und eine heilende Berührungserfahrung zu bieten.

7

Verkörpertes Selbst: Das verkörperte innere System

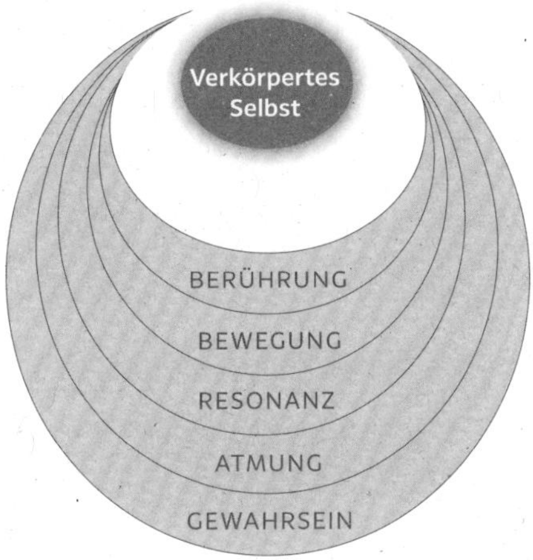

Verkörperung kann definiert werden als die subjektive Erfahrung, in unserem Körper zu sein, präsent für unsere Empfindungen und Bewegungsimpulse, die sich von Augenblick zu Augenblick wandeln. Noch grundlegender könnte Verkörperung beschrieben werden als unser Körper *zu sein*, unsere Empfindungen und Bewegungen *zu sein*. Es ist der natürliche Zustand der meisten Tierarten. Diese Wahrnehmungsfähigkeiten sind adaptiv. Interozeption (die Fähigkeit, unseren Körper zu fühlen) und Exterozeption (die Fähigkeit, zu fühlen und der äußeren Welt Sinn zu verleihen) haben unserer Spezies geholfen zu überleben. Verkörperung hat uns ermöglicht, Gefahr zu spüren und uns gegen sie zu verteidigen. Über das Überleben hinausgehend ist Verkörperung ein Zustand, in dem wir uns am lebendigsten fühlen, fähig, Freude, Mitgefühl, Vergnügen und Verbindung mit anderen und der Welt um uns herum zu empfinden.

Es ist eindeutig, dass die innere Familie nicht nur in unserem Gehirn existiert, dass sowohl Teile als auch das Selbst verkörpert sind. Schon wenige Tage nach der Zeugung zeigen eine Handvoll Zellen Kreativität, Kommunikation und Zusammenarbeit. Die wenigen Zellen organisieren sich zum Überleben und widmen sich den Bedürfnissen des Organismus nach Schutz und Ernährung. Im Neugeborenen ist Selbstenergie spürbar wie auch seine Teile spürbar sind, während seine eigenständige Persönlichkeit hervortritt. Die Teile des Kleinkinds betreten die Welt mit Geschenken der Spontanität, des Muts, der Intelligenz, Kreativität und Sensibilität. Andere Teile ruhen derweil und manifestieren sich im Laufe des Lebens, wenn es entwicklungsmäßig angemessen ist. Die Selbstenergie des Kleinkinds ist, obwohl sie tiefgehend gespürt wird, großteils latent, verborgen in einem verletzlichen und wehrlosen Körper. Der junge Körper und das junge Gehirn sind noch nicht ausgerüstet, um die inhärente Kraft der Selbstenergie zu realisieren. Die ruhende Kraft der Selbstenergie ist großteils inaktiv. Sie wartet darauf, dass das Nervensystem und der Rest des physischen Körpers zur Reife gelangen, um das volle Potenzial des Selbst zu manifestieren, sodass es das innere System führen kann.

Wenn in der Zwischenzeit die äußere Umgebung nicht die notwendige liebevolle Sorge und den Schutz bietet, können die Teile so ramponiert und auf alle erdenklichen Weisen geformt werden, dass ihre ursprünglichen schimmernden makellosen Geschenke verzerrt oder begraben werden können. Hat das Individuum die körperlichen und emotionalen

Ressourcen entwickelt, seine Stimme zu erheben, um zu versuchen, sich gegen die Verletzungen des Lebens zu verteidigen, glauben seine Teile nicht, dass Selbstenergie existiert. Sie glauben nicht, dass die äußere Welt sie willkommen heißt und unterstützt. Sie können nicht an ihre eigene Werthaftigkeit glauben. Dennoch klingt die Heiligkeit der Teile wie ein Echo nach. Das Echo kann in ihren guten Absichten gehört werden.

Im Körper finden wir alles. Die Lasten sind im Körper, die ursprünglichen Geschenke sind im Körper und die Qualitäten der Selbstenergie sind im Körper. Die heiligsten Qualitäten unserer Teile und des Selbst, die tief in unserem Körper vergraben sind, stellen eine Quelle von Weisheit, Kraft und Heilung dar. Wenn durch die Praxis der Somatischen IFS Selbstenergie in ihrer verkörperten Form hergestellt ist, werden unsere vergrabenen Ressourcen entdeckt, ausgegraben und neu eingesetzt. Unsere Teile werden von den Rollen befreit, in die sie gezwungen worden waren, und können harmonische, partnerschaftliche Rollen und Beziehungen miteinander und mit dem Selbst wiederaufnehmen oder annehmen.

Verkörperung ist wie Selbstenergie ein Kontinuum. Diejenigen von uns, die eine Entlastung durch IFS-Therapie oder andere Heilmethoden erfahren haben und über einen Körper, ein Gehirn und ein Nervensystem verfügen, die gut genug funktionieren, um die Qualitäten der Selbstenergie zu unterstützen und auszudrücken, gehören zu den Glücklicheren, die ihr Leben mehr oder minder an einem Ende des Kontinuums verbringen. Aber das verkörperte Selbst ist ein dynamischer Zustand. Wir bewegen uns auf der Skala dieses Kontinuums von Augenblick zu Augenblick und von Tag zu Tag. Aus meiner eigenen Erfahrung übernehmen meine Teile in stressigen Situationen die Kontrolle, und Selbstenergie scheint nicht mehr als ein trügerisches Konzept zu sein. Mein Grad an Verkörperung verändert sich auch von Moment zu Moment. Ich kann Botschaften meines Körpers nach Bewegung, Erholung oder Aufmerksamkeit ignorieren, als sei er eine lästige Plage. Das wunderbare wandelbare

Spiel aus Geräuschen, Licht, Schatten, Bewegung und Textur, das mich umgibt, wird von meinen Sinnen ausgeschlossen. Mit der Zeit hat sich die Neigung zum entkörperten, Teile-geführten Ende des Kontinuums abgeschwächt. Ich verschwende dort weniger Zeit, und ich bewege mich leichter und schneller zum Pol des verkörperten Selbst zurück.

Doch keiner von uns hat sein ganzes Potenzial entfaltet. Ich erhasche flüchtige Blicke auf die Möglichkeiten vollständiger Verkörperung, während ich meinen Hunden zusehe, die – obwohl sie gezähmt sind – vor Freude beben, wenn sie spüren, wie die Wellen vom Lake Michigan an den Ufern brechen, und wenn sie die Witterung zahlreicher wilder Säugetiere aufnehmen, während sie in den Wäldern herumtoben. Sie sind so von den Wonnen der Welt verzaubert, dass sie, von ihren Leinen befreit, freudig in Schleifen in Form der liegenden Acht umherrennen. Unbelastet von den komplexeren kortikalen Prozessen des menschlichen Gehirns, die analysieren und ablenken oder an Ängsten, Vorurteilen und überholten Überzeugungen festhalten, überwältigen mich meine Hunde beinahe mit ihrem ausufernden Entzücken, jedes Mal, wenn ich zu ihnen zurückkehre, nachdem ich sie zurückließ. Ich erhasche auch flüchtige Blicke auf die Außenbereiche des verkörperten Selbst durch Bücher oder Dokumentationen über die verbleibenden nomadischen und indigenen Völker, deren Überleben hiervon abhängt. Jede Entlastung führt uns näher an unser ganzes Potenzial des verkörperten Selbst heran.

Das entlastete verkörperte innere System

Die IFS-Ausbilderin Mariel Pastor hat zu unserem Verständnis der Eigenschaften unserer Teile, wenn sie entlastet sind, beigetragen: »Teile arbeiten harmonischer zusammen … Die inhärenten Geschenke jedes Teils sind verfügbarer, sie fädeln sich bewusst ein und aus.«[74] Viele von Pastors

Darstellungen entlasteter Teile sind verkörperte Qualitäten, die Bilder junger Menschen evozieren, die tanzen, lachen sowie freudig zusammenarbeiten und spielen. Die nachfolgenden Beschreibungen stammen aus dem Mandala *Das entlastete innere System,* das sie gemeinsam mit Dick Schwartz schuf.

Entlastete Beschützer: Viele Teile können von ihren Beschützerrollen befreit werden, während andere wirkungsvoll schützen werden, aber nur, wenn es nötig ist.

Entlastete Feuerbekämpfer: Sie signalisieren dem Selbst direkt, wenn das Stresslevel hoch ist. Verfügen über selbstberuhigende Aktivitäten und Ablenkungen. Würzen das Leben durch Leidenschaft und Abenteuer, gesundes Eingehen von Risiken und Humor. Sprechen sich für Fairness aus und behaupten sich gegen Ungerechtigkeiten. Sie verleihen Mut und Zuversicht, um in herausfordernden Situationen tapfer zu handeln.

Entlastete Manager: Sie bieten einen ausgewogenen Ansatz für tägliche Verpflichtungen. Sind effektiv und kompetent, fähig, mit anderen Teilen und Menschen zusammenzuarbeiten. Plädieren für Wachstum und dafür, Talente einzusetzen. Können in Hinsicht auf andere Teile und Menschen auf liebevolle Weise elterlich und versorgend sein.

Entlastete Verbannte: sie sind zarte, sensible Teile mit kindlicher Neugier und Freude, die Verbindung und Sorge befürworten. Sich durch das Selbst als Hauptbetreuer sicher fühlend, sind sie freier, sich anderen zuzuwenden. Bieten Intuition über die Gefühle anderer. Genießen es, offen und vertrauend zu sein.

Pastors Beschreibungen dieser entlasteten Teile umfassen einige Worte, mit denen Selbstenergie beschrieben werden kann: neugierig, kreativ, verbunden, zentriert, ruhig, mitfühlend, mutig, zuversichtlich und klar. Das zeigt, dass der Teil, wenn er von den Folgen der Verwundung befreit sowie nicht länger von der Selbstenergie getrennt ist und deshalb auf extreme Weise, von Angst und Isolation getrieben handelt, seine Beziehung mit dem Selbst des Individuums wiederhergestellt hat. Diese Energie durchdringt demnach sein Sein, sodass das Selbst des Teils erweckt wird. Entlastete Teile werden keine rehabilitierten, gehorsamen Persönlichkeitsteile, die gelernt haben, sich zu benehmen und der Führung des Selbst zu folgen. Ihre Funktionen und ihr Charakter innerhalb des Systems werden von ihrer eigenen Selbstenergie durchdrungen.

Das IFS-Modell erkennt die Parallelen zwischen dem System der inneren Familie und sowohl kleineren als auch größeren Systemen an. Wie das System der inneren Familie Teile und ein Selbst besitzt, verfügen auch Teile über Teile und ein Selbst, und diese Teile haben wieder Teile und ein Selbst und so weiter – obwohl es in der klinischen Praxis meistens ausreichend ist, auf der Ebene zu arbeiten, in der Teile über Teile und ein Selbst verfügen. Der systemische Aspekt von IFS ist auf größere Systeme übertragbar. Ob die IFS-Therapie sich auf die innere Familie des Individuums, des Paars, der Familie oder größerer Gruppen fokussiert, stets berücksichtigt sie den wechselseitigen Einfluss sowohl größerer als auch kleinerer Systeme. Ich verweise den Leser auf das hervorragende Kapitel in der überarbeiteten Neuauflage von Schwartz' Buch *Systemische Therapie mit der inneren Familie. Die Anwendung des IFS-Modells auf gesellschaftliche und kulturelle Systeme*, das unsere kulturellen Traditionen wie Rassismus, Patriarchat, Materialismus und Homo- und Transphobie in den Blick nimmt und eine Vision eines Selbst-geführten Landes bietet:

> »Unsere Augen und Ohren würden sich für Verbannte und die Zerstörung öffnen, die wir dem Planeten zufügen. Dieses Erwachen würde unsere Anstrengungen vorantreiben, den Klimawandel, die ökonomische Ungleichheit und Diskrimination aufzuheben. Wir würden zerstörerischen Feuerbekämpfern eine Behandlung statt Bestrafung anbieten … Wir würden Beziehungen mehr wertschätzen als materiellen Besitz und Macht.«[75]

Schwartz schließt dieses Kapitel mit der inspirierenden Sichtweise, dass das Heilen intrapersonaler Systeme größere Systeme heilen kann:

> »Und da menschliche Systemebenen miteinander verbunden sind, hilft Selbstführung auf jeder Ebene, alle Ebenen zu heilen. Wir glauben, dass jeder Klient, der sich von seinen Lasten befreit, dabei hilft, die Last des Planeten zu reduzieren, was uns allen ermöglicht, ein wenig mehr Zugang zum Selbst zu haben.«[76]

Die Somatische IFS-Therapie betont spezifischer, dass die individuellen Lasten in Bezug auf den Körper oftmals ihre Wurzeln in rassistischen, patriarchalen und heterosexuellen Einstellungen haben, die durch gesellschaftliche Institutionen vermittelt werden. Diese Einstellungen verursachen Schaden an unseren Körpern, einschließlich des Verlusts von Leben. Die kulturellen und transgenerationalen Lasten, die in den Institutionen einer rassistischen Gesellschaft eingebettet sind, führen zu Verletzung an farbigen Körpern, einschließlich Gewalt und Tod. Das traumatische Erbe von über vierhundert Jahren ethnischer Ungerechtigkeit, die auf dem Aussehen des Körpers basiert und darauf, nicht als Mensch, sondern als Besitz gesehen zu werden, ist in den Institutionen und Praktiken wie auch im Körpergeist des Einzelnen eingebettet. Patriarchale Institutionen erhalten die Gewalt gegen Frauen aufrecht, da auch Frauen als Besitz von Männern gesehen wurden. Die extremsten körperlichen Folgen dieses kulturellen Erbes sind körperlicher und sexueller Missbrauch sowie der Verlust von Leben. Obwohl sie auf vielen Ebenen Gleichheit erlangt haben, werden Frauen davon belastet, als Objekte betrachtet zu werden und ihre eigenen Körper als Mittel zum Erfolg in unserer Gesellschaft zu objektivieren. Für jene, die sich als queer identifizieren, ist es hinderlich, für die Verkörperung in einer Gesellschaft zu leben, die diejenigen pathologisiert, deren Geschlechtsidentität und/oder sexueller Ausdruck jenseits der gesellschaftlich konstruierten binären Normen liegt. Die

LGBTQ-Gemeinschaft erfährt Gewalt und Tod aufgrund einer homophoben und transphoben Gesellschaft. Allgemein können Traumata durch körperlichen oder sexuellen Missbrauch, Vernachlässigung, chronische Krankheiten und körperliche Einschränkungen in der Kindheit oder im Erwachsenenalter und sogar Unfälle und Operationen häufig auf kulturelle Normen und Institutionen zurückgeführt werden.

Ob wir Mitglied der dominanten Kultur oder einet unterdrückten Gruppe sind – die in unseren kulturellen Institutionen eingebetteten Lasten führen allmählich und schleichend dazu, dass unser Zugang zu verkörperter Selbstenergie versperrt wird. Die Freiheit junger Kinder, laut zu schreien, sich zu drehen und zu winden, zu kichern und zu springen, wird erdrückt. Weiße, heterosexuelle Männer übernehmen das kulturelle Mandat, den Ausdruck ihrer verletzlichen Gefühle einzuschränken, aus Angst davor, gedemütigt, zusammengeschlagen oder abgewiesen zu werden. Wir können uns für unsere Körpersekrete, Ausscheidungen und Gerüche schämen und Abscheu vor Körpern spüren, die behindert, krank oder alt sind, ob es sich um jene anderer handelt oder unseren eigenen Körper. Unsere körperlichen Erkrankungen werden entweder ignoriert, zu einem Mediziner gebracht oder sind schließlich ein Grund, diejenige Aufmerksamkeit zu bekommen, die wir begehren.

Es gibt Anzeichen, dass die mit Rassismus, Sexismus und Heterosexismus verbundenen kulturellen Lasten sich verändern. Die innere Arbeit, die wir ausführen, während wir diese gesellschaftlichen Wunden heilen, führt zu verkörperter Selbstenergie. Die inhärente Resilienz ist auch sowohl in farbigen als auch weiblichen Individuen und Subkulturen evident. Die #MeToo- und »Black Lives Matter«-Bewegungen sind als Reaktion auf die gesellschaftliche Objektivierung und Entwertung von weiblichen und farbigen Körpern aufgekommen.

Wenn wir Selbstenergie verkörpern, können wir effektiver arbeiten, um die Wunden unserer Gesellschaft zu heilen. Wir sind für die Aussagen und Handlungen der Kultur unempfänglicher. Die Praktiken der Somatischen IFS-Therapie stellen unsere subjektive Sicht unseres Körpers von innen heraus wieder her. Diese Betrachtung ähnlicher Muster innerhalb von Mustern deckt sich mit der Sichtweise vieler Mathematiker und Wissenschaftler, dass das gesamte Universum – von der subatomaren, atomaren, molekularen, zellulären, organischen bis hin zu interpersonalen und kosmischen Ebenen – fraktale Eigenschaften aufweist. Fraktale sind Objekte oder Systeme, in denen sich dieselben Muster auf verschiedenen Skalen und Größenordnungen wiederholen. Viele natürliche Phänomene sind zu einem gewissen Grad fraktal. Der Kopf eines Romanesco oder Brokkoli und eine Schneeflocke sind Beispiele für Fraktale. Diese Theorie berücksichtigt, dass unser Universum eine enorme, scheinbar unendliche fraktale Struktur sein kann, in der das Ganze selbst in den winzigsten Teilen des Musters und umgekehrt zum Ausdruck kommt.

Die Somatische IFS-Therapie berücksichtigt die fraktalen Eigenschaften der inneren Familie, sowohl auf den konzeptuellen als auch den körperlichen Ebenen. Der menschliche Körper weist fraktale Eigenschaften auf mit Parallelen innerhalb von Systemen und Körperstrukturen. Ein Beispiel ist die Verzweigung des Lungensystems – von Bronchien über Bronchiolen zu Alveolen –, wo das Ganze in jedem Teil codiert ist und alle Teile zusammen ein wechselseitig verbundenes Ganzes bilden. Wir finden fraktales Design in den Organen: in den Nieren, der Leber, der Bauchspeicheldrüse und im Gehirn. Die Funktion und Struktur der Zellmembran wiederholen sich in der Haut und den Faszien, die die Organe, Muskeln, Blutgefäße und Nerven umhüllen. Das Cytoskelett der Zelle, das jeden Teil der Zelle – von der Membran über den Kern bis zu allen Organellen – verbindet, ist ein Widerhall des muskuloskelettalen Systems und des Bindegewebes des Körpers. Dieses Cytoskelett und das fortlaufende Netz des Bindegewebes tragen gemeinsam mit Nerven-, kardiovaskulären und anderen Geweben zur Gestalt des Körpers bei. Sie leiten auch den Fluss der Energie und Information innerhalb jeder Zelle, des Körpers und hinaus in die Umgebung sowie aus der Umgebung zu den innersten Teilen jeder Zelle. Diese Strukturen arbeiten synergistisch. Sie bilden eine lebendige Matrix, ein fortlaufendes, zusammenhängendes Halbleiternetzwerk.

Die fraktale Natur unseres Universums ist ein definierendes Kennzeichen eines Hologramms, wobei jeder Teil eines Hologramms alle Informationen enthält, die das Ganze besitzt. Der menschliche Körper kann auch als Hologramm gesehen werden, der in einem viel größeren Hologramm existiert, den wir unser Universum nennen. Die Vorstellung des Menschen als Mikrokosmos des Universums und jedes Körperteils als Mikrokosmos des ganzen menschlichen Körpers ist in weite Teile der chinesischen und ostasiatischen Philosophie eingebettet und der Rahmen für die traditionelle chinesische Medizin. Beispielsweise gibt es Akupunkturpunkte an den Füßen und den Ohren, die mit verschiedenen anderen Teilen des Körpers verbunden sind. Ein Schaubild der Reflexzonen des Fußes ähnelt einem Bild des menschlichen Körpers. Künstler, Philosophen und Heiler haben über Hunderte von Jahren die fraktalen und holografischen Eigenschaften des menschlichen Körpers erkannt. Im Gegensatz zur westlichen Wissenschaft, die physikalische Phänomene durch Zergliederung, Kompartimentierung und das Studium getrennter Teile zu verstehen sucht, lehrt uns ein Hologramm, dass das Zergliedern schlicht zu einer kleineren Version des Ganzen führt und dass alles auch grundlegend wechselseitig verbunden und Teil eines größeren Ganzen ist. Diese Sichtweise betrifft nicht nur den Raum, sondern auch die Zeit.

Ein kürzlich in Genf vorgenommenes quantentheoretisches Experiment trennte zwei subatomare Partikel über eine Distanz von etwa elf Kilometer. Es stellte sich heraus, dass sie gleichzeitig auf einen Reiz reagierten, der nur bei einem der Partikel eingesetzt wurde.[77] Das Verhalten dieser Teilchen wird vom Physiker David Bohm erklärt, der ein

Schützling Albert Einsteins und einer der angesehensten Quantenphysiker der Welt war. Diese beiden Teilchen sind tatsächlich nicht voneinander getrennt, sagt er. Ihre Getrenntheit ist eine Illusion. Vielleicht legt diese Sichtweise nahe, dass unsere Wahrnehmung von Teilchen als individuelle Entitäten falsch ist und dass unsere Wahrnehmung von uns selbst als individuelle Entitäten ebenso nicht mit der Realität übereinstimmt, sondern durch unsere Sinne gefiltert ist. Auf Einstein selbst geht das berühmte Zitat zurück: »Realität ist nur eine Illusion, allerdings eine sehr hartnäckige.«

Jeder Teil eines Hologramms enthält alle Informationen, die das Ganze enthält, weil er tatsächlich kein getrennter Teil ist. Dies ist die Einfachheit, die den Kern aller Komplexität und Diversität bildet, die wir um uns herum wahrnehmen. Diese Sichtweise widerspricht unserer alltäglichen Erfahrung. Dass alle Dinge grenzenlos miteinander verbunden und sich gegenseitig beeinflussen – wir alle in der Essenz eins sind – hat enorme Implikationen.

Die Implikation für die Somatische IFS-Therapie besteht darin, dass unser inneres System ein unteilbares Körpergeistsystem ist, das grenzenlos mit jeder anderen Systemebene im Universum verbunden ist. Wir identifizieren unterschiedliche Aspekte des inneren Systems, wie jeder von uns eine einzigartige individuelle Identität für sich beansprucht, während wir uns daran erinnern, dass sie ein nützliches Konstrukt ist, um durch unsere wahrgenommene »Realität« zu navigieren. Wir sind ein physischer Körper, aber wir sind auch ein Bewusstsein, das in einem holografischen Energie- und Informationsfeld angesiedelt ist und das dann die physische Form dirigiert, lenkt und andauernd neu aufbaut. Das verkörperte Selbst ist in jede Ebene unseres inneren Seins und Beziehungsnetzes eingewoben, und es ist im Feld der Selbstenergie evident. Aus allen diesen scheinbar voneinander getrennten Ebenen ist für uns ein stetiger Energie- und Informationsfluss verfügbar. Die Das-Ganze-ist-in-jedem-Teil-

Natur eines Hologramms liefert uns die Vorstellung, dass jeder Teil des inneren Körpergeistsystems untrennbar ist vom viel größeren Bewusstsein des Felds des Selbst. Das Einzige, was anscheinend unsere Teile von diesem Feld des Selbst trennt, sind ihre Lasten. Die »hartnäckigste« dieser Lasten ist die illusorische Überzeugung, dass wir getrennt sind.

Aus all dem geht hervor, dass das Resultat einer psychologischen Heilung nicht bedeutet, dass sich die separaten Aspekte der inneren Familie in einem ununterscheidbaren Brei auflösen. Es gibt eine Integration innerhalb des Systems, aber diese findet nicht statt, weil die Teile verschwinden oder zu einer faden Gleichheit verschmelzen. Vielmehr sind Teile, ohne die ihre Wahrnehmung und ihr Verhalten einschränkenden und verzerrenden Lasten, frei, ihre ursprünglichen Geschenke wiederherzustellen, um ihre Aufgabe zu erfüllen und an konstruktiven, partnerschaftlichen Beziehungen teilzunehmen. Eine geheilte innere Familie ist ein Mikrokosmos von Individuen in einer gesunden, liebevollen Familie – oder, falls es schwierig sein sollte, sich das vorzustellen, eine Gruppe, deren Mitglieder sich lieben und respektieren und die sich für eine gemeinsame Sache engagieren –, die ähnliche Qualitäten aufweisen, während sie auf einzigartige Weise zum Wohl des Ganzen beitragen und dafür zusammenarbeiten. Die Führung jedes Teils wird respektiert, selbst wenn das Kernselbst des Individuums – von den Teilen beeinflusst und diese beeinflussend sowie mit dem größeren Feld verbunden – leitet, führt und vereinigt.

Wir sind in erster Linie holografische Energiefelder und Information und dann erst körperliche Wesen. Entlastung löst Blockaden im Körpergeistsystem, was dem Körper ermöglicht, sich selbst zu reparieren und zu heilen. Der Körper kann ein hohes Maß an Kohärenz aufrechterhalten, wobei er die extrem komplexen körperlichen Prozesse unterstützt. Das Informationsfeld des Körpers enthält das Muster für Heilung und ist theoretisch fähig, jede Krankheit zu heilen. Wir müssen nur die Blockaden auflösen.

Der verstorbene Physiker der Rockefeller University, Heinz Pagels, glaubte wie viele andere Theoretiker, dass die Quantenphysik eine Art Code ist, der sich mit allem im Universum verschaltet, einschließlich der physikalischen Basis des Lebens selbst. Er war der Auffassung, dass er (und daher mutmaßlich *alles*) das Prinzip des Lebens verkörperte, das den Tod transzendiert. In seinem Buch *Cosmic Code* schrieb Pagels, ein begeisterter Bergsteiger, über einen Traum zu fallen. Während er in den Abgrund fiel, war er von Angst erfüllt:

> »Plötzlich erkannte ich, dass mein Fall relativ war. Es gab keinen Boden und kein Ende. Ein Gefühl der Freude kam über mich. Ich erkannte, dass das, was ich verkörpere, das Prinzip des Lebens, nicht zerstört werden kann. Es ist dem kosmischen Code eingeschrieben, der Ordnung des Universums. Als ich weiter in die dunkle Leere fiel, vom himmlischen Gewölbe umarmt, besang ich die Schönheit der Sterne und schloss meinen Frieden mit der Dunkelheit.«[78]

Pagels starb sechs Jahre darauf bei einem Kletterunfall.

Die mystische Dichtung aus dem 13. Jahrhundert von Rumi vermittelt viele der quantenphysikalischen Prinzipien, von denen Pagels schrieb. Ein Gedichtfragment erzählt uns, dass wir in unserem Körper den Frieden finden können, den wir suchen:

> »Es gibt eine Lebenskraft in deiner Seele, suche dieses Leben.
> Es gibt einen Edelstein im Gebirge deines Köpers, suche diese Mine.
> Oh Wanderer, wenn du auf der Suche hiernach bist,
> dann schaue nicht nach außen, blicke nach innen und suche hiernach.«[79]

Viele seiner Gedichte sprechen von den Praktiken der Somatischen IFS-Therapie des Gewahrseins, der Atmung, Resonanz, Bewegung und Berührung, die uns helfen, den Edelstein, die Lebenskraft im Gebirge unseres Körpers zu fördern. Ich füge am Ende der folgenden Zusammenfassung der einzelnen Praktiken ein Gedichtfragment als zweite Stimme an, um den Aspekt des ganz verkörperten, Selbst-geführten inneren Systems zu vermitteln, der das Ziel des Somatischen IFS ist.

Nachdem wir nun jede einzelne Praxis als Weg zum verkörperten Selbst erforscht haben, werden wir uns nun damit befassen, wie der Zustand der vollen Verkörperung – ungehindert durch belastete Teile –, der unser Geburtsrecht ist, durch jede dieser Praktiken ausgedrückt wird.

Das verkörperte Selbst wird durch die fünf Praktiken ausgedrückt

Körpergewahrsein

Befinden wir uns im Zustand des verkörperten Selbst, sind wir unseres Körpers überaus gewahr. Unser Körper pulsiert vor Gewahrsein. Unsere Sinne empfangen den Fluss von Informationen aus der äußeren Welt. Jede unserer Zellen sprudelt vor Lebendigkeit, während sie mit den anderen Zellen und der sie umgebenden Flüssigkeit kommuniziert und sich mit ihnen koordiniert, um ihre einzigartige Aufgabe zu erfüllen. Jedes Organ pulsiert in seinem eigenen Rhythmus, wobei es mit den anderen Körpersystemen eine anhaltende Symphonie erschafft. Durch ein erwachtes Körpergewahrsein verkörpern wir viele der Worte, mit denen Selbstenergie beschrieben werden kann.

Ein wesentlicher Aspekt von Selbstenergie ist, sich **zentriert** zu fühlen. Wenn wir mit unserem Zentrum in Berührung sind, wissen wir, wo wir sind, wer wir sind und wer wir nicht sind. Viele von uns zeigen auf das Zentrum des Körpers, um zu zeigen, wo die Selbstenergie gefühlt wird. Manche sagen, dass es ein zylindrischer Kern sei. Andere weisen auf einen bestimmten Punkt: ihr Herz, ihren Nabel oder ihren Bauch.

Die körperliche Erfahrung, zentriert zu sein, schließt unsere Propriorezeptorzellen wie auch die Strukturen in jeder Zelle ein, die ein Gewahrsein der Aktion der Schwerkraft und unseres Verhältnisses zur vertikalen Ausrichtung haben. Das Entlasten kann buchstäblich unser Gravitationszentrum verändern. Körperlich und konzeptuell zentriert, haben wir ein Gefühl des Gleichmuts und der Balance. Wir hängen nicht an Ergebnissen. Wenn wir vorübergehend aus dem Zentrum geworfen werden, fühlen wir es instinktiv, und durch unseren Körper finden wir zurück in unser Zentrum. Wir stimmen uns auf das tatsächliche körperliche Zentrum unseres Körpers ein, um Zugang zu unserer Selbstenergie zu bekommen und das stille »Ich« im Zentrum des Sturms zu werden. Wenn wir in unserem Körper zentriert bleiben, verliert der Sturm sein Tempo und wird in einen Zustand der Ruhe überführt.

Ein anderes mit Selbstenergie verbundenes Wort, zu dem man durch Körpergewahrsein Zugang findet, ist **Verbindung**. Verbindung ist auf jeder somatischen Ebene eines ungehinderten Körpergeistsystems augenfällig. Unsere Faszien, die unseren Körper umschließen und auch jedes andere System mit ihren reichhaltigen Sinnesnerven berühren, sind ein Beispiel für diese verkörperte Verbindung. Jede unserer Trillionen von Zellen ist beschäftigt, mit anderen Zellen, den größeren Systemen des Körpers und so fort – in alle Unendlichkeit – Informationen auszutauschen und mit ihnen zu kommunizieren. Diese Qualität der Verbindung ist in allen unseren Körpersystemen offensichtlich. Jedes System des Körpers ist autonom und doch wechselseitig abhängig, wobei es mit jedem anderen System verbunden ist.

Durch Körpergewahrsein spüren wir die Verbindung zwischen den Mitgliedern der verkörperten inneren Familie. Körper und Geist sind verbunden, alle Teile des Körpers sind miteinander verbunden, und Teile sind untereinander und mit dem Selbst verbunden. Unseres Körpers gewahr, verbinden wir uns einfacher mit unseren Teilen und damit, wie sie unsere Körperempfindungen nutzen, um ihre Rollen zu erfüllen und mit uns zu kommunizieren. Wir sind uns der subtilen Botschaften gewahr, die von den Teilen unseres inneren Systems durch unsere Körperempfindungen geschickt werden. Sie fühlen unsere Verbindung. Sie müssen nicht in der Hoffnung, wahrgenommen zu werden, in Extreme verfallen. In unserer sich von Augenblick zu Augenblick entfaltenden körperlichen Erfahrung geerdet, ist die inhärente Weisheit, die in unseren Körper eingebettet ist, für uns verfügbar.

Wenn wir innerlich verbunden sind, verbinden wir uns auch äußerlich. Durch unseren Körper treten wir mit anderen in Kontakt und konkretisieren unser Beziehungsnetz. Wir werden auf jedem Schritt unseres Weges von anderen geerdet und unterstützt. So viele sind vor uns auf der Erde gegangen, und wir wandeln auf ihren Spuren. Wir fühlen unsere Verbindung mit dem Universum und allem Leben, mit unseren Vorfahren und mit zukünftigen Generationen. Mit Dankbarkeit für die Erde und ihre Geschenke versprechen wir, in Harmonie mit ihr zu leben und ihre Gesundheit für kommende Generationen zu erhalten.

Durch unsere mit Sinnen ausgestatteten Körper sind wir unserer Beziehung mit der Erde und anderen Lebensformen auf diesem Planeten gewahr. Wir wissen, wo wir stehen. Wir wandeln in **Zuversicht**. Der Kern der Erde spricht zu uns von Zugehörigkeit, Sicherheit und Stabilität. Unsere Zuversicht wächst aus unserer Wertschätzung der reichen Unterstützung der Erde, daraus, wie wir während unseres Lebens Samen säten, die gediehen und die wir ernteten. Wie die Erde kennen wir die Rhythmen und Kreisläufe der Veränderung, die Höhen, die so hoch wie Berge sind, und die tiefe Dunkelheit der Höhlen. Das Körpergewahrsein und die Erdelemente sind ein verlässlicher Anker im Angesicht aufwühlender emotionaler Energien geworden. Unsere Zuversicht ist ansteckend. Sie ermutigt unsere Klientinnen, Sicherheit und Unterstützung durch die Erde zu finden, und daran zu glauben, dass selbst ihre tiefsten

Geheimnisse und dunkelsten Ängste fruchtbare Erde werden können, in der neue Samen gedeihen.

Diese von unseren Vorfahren geerbte dynamische Fähigkeit, Gefahr zu spüren als auch für Freuden offen zu sein, ist für uns verfügbar, um unser Handeln zu leiten. Wir reichen tief in die Erde hinab, und unsere Wurzeln verteilen sich breitflächig. Der Staub unserer Vorfahren, unserer Lehrerinnen und unserer Mentorinnen nährt uns. Wir drücken in unserem Leben unsere Dankbarkeit für die Geschenke der Erde und all ihrer Menschen aus.

Rumi sagt: »Es gibt eintausend Wege, sich hinzuknien und die Erde zu küssen.« Wir können uns dann mit unseren Knien abdrücken, um in den uns umgebenden Raum vorzustoßen und zur nächsten Praxis überzugehen: »Du bist in deinem Körper, wie eine Pflanze fest im Boden verwurzelt ist, und dennoch bist du Wind.«

Bewusste Atmung

Diese zweite Praxis des Somatischen IFS stellt auch die Qualität der **Verbindung** verkörperter Selbstenergie dar. Durch die Vermählung des Luftelements mit dem Element Erde leben wir das Gewahrsein unseres Platzes in der Welt aus. In der Erde durch unseren Sitzplatz und unsere Füße verankert, öffnen wir uns für den Raum über uns und erkennen unsere vertikale Ausrichtung, unsere Verbindung mit dem, was oben und unten ist. Wir sind nicht nur verbunden, sondern wir sind *das Verbindungsglied* zwischen der Erde unter uns und dem unendlichen Raum um uns herum. Unser Körper kann als Blitzableiter fungieren, um chaotische Energien von außen zu erden. Die Erde verleiht uns Festigkeit, während die Luft offenbart, dass wir auf der grundlegendsten Ebene hauptsächlich leerer Raum sind. Zu atmen vereinigt die feste Materie unseres Körpers mit Energie, der scheinbaren Leere, die nichts zu sein scheint und doch alles sein könnte, die so entscheidend für unser spirituelles Leben sein könnte wie der Sauerstoff für unser physisches Leben. Der Atem verbindet das Unbewusste mit dem Bewussten und führt uns aus unserer Beschäftigung mit der Vergangenheit oder Zukunft zurück in den gegenwärtigen Augenblick.

Der Akt des Atmens verbindet uns mit unserer Wechselbeziehung mit allen lebendigen Wesen, mit unserer beiderseitigen Abhängigkeit von dem lebenserhaltenden Gas, das als dünne Schicht die Erde umgibt. Wir atmen diese wertvolle Luft ein und die Illusion unserer Getrenntheit aus. Dieser synergistische Austausch von Gasen ist ein Tanz unserer essenziellen Einheit und Wechselbeziehung. Unser Atem verbindet uns menschliche Wesen mit der belebten Welt von Pflanzen und Tieren. Im verkörperten Selbst streben wir danach, die Luft von Verschmutzung frei zu halten und die Bäume davor zu schützen, gefällt und verbrannt zu werden. Durch den Akt der Atmung wird jede Zelle mit der äußeren Umgebung in einem kontinuierlichen Austausch von Sauerstoff und Kohlenstoffdioxid verbunden, der innere und äußere Welten verbindet, und uns, wenn nicht mit der gesamten Welt aeroben Lebens, so doch wenigstens mit den inneren Systemen unserer Klientinnen vereinigt. Zwischen der introspektiven Praxis des Körpergewahrseins und der relationalen Praxis der Radikalen Resonanz angesiedelt, verbindet die Bewusste Atmung die intrapersonalen, interpersonalen und transpersonalen Systeme.

In unserer Atmung entdecken wir unsere inhärente **Neugier**. Wenn wir uns im Selbst befinden, können wir unsere Neugier so mühelos anzapfen, wie wir atmen. Wir atmen aus dem Feld der Selbstenergie in die Weiträumigkeit, und wir übertragen diese, während wir ausatmen. Wir atmen Neugier auf alles ein, was auch immer in unserem Bewusstsein aufsteigt, und wir atmen das Geräusch »Hmmm …?« aus. Wir fahren fort, unsere Neugier einzuatmen: »Wo in meinem Körper ist dieses Gefühl oder diese Überzeugung?« »Wie fühle ich ihm oder ihr gegenüber?« Im »Hmmm«

des langen, langsamen Ausatmens erfahren wir ein Loslassen, ein Öffnen für das Unbekannte. Ob wir uns vorstellen, das Geräusch zu machen, oder tatsächlich brummen – die Vibration dieses Brummgeräuschs hallt in unserem Kopf und unserer Brust wider, wobei es jegliche Verwirrung oder Anstrengung auflöst. Nach dem »Hmmm« kann etwas Neues aus der Leere aufsteigen. Wir finden vielleicht Weiträumigkeit oder Informationen oder einfach das Vergnügen, zu atmen, zu summen oder etwas nicht wissen zu müssen. Als Therapeutinnen erinnern wir uns in der Geräumigkeit daran, dass unsere Klientin über Selbstenergie verfügt. Wenn wir von einem Ort des Staunens aus wahrhaftig präsent sind, führt uns unsere Neugierde zu einem Gefühl der Ehrfurcht, während sich das »Hmmm« in ein »Aaaahhh« wandelt. Die mit unserem Einatmen erscheinende Neugier entfacht unsere Imagination, unsere Intuition und unsere Inspiration, um uns in unseren Heilbeziehungen zu unterstützen.

Wenn wir Neugier einatmen, statt unsere konditionierten Wahrnehmungen wiederaufzuwärmen, erhalten wir beim Ausatmen Zugang zu einer anderen Qualität der Selbstenergie: **Klarheit.** Als ich mich für die buddhistischen Gebote entschied, erhielt ich einen neuen Namen: Chong Gak. Mein Zen-Meister erzählte mir, dass beide Wörter unterschiedliche Wege seien, um »klar« zu sagen. Falls ich tatsächlich irgendeine Verwirklichung von Klarheit für mich beanspruchen kann, dann führe ich es darauf zurück, Bewusstheit in meine Atmung gebracht zu haben. Es gab sonst nicht viel zu tun, während ich kontinuierlich meine Teile bat beiseitezutreten, als ich bewegungslos und still für Tage am Stück dasaß. Meditationslehrerinnen berichten, dass unser Körper still wird, sich die Sedimente unseres aufgewühlten, trüben Geists schließlich absetzen und unseren Geist und Körper klar zurücklassen. Als ein Teil zögerte beiseitezutreten, traf ich ihn beim Einatmen mit der sanften Frage »Was ist das?« an und beim Ausatmen mit einem sich ausdehnendem »Weiß nicht«. Letzten Endes stieg Klarheit auf.

Jack Kornfield, einer meiner liebsten Autoren und Lehrer, die die spirituellen und psychologischen Bereiche überbrücken, zehrt in seinem Buch *Nach der Erleuchtung Wäsche waschen und Kartoffeln schälen* von den Erkenntnissen westlicher und östlicher spiritueller Gemeinschaften, die relevant sind für das »Nach dem Entlasten«.[80] Wenn die das Atmen beeinflussenden Teile entlastet sind, entdecken wir, dass es hilft, uns unserer Atmung bewusst zu werden, um durch die komplexen Herausforderungen der realen Welt in unserer Arbeit und Gesundheit, unserem Altern und unseren Beziehungen zu steuern. Wenn Teile aus Gewohnheit auf den Plan treten, um sich diesen Herausforderungen zu stellen, fördert das Gewahrsein, wie diese Teile unsere Atmung beeinflussen, eine Wiederherstellung der Ruhe und Klarheit. Dies führt zu einer kreativen Reaktion auf die Herausforderung. Atmen bringt auf einer körperlichen Ebene Klarheit und erhält emotionale Klarheit aufrecht.

Das Atmungssystem reinigt den Körper von seinen zellulären Lasten. Wenn unser Körpergeistsystem wie die Luft an einem klaren Tag ist, sind unsere Sinne scharf, ist unser Denken weit und präzise, und wir wissen, was wir fühlen, und drücken es deutlich aus. Bewusste Atmung fördert die Klarheit unseres Sprechens. Der direkteste Ausdruck unseres körperlichen Wissens könnte Stille sein. Wir wissen, wann wir etwas sagen und was wir sagen, wenn ein klarer Kanal zu unserer körperlichen Weisheit besteht. Wir entdecken, dass Klarheit magnetisch ist. Kornfield teilt uns ein berühmtes Zitat von William Butler Yeats mit, der von der transformativen Kraft dieser Praxis spricht: »Wir können unseren Geist so still wie Wasser machen, sodass sich Wesen um uns herum sammeln, um ihre eigenen Bilder sehen zu können – und so für einen Augenblick ein klareres, vielleicht sogar intensiveres Leben aufgrund unserer Stille zu führen.«[81]

Unserer Atmung bewusst, entdecken wir einen Zustand der **Ruhe.** Bewusstsein in diese größtenteils unbewusste Praxis zu bringen beeinflusst das unwillkürliche Nervensystem, das sich auf Herzschlag, Blutdruck, Verdauung und Stoffwechsel auswirkt. Ob wir einfach uns nur dieser mehrheitlich unbewussten Tätigkeit bewusst werden oder eine bestimmte Atemtechnik anwenden – unser vollständiges, leichtes Atmen wiegt uns sanft in den Rhythmen des Ein und Aus, Gebens und Nehmens, Füllens und Leerens, wobei die Rhythmen der Natur nachklingen. Im Griff von Teilen spannen sich unsere Energien an und werden enger, dichter und eingeschnürter. Die Rhythmen der respiratorischen und zellulären Atmung schaffen Ruhe und Geräumigkeit in unserem Körper und Geist. Jedes Einatmen bringt neue Möglichkeiten, neues Leben. Jedes Ausatmen ermöglicht uns das loszulassen, was wir nicht länger brauchen, und schafft Raum für Neues.

Mitgefühl ist auch durch die Atmung für uns verfügbar. Der Sauerstoff aus unserem Atem geht erst zum Herzen, das von den Lungenflügeln eingerahmt ist. Unser Herz pumpt kraftvoll sauerstoffreiches Blut zu unseren Zellen, es sendet das gleichermaßen wertvolle Mitgefühl durch unseren Körper und wir atmen Mitgefühl aus. Wir atmen Selbstenergie aus dem uns umgebenden Raum ein und atmen sie in das relationale Feld aus. Unser Atem unterstützt verkörperte Sprache, um diese Präsenz über unseren Ton, unsere Tonhöhe und unsere Rhythmen zu vermitteln. Wir behaupten nicht, dass diese Präsenz *unsere* ist, sondern, dass sie einfach *Präsenz* ist, die durch uns hindurchfließt wie Luft zu jenen in der Welt, die Heilung brauchen. Die kostbare Luft, die unser Herz belebt, kündigt im Beziehungsbereich die nächste Praxis an, Radikale Resonanz.

❋

Rumi sagt uns, dass der »Atem der Liebe« uns »die ganze Strecke bis in die Unendlichkeit« mitnehmen kann.

Radikale Resonanz

Man muss mutig sein, um »die ganze Strecke bis in die Unendlichkeit« zu gehen. Das Wort Courage leitet sich von der lateinischen Wurzel *cor* ab, was »Herz« bedeutet. Aus unserem Herzen fließt der Mut, in die tiefen Beziehungsgewässer abzutauchen. Wenn Angst und verzweifeltes Brauchen nicht länger unsere Beziehungen einhüllen, braucht unser Herz nicht länger von Schutzschichten umgeben zu sein. Unsere Sinne müssen nicht gedämpft werden. Wir entdecken Möglichkeiten in tiefer Intimität. Wir sind frei, mit unserer Außenwelt in Resonanz zu treten, einschließlich anderer Wesen. Indem wir die körperlich und emotional schwingende Energie erfahren, die von allen scheinbar festen materiellen Substanzen ausgeströmt wird, beginnen wir die Realität des Beziehungsnetzes zu verstehen, von dem wir ein Teil sind. Jenseits von Konzepten von Selbst und anderen, Geist und Körper, Materie und Energie gibt es schlicht den unsichtbaren Beweis, dass wir alle gleichermaßen beseelt sind.

Während unser Herz uns zu tieferer Intimität führt, werden unsere körperbasierten Bindungserfahrungen enthüllt. Teile, die gewohnheitsmäßig durch die komplexe, oftmals turbulente Welt der Beziehungen steuerten, könnten ratlos sein. Viele der Wunden, die wir erlitten haben, haben wir in diesem horizontalen Bereich der Beziehungen erfahren, und sie haben eifrig daran gearbeitet, uns von weiterem Schaden fernzuhalten und uns ihre Verletzungen wissen zu lassen. Sie können insbesondere die energetischen Frequenzen der sie umgebenden Personen als überwältigend und chaotisch erfahren haben. Sie können sehr früh gelernt haben, ihre Offenheit abzuschirmen. Obwohl sie erkennen, dass ihre Überzeugungen und Verhaltensweisen überholt sind, können sich diese Teile desorientiert, entlassen und ziellos fühlen. Diese Teile sind noch nicht mit der neuen Schwingung im Einklang.

Wir bringen den Mut unserer Offenherzigkeit zu ihnen. Mut ist nicht die Abwesenheit von Angst, sondern bedeutet, mit der Angst zu schreiten.

Wir sind bereit, mit diesen Teilen in Resonanz zu gehen, ihnen zu erlauben, ihre Energien mit unseren eigenen zu verschmelzen. Wir werden emotional und schwingungsmäßig berührt, während wir gleichzeitig mit der Schwingung der Selbstenergie verbunden bleiben. Während wir das tun, kann das In-Resonanz-Sein mit einem Teil – so wie ein gestimmtes Instrument ein leicht verstimmtes in die richtige Stimmung bringen kann – diesen Teil in Kohärenz mit der Frequenz der Selbstenergie bringen. Diese Kohärenz wird durch neuronale, chemische und energetische Muster im Körper gespiegelt. Wir sagen unseren Teilen auch, dass es immer noch Situationen geben kann, in denen ihre Schirme, Schilde und Rollläden notwendig sein werden. Unsere Fähigkeit wiederherzustellen, in Resonanz zu sein, bedeutet nicht, dass wir unsere Fähigkeit, unsere Empfänglichkeit zu modulieren, eingebüßt haben. Zu spüren, wann es sicher und wünschenswert ist, offen zu sein, ist ein Aspekt der Radikalen Resonanz.

Eine berühmte Zen-Anekdote veranschaulicht eine äußert mutige Haltung im Angesicht von Angst und die transformative Kraft von Mut: Als das Wort die Runde machte, dass ein mörderischer Verbrecher in das Dorf kommen würde, verließen alle Menschen bis auf einen das Dorf in Richtung der Hügel. Als der Mörder hörte, dass diese eine Person die Verwegenheit besaß zu bleiben, klopfte er an der Tür. Als die Person die Tür öffnete, zog der Mann sein Schwert und rief: »Weißt du, wer ich bin? Ich bin jemand, der dich entzweischneiden könnte, ohne mit der Wimper zu zucken!« Die Person blickte dem Mann in die Augen und antwortete ruhig: »Und weißt du, wer ich bin? Ich bin jemand, der sich entzweischneiden lassen könnte, ohne mit der Wimper zu zucken.« Daraufhin steckte der Mörder sein Schwert in die Scheide und drehte sich um.

In unserem Herzen liegt auch die Fähigkeit zu wahrem, tiefem **Mitgefühl.** Unser Herz fühlt sich warm, offen und kribbelig an, und die Energie strahlt nach außen ab. Die Wurzel des englischen Wortes für Mitgefühl, *compassion*, bedeutet »mitleiden«. Kwan Yin ist im Buddhismus als die Göttin des Mitgefühls bekannt, und ihr Name bedeutet »Die, welche die Schreie der Welt hört«. Es wird gesagt, dass sie nicht nur das Leiden beobachtet, sondern *mitfühlt*, um zu heilen. Sie ist ein Beispiel dafür, in der Haut eines gepeinigten Wesens zu leben und zugleich auch getrennt zu sein und den Schmerz in einem unendlich großen Container zu halten.

Obgleich die Etymologie des Wortes *compassion* impliziert, mit der Person, die den Schmerz erfährt, mitzuleiden, ist mitzufühlen keine schmerzhafte Erfahrung. Sie ist vielmehr eine belohnende, wie eine aktuelle Untersuchung ergab, die Dick Schwartz in *Systemische Therapie mit der inneren Familie* zitiert. Eine groß angelegte Studie von Tania Singer und ihren Kolleginnen vom Max-Planck-Institut in Leipzig konzentrierte sich auf die Frage, ob die Effekte eines Geistestrainings wie Meditation womöglich nicht nur das individuelle Wohlbefinden beeinflussen, sondern auch soziale Themen des Friedens und der Gerechtigkeit. Eines ihrer MRT-Ergebnisse zeigte, dass Empathie und Mitgefühl in unterschiedlichen Gehirnnetzwerken verortet sind. Empathie aktiviert das Schmerznetzwerk, wogegen Mitgefühl das Belohnungsnetzwerk aktiviert. Mitgefühl ist eine Präsenz, während Empathie ein emotionales Verschmelzen ist. Unser Herz schwillt vor Mitgefühl an, wenn wir mit dem Schmerz eines anderen in Resonanz gehen. Es hat eine aufbauende Wirkung, statt uns herunterzuziehen. Wir entdecken, dass unser ganzer Körper wie auch der Raum um uns herum ein Behältnis liefern, das groß genug ist, um anscheinend unerträglichen Schmerz zu halten.

Unsere von Herzen gefühlte, radikal resonante Rezeptivität wird wortlos übertragen und über Schwingungen vom Körpergeistsystem der Klientin empfangen. Die belasteten Überzeugungen von Teilen lösen sich auf. Beziehungsbrüche werden geheilt. Habituelle Verhaltensweisen verlieren ihre Verstärkung aus den alten synaptischen Aktivierungsmustern. Die Schwingungen von unzähligen dissonanten Teilen kommen in eine

Kohärenz, da das Gehirn und der Körper neu verschaltet werden. Das Entlasten, einhergehend mit der energetischen Übermittlung der Selbstenergie, befreit das verkörperte Selbst der Klientin, sodass es die sichere Bindungsfigur für die jungen Teile der Klientin werden kann. Das verkörperte Selbst sowohl von Therapeutin als auch Klientin erschaffen zusammen eine exponentiell verstärkte Frequenz des Mitgefühls. Die Teile erkennen, dass die biologische und psychologische Realität, die sie sind, Teil eines größeren Ganzen ist.

Die Selbst-geführte Qualität der **Ruhe** ist auch ein Kennzeichen einer resonanten Beziehung. Wir spüren diese Qualität in unserem Körper – in unserem Atem, dem Puls, unserer entspannten Muskulatur. Dieser ruhige Zustand in unserem Gehirn hat eine Frequenz, die gemessen werden kann. Dieser Rhythmus hat, vielleicht nicht ganz zufällig, denselben Ausschlag wie der Rhythmus der Erde. Der Rhythmus des Planeten, eine Reihe elektromagnetischer Wellenlängen, die seit den 1960er-Jahren verlässlich gemessen wurden und der »Herzschlag der Erde« genannt werden, sind als Schumann-Resonanz bekannt. Dieser Zustand der Ruhe ist auffallend anders als die scheinbare »Ruhe«, die aus dem Unterdrücken und der Kontrolle unserer Reaktivität hervorgeht, oder wenn wir zusammengebrochen auf dem Sofa liegen oder bewegungsunfähig in unserem Stuhl sitzen. Es ist kein statischer Zustand, sondern ein dynamischer, gleich dem tiefen Meereswasser, dessen Oberfläche vom Wind aufgewühlt werden kann. In diesem Zustand der verkörperten Selbstenergie erscheinen wir in einem resonanten relationalen Zustand ruhig, wir klingen ruhig und vermitteln den Nervensystemen anderer Ruhe, selbst wenn wir reden, uns bewegen und interagieren.

Wir nehmen vielleicht die Realität unserer Untrennbarkeit jenseits unserer Sinneserfahrung wahr. Obwohl wir weiterhin als ein getrenntes Individuum funktionieren, und mit anderen und unserem inneren System in Beziehung sind, als ob wir getrennte, eigenständige Komponenten aufweisen, können wir – wie das Genfer Experiment gezeigt hat, dass subatomare Teilchen nicht getrennt sind – diese Realität auch ausleben. Unsere Konzepte von Therapeutin und Klientin, Selbst und anderen können leicht in einem größeren Gewahrsein gehalten werden. Wir können über Vorstellengen von interpersonaler, intrapersonaler und transpersonaler Heilung hinausgehen, während wir eine harmonische Beziehung mit anderen menschlichen Wesen, allen lebenden Wesen, dem Planeten und sogar dem Universum ausleben. Unsere resonanten Körper werden zu Kanälen, in denen die Energie und Information entlang der scheinbar eigenständigen, hierarchischen Ebenen unseres Universums fließen, vom Subatomaren bis hin zum Galaktischen. Das Heilungspotenzial von resonanten Beziehungen ist immens.

Rumis Dichtung spricht von seinem nondualen, resonanten Beziehungsfeld: »Wenn sich die Seele im Gras niederlegt … ergeben Sprache, Ideen, sogar die Wendung ›gegenseitig‹ keinen Sinn.«

Achtsame Bewegung

Die Kraft unserer Kreativität, die durch unsere sich bewegenden Körper belegt wird, verdient wahrlich unsere Ehrfurcht. Die Kreativität, Plastizität und Potenz des Körpers sind von der Zeugung an augenfällig, da sich Zellen vervielfachen und ausdifferenzieren, um sich ständig weiterentwickelnde Strukturen zu formen sowie zu kommunizieren und zusammenzuarbeiten, damit unser ganzes Leben hindurch neue Bedürfnisse gestillt und Herausforderungen gemeistert werden können. Wir geben uns der Wasserwelt der Gebärmutter hin. Wir heften uns an die Wand an und schweben und schwimmen. Wir spielen mit verschiedenen

Bewegungen. Im verkörperten Selbst haben wir Zugang zum kreativen, spielerischen Potenzial der Bewegung, das unser Geburtsrecht ist. Unser Leben lang ist der sich bewegende Körper die Quelle und das Mittel, um unsere Kreativität auszudrücken. Bewegung, mit dem Feuerelement verbunden, entzündet unsere Kreativität und verleiht ihr Ausdruck. Wir müssen nicht im Angesicht dessen, was auch immer das Leben uns liefert, stecken bleiben oder zusammenbrechen. Dilemmas und Konflikte werden anstelle von Lähmung als Gelegenheiten für Kreativität erkannt. Wir müssen uns als Therapeutinnen keine Techniken einprägen. Innovative, angemessene Interventionen treten innerhalb des Beziehungsfelds auf. Wir könnten sogar von unserem Stuhl aufstehen und auch unsere Klientinnen auffordern zu stehen, sich hinzulegen, zu krabbeln und den Geschichten zu erlauben, durch Bewegung ausgedrückt zu werden. Wir gehen mit ihren Bewegungen in Resonanz und spiegeln sie.

Wir haben uns angesehen, wie die embryologische Entwicklung erneut nachzuvollziehen die natürlichen Bewegungen enthüllen kann, die unsere wahre Natur ausdrücken, bevor später Störungen auftraten. Indem wir entlang des Raumzeitkontinuums zu unserer frühesten Inkarnation reisen, verbinden wir uns wieder mit der uns innewohnenden Kreativität und Kraft, uns zu schützen und zu nähren. Wir verbinden uns mit der Bewegung des Pulsierens, die den Kern des Lebens bildet. Wir haben uns auf die Bewegungen des Nachgebens, Drückens, Streckens, Greifens und Ziehens fokussiert, um nach Anzeichen einer Beeinträchtigung unserer natürlichen Entfaltung durch Bewegung zu suchen, die entweder von einem Entwicklungstrauma herrühren, geerbt oder epigenetisch übertragen wurden. Traumatisch verwundet, haben wir Achtsamkeit in die ersten Versuche gebracht, uns in Sicherheit zu bringen, wie auch in adaptive Reflexe, zu flüchten oder zu kämpfen, und schließlich in den Zusammenbruch, wenn die Ressourcen des Körpers überwältigt werden. Allmählich achtsam, langsam und sicher diese Bewegungen erneut aufzusuchen, die im neuromuskulären System begraben sind, hat der Bewegungsgeschichte ermöglicht, sich zu entfalten. Das führt zu einer Entlastung dieser Bewegungsmuster wie auch der Wahrnehmungen, Überzeugungen und Gefühle. Auf diese Weise wird Achtsame Bewegung ein Mittel der Transformation des limbischen Systems des Klienten, das den körperlichen Ausdruck innerer Veränderungen durch Gewahrsein und achtsame Wiederholung stabilisiert. Der wiederhergestellte Fluss der Lebenskraft wird durch neue Bewegungsmuster der Anmut, Stärke und Flexibilität ausgedrückt.

Wenn wir im verkörperten Selbst sind, drücken unsere Bewegungen **Zuversicht** aus. Unsere wiederhergestellte Zuversicht spiegelt sich in einer offenen, expansiven Haltung, in unserem Gang und unseren Gesten und in jeder Bewegung, die wir ausführen. Wir können straucheln, unseren Halt verlieren, unsere Balance einbüßen, und wir gewinnen sie schnell wieder. Wie Mut basiert unsere Zuversicht nicht auf der Hoffnung, dass die Dinge ein gutes Ende nehmen, oder darauf, das zu vernichten, was nicht in Ordnung ist. Die Quelle unserer Zuversicht ist das Wissen, dass alles schon in Ordnung ist. Wir haben alles in uns, was wir brauchen. Unser Körper ist ein Speicher der Zuversicht, aus dem wir uns im Angesicht des Unbekannten bedienen können. Wir können uns in unserer eigenen Haut *selbst*bewusst fühlen, einfach so, wie wir sind, unabhängig von unserer Größe, unserem Alter oder unseren Fähigkeiten. Wir wissen nicht, was vor uns liegt. Wir gehen zuversichtlich im Dunkeln, nur das spürend, was sich unter unseren Füßen befindet. Wir müssen uns nicht länger klein genug oder unsichtbar genug machen – noch uns aufplustern.

Rainer Maria Rilke schreibt in einem Gedicht aus seinem *Stundenbuch*, dass Gott uns sagt, wir sollten uns weiterbewegen, ganz gleich, was passiert. In Rilkes Gedicht sagt uns Gott, an den Rand unserer Sehnsucht zu gehen, um Gott zu verkörpern, »hinter den Dingen wachse als Brand, dass ihre Schatten, ausgespannt, immer mich ganz bedecken«. Wir wenden uns nicht von unserer Sehnsucht ab, Enttäuschung oder Versagen fürchtend. Wir gehen an ihre Grenzen. Wohin gehen wir, um sie zu finden? Ist es, wie Rumi nahegelegt hat, »ein Edelstein im Gebirge unseres Körpers«? Wenn wir diesen Edelstein finden, sagt uns Gott »wachse als Brand«. Die Bewegung, das Verhalten, die Aktivitäten, die von unserer Selbst-geführten Sehnsucht angetrieben werden, führen uns zu überraschenden Orten in der Welt, wo unser Licht Schatten wirft, die groß genug sind, um die Bewegungen Gottes zu bedecken. Während wir uns in die Welt mit der Zuversicht des verkörperten Selbst hineinbewegen, fährt Rilke fort, dem Rat Gottes eine Stimme zu verleihen: »Lass dir alles geschehen: Schönheit und Schrecken. Man muss nur gehen.« Wir fahren einfach fort, uns durch unser Leben mit sicherem und zuversichtlichem Handeln zu bewegen, unsere Bestimmung zu leben, ein Schritt nach dem anderen.

*

In Rilkes Gedicht hallt Rumis wider: »Tanze, wenn du aufgebrochen bist. Tanze, wenn du den Verband heruntergerissen hast. Tanze mitten im Kampf. Tanze in deinem Blut. Tanze, wenn du vollkommen frei bist.«

Einfühlsame Berührung

Der mit der Selbstenergie verknüpfte Aspekt der **Verbindung** kommt am grundlegendsten und konkretesten durch die Praxis der Einfühlsamen Berührung zum Ausdruck. Diejenigen von uns, die sich an die Zeit erinnern, als man für ein Ferngespräch zahlen musste, können sich vielleicht der alten AT&T-Werbung entsinnen, die uns ermutigte »in Kontakt zu treten und jemand zu berühren«. Dabei wurden tränenreiche Szenarien getrennter Menschen zu emotionsgeladener Hintergrundmusik gezeigt, die nun durch Ferngespräche miteinander verbunden sind. Obwohl das Telefon und andere Geräte ihren Teil dazu beitragen, dass wir mit anderen verbunden sind, ist direkte körperliche Berührung weitaus wirkungsvoller. Die Verbindung durch Berührung reist durch unsere Sinnesnerven der Haut die ganze Strecke bis in jedes Areal des Gehirns, wobei sie die Botschaft verkündet: »Ich bin bei dir, wie du bei mir bist.«

Mit unserem Körper verbunden, vom größeren Feld des Selbst unterstützt und in resonanter Verbindung mit der berührten Person, werden Teile in der exponentiellen Kraft des Selbst gehalten. Wir prüfen somatisch die Reaktionen vor und während der Berührung, die nonverbalen Antworten auf die Berührung in unserem eigenen Körper und im Körper der berührten Person. Unsere Berührung verändert sich fast gleichzeitig mit der Reaktion.

Unser ganzes Leben hindurch sehnen wir uns alle danach, zu berühren und berührt zu werden. Unser körperliches und emotionales Wohlbefinden hängt davon ab. Mein Wunsch, Töpferin zu werden, kam von einem tiefen Verlangen in meinem Bauch, mit meiner Kunst »andere zu berühren«. Mich bewegend und atmend, bearbeitete und formte ich den Ton. Die Vorstellungskraft und Kreativität, die in meinem Körper schlummerten, kamen durch den Ton zum Ausdruck. Ich liebte die verschiedenen Empfindungen, mit meinen Händen zu arbeiten, als der Ton auf Wasser traf, als der Ton von Luft getrocknet und als der trockene Ton vom Feuer transformiert wurde. Botschaften meines Körpers formten den Ton unter meinen Händen, und die fertigen Stücke brachten etwas von innen in die äußere Welt. Diese Stücke berührten andere, manchmal genug, um sie kaufen zu wollen. Irgendwann jedoch kehrte ich dahin zurück, andere berühren zu wollen, und entschied mich, es direkter zu machen, was ich als Körpertherapeutin tat. Manchmal müssen wir mehr als alles andere tatsächliche Berührung geben und empfangen.

Diese direkte Kommunikation über das somatosensorische System beider Individuen ist vielleicht die stärkste und wirksamste Form impliziter Kommunikation zwischen Teilen und dem Selbst, das buchstäblich in Berührung mit dem Teil steht. Berührung, unsere erste Sprache, übermittelt stillschweigend verkörperte, relationale Selbstenergie von der Klientin zur Therapeutin direkt über die Haut, die äußere Schicht des Gehirns. Die Energie fließt durch das weite Netzwerk der Faszien und Nerven, eine greifbare Manifestation des Netzes des Lebens, die durch jeden unserer individuellen Körper strömt.

Der Akt der Berührung aus dem verkörperten Selbst hat keine Agenda, nur **Neugier**. Wenn wir körperlichen Kontakt herstellen, hat die Einfühlsame Berührung – im Gegensatz zu anderen Formen der Körperarbeit oder medizinischem Abtasten – keine Erwartung, irgendetwas Falsches zu finden oder das, was immer wir auch finden, zu verändern oder zu korrigieren. Die vermittelte Einstellung ist schlicht eine der Präsenz. Indem wir einfach nur präsent sind, sind wir offen dafür, die durch das Fleisch kommunizierte, subtile, implizite Sprache des Körpers zu empfangen. Die Stelle mit der Erlaubnis der Teile der Klientin zu berühren, wo ein Teil angesiedelt ist, kommuniziert eine Botschaft offener Neugier. Was ist es, was gehört werden will und was meine Hände vielleicht vernehmen? Was ist es, was du von mir fühlen willst, was du nur über meine Berührung aufnehmen kannst? Unsere natürliche Neugier fließt aus unseren Händen und unserer Stimme. Es ist möglich, dass die Berührte fähig ist, den Botschaften unserer Hände mehr zu trauen als jenen unserer Stimme. Unsere Hände wissen, wie man ein offener, mitfühlender Kanal für Teile ist. Was auch immer wir über Berührung wahrnehmen – Anspannung, Schlaffheit, Leere, Fragilität, Schmelzen, Erweichen, Öffnen –, unsere Hände fahren fort, die Bereitschaft, präsent zu sein, zu kommunizieren, während sich das Geschehen entfaltet.

Einfühlsame Berührung übermittelt die **Ruhe** des verkörperten Selbst, während die Berührung von der Haut zum Gehirn und zu jeder Zelle wandert. Während sich die Geschichte körperlicher Vernachlässigung oder missbräuchlicher Berührung entfaltet, die in Empfindungen und blockierten oder erstarrten Bewegungsimpulsen codiert ist, erweckt sie, was im Gewebe schlummerte. Die taktile Empfindung sicherer, verbundener und respektvoller Berührung wandert entlang der zuführenden Nervenbahnen, um den ventrovagalen Zustand der sozialen Bindung wiederherzustellen. Dieser ruhige limbische Zustand reist die wegführenden Bahnen entlang, um die übermäßig erregten Verbannten zu beruhigen, die im Gewebe eingebettet sind. Die emotional dysregulierten Teile können sich entschmelzen, während die Wirkung der Berührung den Herzschlag verlangsamt, den Blutdruck senkt und eine Abfolge heilender chemischer Reaktionen in Gang setzt, einschließlich Cortisol und Neuropeptiden. Einfühlsame Berührung, ob sie in der Vorstellung stattfindet oder vom Selbst der Klientin oder Therapeutin kommt, übermittelt den Teilen die somatische Botschaft, dass sie sicher sind und unterstützt werden. Sicher gehalten, werden sie emotional, körperlich, sozial, neurologisch und vielleicht spirituell beruhigt. Wenn die Erfahrung von Berührung mit Schmerz oder Missbrauch assoziiert worden war, kann Berührung die neue Botschaft etablieren, ruhig und sicher verbunden zu sein.

Wie die Kultur unsere Erfahrung von Berührung beeinflusst, ist es denkbar, dass die heilende Kraft von wiederherstellender, nährender, affektiver Berührung von Person zu Person über das Individuum hinausreicht. Untersuchungen haben den Zusammenhang zwischen Berührungsmangel, Misshandlung und gesellschaftlicher Gewalt aufgezeigt. Individuelle Berührungswunden zu heilen kann hoffentlich eine positive Auswirkung auf die Gesellschaft haben. Wir sind soziale Wesen, und taktile Erfahrungen bleiben unser Leben lang für unser Wohlbefinden zentral. In dem Maß, wie die von den sozialen Medien zur Verfügung gestellten virtuellen Gemeinschaften zu einem Ersatz für Fleisch-und-Blut-Interaktionen geworden sind und Berührungsmissbrauch in Machtdynamiken stillschweigend von der Gesellschaft akzeptiert wird, transzendiert das Bedürfnis nach Einfühlsamer Berührung das Individuum. Die Einfühlsame Berührung hat die Macht, sowohl intrapersonal als auch gesellschaftlich Berührungswunden zu heilen.

Die Somatische IFS-Therapie feiert die Rückkehr der Praxis angemessener, ethischer Berührung aus ihrem Exil, wo sie sich im Schatten von Angst und Scham versteckt hielt. Berührung kann die schlummernden Hinweise auf unsere psychologischen und kulturellen Lasten erwecken, sie für Heilung verfügbar machen und unser Geburtsrecht auf sinnliche Lebendigkeit als ein Volk wiederherstellen. Wenn wir vom verkörperten Selbst aus »Kontakt aufnehmen und jemand berühren«, zielen wir genau in die Seele.

*

Rumi sagt: »Ich bin nicht das Haar, ich bin nicht die Haut, ich bin die Seele, die im Inneren lebt.«

Fallbeispiele, die die Anwendung der fünf Praktiken zeigen

Die folgenden drei Sitzungen illustrieren in aller Kürze die Anwendung der Somatischen IFS-Therapie bei unterschiedlichen Krankheitsbildern. Dabei verdeutlichen sie, wie die fünf Praktiken in das IFS-Modell integriert worden sind.

Die Somatischen IFS-Praktiken enthüllen sexuellen Missbrauch

Diane ist von einem unwillkürlichen Zucken in ihrem Beckenboden beunruhigt. Sie denkt, dass das Zucken mit einer Neuropathie von ihrer Chemotherapie zusammenhängen könnte. Sie wendet sich nach innen, um sich auf Empfindungen in ihrem Beckenboden zu konzentrieren, und entdeckt stattdessen eine unruhige Empfindung in ihren Beinen (Körpergewahrsein). Während sie bei der Empfindung bleibt, beginnen ihre Beine, sich auf ruckartige Weise zu bewegen (Achtsame Bewegung). Statt sich auf die unwillkürlichen Bewegungen zu fokussieren, beginne auch ich, in den Beckenboden zu atmen, um den Abbau der Anspannung zu unterstützen (Bewusste Atmung und Radikale Resonanz).

Während sie atmet, beginnt Diane, sich zu schütteln. Ich schließe mich ihr in den Bewegungen an (Achtsame Bewegung). Sie genießt den willkürlichen Aspekt der Bewegung: die Kontrolle über die Bewegung zu haben, statt von ihr kontrolliert zu werden. Als sie beim Schütteln bleibt, deckt sie eine Erinnerung auf, im Alter von vier Jahren von ihrem Arzt auf sexuelle Art berührt worden zu sein. Ihr damaliger Schock und ihre Verwirrung veranlassten sie, diese Empfindungen in ihrem Beckenboden hinter Schloss und Riegel zu bringen. Sie erkennt, dass das Zucken das kleine Mädchen gewesen ist, das im Versuch, ihre Aufmerksamkeit zu bekommen, durch das Schloss gebrochen war.

Wir stehen beide auf, und Diane ist sich ihrer Füße, Beine, Hüften und ihres Beckenbodens gewahr, während sie sich im Raum umherbewegt (Achtsame Bewegung). Ihre Beine fühlen sich kitzlig und lebendig an. Sie haben mehr Energie (Körpergewahrsein). Sie genießt die Empfindungen in ihrem Beckenboden, während sie ihr Becken frei bewegt. Ich bewege mich mit ihr, und wir teilen uns mit, was wir in unserem Körper wahrnehmen (Radikale Resonanz). Diane fühlt eine Energielinie von ihrem Beckenboden aufwärts zu ihrem Herzen fließen. Sie folgt dieser Linie mit ihrer Hand und lacht vor Freude (Einfühlsame Bewegung).

Die Somatischen IFS-Praktiken lösen ein Unfalltrauma auf

Als junge Frau hatte Elena einen schweren Unfall, der sie mit chronischen, belastenden Kopfschmerzen zurückließ. Es fühlt sich für sie an, als würde ein Hammer ständig gegen die rechte Seite ihres Kopfes hämmern (Körpergewahrsein). Obwohl sie den Schmerz mit Medikamenten einigermaßen eindämmt und versucht, mit ihrem Leben so gut es geht weiterzumachen, fühlt sie sich in ihrem Körper erstarrt. Sie ist neugierig darauf, herauszufinden, ob die Somatische IFS-Therapie ihr helfen kann, das wiederherzustellen, was der Unfall ihr genommen hat: die Freude und den Genuss, ihren Körper zu bewegen. Ich nehme wahr, dass ihre rechte Schulter und ihr Hals angespannt und eine Steifheit und Zögerlichkeit in allen ihren Bewegungen ist (Achtsame Bewegung).

Es besteht eine Dringlichkeit in Elenas Wunsch, sich vom Schmerz zu befreien, und ich spüre, wie sich mein Körper vor Anstrengung anspannt. Ich lasse sie los und fokussiere mich auf mein Herz. Mein Mitgefühl fließt zu ihr, während ich an das denke, was sie verloren hat (Radikale Resonanz).

Wir suchen erneut ihre Erinnerung an den Unfall auf, wobei wir jeden Moment ausreichend langsam betrachten, sodass Elena Achtsames Gewahrsein in jede aufsteigende Körperempfindung bringen kann, während sie sich Details des Unfalls ins Gedächtnis ruft. Bei jedem Detail, an das sie sich erinnert, halten wir inne, um die Empfindungen in ihrem Körper wahrzunehmen (Körpergewahrsein). Allmählich beginnt Elenas Körper aufzutauen. Eine kleine Bewegung beginnt in ihrer Wirbelsäule, die zunehmend ihre Schultern, ihren Hals und die Arme umfasst. Diese ersten subtilen Bewegungen gehen erst in Zittern über, dann ins Schütteln. Tränen beginnen, ihr Gesicht herunterzulaufen. Das Schütteln klingt schließlich ab. Sie gähnt und atmet tiefer. Sie bewegt ihren Kopf und Hals und blickt mit einem Lächeln auf dem Gesicht im Raum umher (Achtsame Bewegung).

Ich bemerke, dass ihre Beine von all dieser wundervollen Bewegung und Befreiung ausgeschlossen sind. Ich lade sie dazu ein, sich auf ihren Unterkörper einzustimmen, um herauszufinden, ob er sich auch bewegen möchte. Elena macht einige zaghafte Versuche, ihre Beine geringfügig auszustrecken und anzuwinkeln, aber die Bewegung stoppt (Achtsame Bewegung).

Als sie Gewahrsein in das Anhalten der Bewegung bringt, entdeckt sie einen jungen, verängstigten Teil, der sich ein wenig von ihrer rechten Körperseite entfernt aufhält. Dieses junge Mädchen erzählt ihr, dass ihr Vater Schwäche gehasst habe. Dieser Teil befürchtet, dass die Schwäche aufgrund des Unfalls seinen Hass hervorrufen würde.

Elena streckt ihre Arme in Richtung des Mädchens aus und zieht es in ihr Herz hinein (Einfühlsame Bewegung). Sie lässt es wissen, dass es ungefährlich ist, sich zu bewegen, und niemand es schwach nennen wird. Elenas Beine fangen an, zu zittern und zu beben. Als sie sich entspannen, streckt sie ihre Beine aus und steht auf (Achtsame Bewegung).

Ihr ganzer Körper ist entspannt. Sie sagt mir, dass der Druck in ihrem Kopf nachgelassen habe (Körpergewahrsein). Ich erkenne, dass sich ihr Hals und ihre Schulter auf der rechten Seite freier bewegen (Achtsame Bewegung). Das Bezeugen der ganzen Bewegungsgeschichte des Unfalls stellte den Energiefluss in ihrem Körper wieder her. Er wird den natürlichen Heilungsprozess ermöglichen, der bisher von der Angst ihres Teils vor ihrem Vater behindert worden war.

In Elenas Fall hätte es keine Befreiung bewirkt, Achtsames Gewahrsein zum Pochen in ihrem Kopf zu bringen. Sich auf den Schmerz zu fokussieren hätte ein Spektrum an Teilen freigesetzt, die mit der Empfindung in Beziehung stehen. Achtsames Gewahrsein in jede Empfindung zu bringen, die in jedem einzelnen Moment der Erinnerung an den Unfall hochstieg, ermöglichte stattdessen dem blockierten Trauma, sich durch die Bewegungen des Zitterns, Bebens, Gähnens und Atmens zu lösen. Das Gewahrsein der blockierten Bewegung in ihrem Unterkörper offenbarte den Teil, der die natürlichen Heilreaktionen ihres Körpers blockiert hatte. Den Teil imaginär zu berühren löste die Blockade, und die natürliche Traumareaktion des Zitterns konnte ins Fließen kommen.

Die Somatischen IFS-Praktiken unterstützen eine Bewegungsgeschichte multipler Traumata

Sophie hatte kürzlich eine Begegnung mit einem Mann, dessen Verhalten sie bedrohlich fand. Als sie in unserer Sitzung von dem Ereignis erzählt, beschleunigt sich ihr Atem, ihr Körper spannt sich an und ihr Teint wird blasser (Körpergewahrsein). Ich frage sie, ob sie bereit sei, zeitweilig die Geschichte zu verlassen, um den in ihrem Körper erscheinenden Teilen Aufmerksamkeit zu schenken. Sie nimmt wahr, dass ihre Arme und Beine sich nicht mit ihrem Rumpf verbunden fühlen (Körpergewahrsein). Auf meinen Vorschlag hin steht sie auf und macht ein paar Schritte im Raum. Sie schwingt ihre Arme und dreht ihren Rumpf von einer Seite zur anderen (Achtsame Bewegung). Sie sagt, dass diese Bewegung ihren Armen und Beinen helfe, sich verbundener anzufühlen. Während sie das tut, entdecke ich, dass ich gähnen und mich auch bewegen möchte (Radikale Resonanz).

Sophie setzt sich und bleibt mit dem Fokus auf ihrem Körper. Sie nimmt ein Ziehen im Bereich ihres Solarplexus wahr. Als sie beim Ziehen bleibt, bricht sie auf dem Sofa zusammen. Dann schießt sie senkrecht hoch, als ob sie dem Kollabieren widerstehen wollte (Achtsame Bewegung). Wir reden über diese entgegengesetzten Bewegungen, die vielleicht zwei polare, in ihrem Körper agierende Teile anzeigen. Sie gibt dem Kollabieren immer mehr Raum, bis sie sich zu einer Kugel zusammenrollt (Achtsame Bewegung). In dieser zusammengerollten Haltung verharrend, findet sie einen Teil, der ihr die Schuld an dem sexuellen Missbrauch in der Kindheit gibt. Der Teil möchte einfach nie wieder aufstehen. Sie hält ihren Bauch und stellt sich vor, das kleine Mädchen zu halten (Einfühlsame Berührung). Irgendwann erscheint der Impuls natürlicher, in einer aufrechten Position zu sein, und sie richtet sich auf. Dann oszilliert Sophie auf meinen Vorschlag hin zwischen weniger extremen Versionen dieser zwei Bewegungen, vom Rhythmus ihres Atmens geführt (Achtsame Bewegung und Bewusste Atmung). Beim Einatmen streckt sich die Vorderseite ihres Körpers. Beim Ausatmen beugt er sich. Ich schließe mich ihr in den Bewegungen an. Wir machen das mehrere Runden des Ein- und Ausatmens lang. Während sie gebeugt ist, sagt sie ihrem kleinen Mädchen, dass es nicht seine Schuld sei und es ihr leidtue, dass niemand es vor der Misshandlung gerettet habe. Während sich ihr Vorderkörper streckt, spürt sie einen Teil, der ihr dabei zu helfen versucht, sowohl den sexuellen Missbrauch als auch die körperliche Misshandlung durch ihren Vater zu überleben. Sie fühlt die Steifheit und Stauchung ihrer Wirbelsäule (Körpergewahrsein). Sie sagt diesem Teil, dass es ihr nun gut gehe und er sich entspannen könne. Sophie erzählt die Geschichte ihrer Begegnung mit dem bedrohlichen Mann in einer weitaus entspannteren Weise zu Ende. Es ist für ihre Teile offensichtlich, dass Sophie im verkörperten Selbst ist. Sophies Teil, der sie in die Senkrechte aufschreckte und ihre Wirbelsäule steif hielt, braucht mehr Aufmerksamkeit (Achtsame Bewegung). Obwohl sie nicht länger den Drang zu kollabieren verspürt, spürt sie einen Mangel an Unterstützung in ihrer Wirbelsäule und ihrem Hals (Körpergewahrsein). Sie lehnt sich an das Sofa und fragt mich dann, ob ich bereit sei, Rücken an Rücken mit ihr zu sitzen, sodass sie spüren kann, wie mein Körper sie unterstützt (Einfühlsame Berührung).

Während wir das tun, synchronisiere ich meinen Atem mit ihrem. Ich kann spüren, dass ihre Atmung tiefer und langsamer wird und sich ihr Rücken entspannt (Einfühlsame Berührung, Körpergewahrsein, Bewusste Atmung, Radikale Resonanz). Als Sophie sich langsam zurückzieht und mich wieder ansieht, sind ihre Augen entspannt und ein Lächeln ist auf ihrem Gesicht, während sie mir sagt, dass dies genau das gewesen sei, was sie gebraucht habe (Körpergewahrsein). Sie sagt, sie sei froh darüber, dass dieser Mann sie bedroht habe, da es ihr die Möglichkeit gegeben habe, mit vergangenem Trauma in Verbindung stehende Teile zu finden, die in ihrem Körper wirkten und an die schwer heranzukommen gewesen sei.

Das verkörperte innere System als Weg zum Einssein

IFS kann als transpersonales oder psychospirituelles Modell betrachtet werden. Sie wurde von vielen der großen intellektuellen, philosophischen und religiösen Systeme beeinflusst, die sich alle um dieselbe Zeit, zwischen dem 5. und 3. Jahrhundert v. Chr., entwickelten. Die Lehren, die in unterschiedlichen eurasischen Gesellschaften entstanden – von Sokrates, Buddha, Konfuzius, Lao Tse und den hebräischen Propheten –, machten unsere Kultur selbstreflektiver. Jesus sagte »Das Reich Gottes ist in euch«, Buddha lehrte »Blicke nach innen, du bist der Buddha«. In den Upanischaden heißt es: »Das Selbst ist überall, aus allen Wesen hervorscheinend, weiter als die Weite, subtiler als das Subtilste, unerreichbar und doch näher als der Atem, als ein Herzschlag.« 2500 Jahre später informiert und führt uns ihre Weisheit immer noch und ist ein Prüfstein für unsere Heilpraktiken, einschließlich IFS. Wie Schwartz schreibt: »Wenn sich unsere Teile vom Sitz des Bewusstseins (das Selbst) trennen, entdecken wir, was spirituelle Traditionen seit Tausenden von Jahren wissen und lehren: dass wir alle Ressourcen haben, die wir brauchen, um diese verletzliche innere Bevölkerung mit ihrem großartigen Potenzial zu unterstützen und zu schützen.«[82]

Obwohl es offensichtlich erscheinen könnte, dass der Blick nach innen den Körper, seine Energien und Sinneskapazitäten miteinschließt – und deshalb eine spirituelle Erfahrung eine verkörperte ist –, haben viele Philosophien und religiöse Lehren im Lauf der letzten Jahrhunderte den Körper als Hindernis für die höchste spirituelle Verwirklichung erachtet.[83] Der Körper wurde als Hemmnis für spirituelles Gedeihen betrachtet – als Quelle der Fesselung, Sündhaftigkeit und Entweihung, die vom Karma befleckt ist. Sexuelles und sinnliches Vergnügen wurden dämonisiert. Die Belohnung für ein tugendhaftes Leben ist, die abscheuliche Quelle des Leidens abzustreifen und schließlich in der Glückseligkeit eines körperlosen Nachlebens zu ruhen. Diese Sichtweise hat zu Unterdrückung, Askese und dem Konzept geführt, den Körper zugunsten des »höheren« Ziels eines spirituellen Bewusstseins zu verbannen oder zu sublimieren.

Statt ein Hindernis für spirituelle Verwirklichung zu sein, ist der Körper ein Weg. Wie das Konzept der Selbstenergie im Falle von IFS die spirituelle Dimension einführt, gilt dies umso mehr für das Somatische IFS. Körper und Geist zu integrieren bereitet den Boden für die finale Trias der Integration von Geist, Körper und Seele. Wenn Geist und Körper nicht länger durch eine unechte Dichotomie getrennt sind, können wir die größere Realität erfahren, von der spirituelle Meister sprechen. Die Dualität zu transzendieren hat einen synergistischen Effekt. Ähnlich wie sich bei der Vereinigung von Backnatron und Essig diese sich auflösen und eine neue Substanz formen, die in die Luft entlassen wird – nämlich CO_2 und H_2O –, vereinigen sich die Systeme des Körpers und des Geists, um ein *Körpergeist* zu werden, und die Seele wird in lebhaften Energien freigesetzt.

Indem sie die dualistische Trennung von Geist und Körper wie auch die trialistische Trennung von Geist, Körper und Seele transzendiert, bringt Somatisches IFS all diese menschlichen Dimensionen in eine größere Übereinstimmung. Den Körper als ein Subjekt zu betrachten statt als ein Objekt und das Selbst als einen verkörperten Zustand zu sehen transportiert uns in eine verkörperte Spiritualität, die den Körper und seine Energien als wesentlich für eine dauerhafte spirituelle Transformation betrachtet. Sich in materieller Form zu inkarnieren ist der Weg nach Hause zur Seele, statt ein Hindernis für die Wiederverbindung mit der geistigen Welt zu sein.

Verkörpert zu werden ist eine Lebensreise, die in einem verkörperten Zustand beginnt, dann ein wenig von ihm einbüßt und ihn hoffentlich im Lauf der Zeit wiederherstellt, um unserem Körper zu ermöglichen, in Würde zu altern, zu versagen, auseinanderzufallen und zu verfallen.

Unser Körper ist der wandelbarste und vielgestaltigste Aspekt unseres Seins. Unser Körper ist, während er sich durch Säuglingsalter, Kindheit, Pubertät, Erwachsenensein, mittleres Alter und Greisenalter verändert, ein Zeugnis für die wandelnde Natur des Universums. Verkörperung ist nicht der Endpunkt unserer Existenz. Sie ist der Beginn, um zu spirituеller Weisheit zu erwachen.

Wir schauen nach innen und wenn einmal unsere belasteten Teile beiseitetreten, finden wir die Göttlichkeit in uns. Es stellt sich heraus, dass die Göttlichkeit, die wir im IFS das Selbst nennen, eine mächtige, heilende Präsenz ist. Jede Praxis des Somatischen IFS dient dazu, unser Erbe zu unterstützen und wiederherzustellen, vollständig verkörpert sowie unser authentisches, wesentliches Selbst zu sein. Wir atmen mit jedem Atemzug Stückchen voneinander ein. Unsere Hände berühren sich, und unsere Moleküle vermengen sich. Wir erkennen, dass uns körperlich und geistig viel mehr eint als trennt. Wir bestehen alle aus Erde, Luft, Feuer und Wasser, und wir sind alle von diesen Elementen abhängig. Wir spüren das Netz der Verbindung, das uns selbst und jedes Lebewesen einschließt.

Wenn wir versuchen, über Seelen- oder Selbstenergie zu sprechen, ist dies so fassbar wie Blasen, die in dem Augenblick zerplatzen, indem wir sie berühren. In Seminaren wollen Teilnehmerinnen regelmäßig über das Selbst sprechen – was es ist und was nicht. Ich finde, je länger wir über das Selbst sprechen, umso weniger sind wir in ihm. Wenn wir beginnen, darüber zu diskutieren, führe ich die Gruppe sehr bald in eine erfahrungsorientierte Übung. Es muss erfahren werden, um begriffen werden zu können. Wir stimmen uns auf uns ein, um verschiedene Teile unseres Körpers – von oben nach unten, von vorn nach hinten und von der Oberfläche in die Tiefe – wahrzunehmen. Wir nehmen unsere Haut, Muskeln, Flüssigkeiten, Knochen und Organe wahr. Wir nehmen die Rhythmen unserer Lebendigkeit wahr. Wir nehmen unsere Atmung, unsere Bewegungen wahr. Unser Beobachten und Bezeugen vertiefen sich, bis wir von der Erfahrung, einen Körper zu haben, dazu übergehen, unser Körper zu sein. Hierdurch betreten wir den Bereich der Seele. Während wir noch tiefer in die Erfahrung des verkörperten Selbst gehen, verlieren wir paradoxerweise ein wenig das Gefühl, einen festen Körper mit festen Grenzen zwischen Innen und Außen zu haben. Selbstenergie, synonym mit Geist oder Seele, ist unbeschreiblich. Sie kann ihren anthropomorphen Zustand verlieren.

In der folgenden Sitzung erfährt der Klient seine Selbstenergie zunächst als wirbelnde Energie, dann wird er eins mit der natürlichen Welt des Meeres, des Sands und der Sonne. Dieser Klient lebte viele Jahre als buddhistischer Mönch und erfährt Teile und das Selbst auf völlig andere Weise als die meisten meiner im Westen lebenden Klientinnen. Der Klient bat darum, »Windfarer« – also Windreisender – genannt zu werden, und lebt in einem asiatischen Land. Er erfuhr von IFS und war so von dem Modell fasziniert, dass er darin einen Kurs belegte, um selbst Therapeut zu werden. Er wollte IFS anwenden, um anderen bei der Heilung zu helfen. Er wollte das IFS-Modell aus erster Hand erfahren und spürte aufgrund meiner somatischen Perspektive und meines buddhistischen Hintergrunds den Drang, mit mir zu arbeiten. Wir begannen, online miteinander zu arbeiten. Er nahm unsere Sitzungen auf und transkribierte sie, aus diesem Grund ist mein Bericht an manchen Stellen wortwörtlich und an anderen eine Zusammenfassung unserer Gespräche.

> Windfarer fühlte sein Selbst als wirbelnde Energie. Als er bei dieser Empfindung blieb, stieg ein Teil von ihm auf, der in seiner Klasse getriggert worden war, wenn er das Gefühl hatte, eine schlechte Leistung erbracht zu haben. Dieser Teil suchte nach Liebe, Akzeptanz und Sicherheit. Er hatte all das bei seiner Mutter gefunden, indem er bei ihr ein »Miezekätzchen« war, und bei

seinen Spielkameraden, indem er hier der »König« war. Dieser Teil, der eine hervorragende Leistung anstrebte, hatte paradoxerweise eingegriffen, als er eine Gruppe in einem Kurs leitete. Dieser Teil sagte: »Ich muss mich an etwas klammern. Ich muss mich verfestigen. Ich muss die Menschen auf meine Seite bringen. Ich sehe ein Bild meiner urteilenden Mutter, und ich fühle, dass ich wie eine Miezekatze sein muss. Dann würde ich mich sicher fühlen.«

Als dieser Teil erschien, fühlte Windfarer ein Gefühl der Festigkeit in seinem Körper, eine Verdichtung und Zusammenziehen seiner Energien, die ihm sagte, dass er dabei war, seine Verbindung zur Selbstenergie zu verlieren. Er führte eine Weile die Ozeanatmung aus, um zu mehr Selbstenergie zurückzukehren. Er war fähig, Selbstenergie zu diesem Teil zu bringen. Als Erstes erschien sein Selbst als die wirbelnde Energie und später als die Sonne, der Sand und der Klang der Meereswellen.

In dieser Sitzung sah oder spürte Windfarer seine Selbstenergie nicht als seinen tatsächlichen Körper, sondern vielmehr als Energie, Klang und Natur. Er verglich seine Erfahrung der Selbstenergie mit dem, was im Buddhismus als »Nicht-Selbst« bezeichnet wird oder als die Art der Leere, die als erleuchtete Momente beschrieben wird. Dennoch konnte er mit dem Teil sprechen. Ich bat Windfarer, den Teil zu fragen, warum er sich so gebunden fühlte, gut zu sein. Der Teil zeigte ihm, wie er sich festhielt, zupackte und zugriff. Er vertraute ihm an, dass er Angst davor habe, nicht mehr akzeptiert zu werden, wenn er losließe.

Windfarer (zu seinem Teil sprechend): Ich verstehe deine aufrichtige Absicht. Ich akzeptiere von ganzem Herzen, wer du bist. Du hast immer einen Platz in meinem Herzen. Ich verneige mich vor dir. Ich danke dir, mir andere in der Welt zu zeigen, die wie du sind. Du erlaubst meinem Herzen, mehr Mitgefühl zu haben, klarer zu erkennen, bis wohin sich mein Mitgefühl erstrecken kann. Du bedeutest meinem Herzen so viel, und ich verbeuge mich vor dir.

Als Windfarer in das Gesicht des Jungen blickte, verwandelte es sich kurz in das eines alten Mannes, dann eines Erwachsenen und schließlich zurück in einen Jungen.

Windfarer (zu mir): Dieser Teil hat tausend Gesichter. Ich vorbeuge mich vor ihm. Ich fühle mein Prana tiefer und tiefer in meinen Körper sinken. Er nimmt meine friedvolle Energie auf. Schweiß tritt mir aus den Händen und Füßen. Ich würde ihn gern näher kennenlernen.

Windfarers Teil: Ich kann jeder sein. Ich kann überall sein. Denn jeder ist ich, und ich bin jeder. Ich danke dem Meer, der Sonne und dem Sand, mir gezeigt zu haben, dass ich ein Teil von allen Dingen bin und alle Dinge ein Teil von mir sind.

Windfarer: Dann fühlst du dich also nicht länger verloren und verwirrt. Du sehnst dich nicht länger nach der Liebe von unserer Mutter?

Teil: Wenn ich meine wahre Natur als Teil von jedem entdecke, wer ist es dann, der einsam ist?

Windfarer: Dann fühlst du also wirklich, dass es dich nicht länger belastet, nicht wahr? Wenn du keine Mutter hättest, die dir Wärme gibt, würdest du dich nicht einsam fühlen, oder wenn du in einer Gruppe bist ohne Freunde, die dich als großartigen Therapeuten ansehen, der all diese tollen Taten vollbracht hat – selbst dann, wenn du dies nicht hast, fühlst du dich immer noch befreit und sicher?

Teil: In diesem Moment bin ich es.

Windfarer: Kannst du spüren, dass ich bei dir bin? Kannst du fühlen, dass wir bei dir sind?

Windfarer stellte seinem Teil diese Fragen, weil er sichergehen wollte, dass dieser Teil einfach von seiner Präsenz entlastet worden war, ohne die Schritte des Bezeugens, Wiederfindens und Entlastens. Er beschwor die ursprüngliche Situation herauf, die den Teil getriggert hatte – vor seiner Gruppe zu performen –, und dieser Teil fuhr fort, sich in Akzeptanz und Mitgefühl gehalten zu fühlen. Windfarer erzählte mir, dass er sich wie in einem »Wow«-Moment fühle. Nach einer langen, tiefen Stille begann Windfarer mit mir über seine Erfahrung mit Selbstenergie zu sprechen und wie sie sich seinem Verständnis nach von der Art unterschied, wie die meisten westlichen Menschen ihre

Erfahrung beschreiben. Er fragte sich, ob es eine kulturelle Tendenz gibt, die das Selbst als fest ansah. Seine Erfahrung vom Selbst besteht darin, dass die wirbelnde Energie »größer als Stabilität« ist. Für Windfarer ist Selbstenergie zugleich alles und nichts. Windfarer vertraute mir dann eine Erfahrung an, die er zehn Jahre zuvor hatte; es war die Erkenntnis des Einsseins. Diese hatte ihn auf den spirituellen Weg des Buddhismus geführt und später auf die Erforschung der transpersonalen Psychologie. Er erzählte mir, dass, obwohl sein Meditationshintergrund und all die buddhistischen Lehren »auf eine Art aufblitzten«, sie während der Sitzung nicht zu einem intellektuellen Bypass würden. Obgleich er verstehen konnte, wie IFS funktioniert, fragte er sich, ob wir nicht zu sehr am Gedanken von Teilen festhielten, statt an der größeren Realität, dass es keinen Körper, keinen Geist, keine Teile und kein Selbst gibt. Er überlegte weiter, ob die Wurzellast die Vorstellung ist, dass wir voneinander getrennt sind, eine Idee, über die auch ich viel nachgedacht habe. Er erklärte mir seine Erfahrung mit dem Somatischen IFS:

Windfarer: Wenn ich ins Selbst komme, habe ich so viel Respekt vor dem Teil, und das transformiert den Teil sofort. Mein Gefühl der Akzeptanz besteht nicht nur darin, dem Teil gegenüber Güte und Akzeptanz zu fühlen, in Hinsicht darauf, dass er getrennt ist. Sondern ich akzeptiere den Teil total auf der Ebene, wo ich erkenne, dass er nicht anders als ich ist, und ich bin der Teil – du bist ich und ich bin du. Mit dieser Art der Akzeptanz adressieren wir die Wurzellast, dass wir getrennt sind. Wir sondern den Teil vom Selbst ab. Wir trennen uns vom Teil. Wir differenzieren, aber dann löst sich diese Differenzierung auf. Es gibt Bewerten, es gibt Akzeptanz, es ist alles einfach so, wie es Wolken und die Sonne, den Sand, die Bäume, die Wüste, mich und Mutter gibt … Wenn du zu den Wurzellasten gelangst, werden sie zu allen Dingen und zu allem.

Kein Körper, kein Geist, kein Selbst, keine Teile?

Bei diesem Klienten habe ich wie bei vielen anderen gesehen, dass die Befreiung des inneren Körpergeistsystems ein Weg zur spirituellen Verwirklichung ist. Im verkörperten Selbst erhaschen sie einen Blick auf die Erkenntnis, dass wir jenseits unserer Ideen und Konzepte alle gleichermaßen beseelt sind. Verkörpertes Selbst als die Einheit von Geist, Körper und Seele ist ein transzendenter Zustand. Wenn sie wahrhaft verkörpert ist, transzendiert Selbstenergie paradoxerweise unsere individuellen Körper. Sie reicht über die Grenzen unserer Haut hinaus, über die Filter unserer Wahrnehmungs- und Sinneskapazitäten.

Das verkörperte Selbst ist ein Hologramm des kosmischen Selbstfelds. Diese kohärente Intelligenz, die unter oder jenseits unserer offensichtlichen materiellen Welt liegt, existiert in jedem von uns wie auch außerhalb von uns. Sie unterstützt und informiert jede Ebene des Systems, und jede Ebene des Systems steuert ihr bei. In der Erde geerdet, mit den unendlichen Energien von oben verbunden, mit dem Feld der Selbstenergie um uns herum kommunizierend, atmen wir sie ein und atmen zurück in sie aus. Wir bewegen uns durch dieses Feld, und es bewegt sich durch uns.

Von diesem Feld unterstützt und informiert, wenden wir uns nach innen und finden unsere Teile, jedes ein Hologramm dieses Universums. Wir sondern uns vom Teil ab, um ihm zu helfen, während wir erkennen, dass er nicht von uns oder irgendetwas getrennt ist. Wir sondern uns von anderen ab, während wir ein Gefühl unserer Vernetzung aufrechterhalten. Wir erkennen in ihnen ihr verkörpertes Selbst wie auch ihre Teile beinahe wie unsere eigenen.

Es scheint so, dass, wenn wir Geist und Körper zusammenbringen, dies uns nicht nur für den spirituellen Bereich öffnet, sondern tatsächlich bewirkt, dass wir Folgendes zu verstehen beginnen: Alle Mitglieder eines Systems, vom subatomaren Bereich über den interpersonalen zum kosmischen, sind wechselseitig abhängig, miteinander verbunden und untrennbar. Möglicherweise dienen all die Unterscheidungen und Definitionen, die Kategorisierungen und Beschreibungen der Verwirklichung dieses größeren Verständnisses der Natur der Realität. So wie jeder von uns eine eigene Identität für sich beansprucht und so wie wir unterschiedliche Mitglieder unseres inneren Systems identifizieren, können wir diese getrennten Identitäten vielleicht als nützliche und notwendige Konstrukte betrachten, während wir unser Leben im größeren Gewahrsein führen, dass wir unter der Illusion unserer Getrenntheit operieren. Vielleicht kann diese »Wurzellast«, auf die sich Windfarer bezog und die von Pagels, Bohm, Einstein und vielen anderen untersucht, studiert und beschrieben wurde, in der Konzeption des größeren Selbstfelds gehalten werden.

Die Praktiken des Somatischen IFS führen uns zu der Erkenntnis, dass wir ein physischer Körper, aber auch ein Bewusstsein sind, das in einem holografischen Energie- und Informationsfeld residiert. Die Qualitäten des verkörperten Selbst sind Fäden, die in das Beziehungsnetz und jede Ebene unseres Körpergeistsystems eingewebt sind. Energie und Information fließen in endlosen Wellen, kontinuierlich in allen scheinbar getrennten Ebenen der Existenz. Wir können einen Blick auf die Realität unserer Untrennbarkeit jenseits unserer Sinneserfahrung erhaschen. Obwohl wir als getrennte Individuen funktionieren und mit anderen und unserem inneren System in Beziehung treten, als ob wir getrennte, eigenständige Komponenten hätten, können auch wir, wie das Genfer Experiment gezeigt hat, dass die subatomaren Teilchen nicht getrennt sind, eben diese Realität ausleben. Unsere Konzepte von Therapeutin und Klientin, Selbst und anderen können leicht in einem größeren Gewahrsein gehalten werden. Wir können uns jenseits von Begriffen wie interpersonaler, intrapersonaler und transpersonaler Heilung bewegen, während wir mit anderen menschlichen Wesen, allen lebenden Wesen, dem Planeten und sogar dem Universum harmonische Beziehungen ausleben.

Das verkörperte Selbst entzieht sich häufig einer Definition. Meiner Erfahrung als IFS-Lehrerin nach gilt: Je mehr wir versuchen zu definieren, was genau Selbstenergie ist, umso weniger scheinen wir sie zu verstehen oder sie zu erfahren. Obwohl Selbstenergie nicht endgültig im Körper lokalisiert werden kann, wird sie, wenn sie im Körper erfahren und verankert wird, zu einer gekannten und gelebten Erfahrung. Die Qualitäten, die den Zustand der Selbstenergie beschreiben, sind: Klarheit, Neugier, Mut, Mitgefühl, Zuversicht, Kreativität, Ruhe und Verbundenheit. Es handelt sich dabei um inhärente, verkörperte Zustände. Die folgende Übung bietet eine Alternative dazu, mit Worten diesen schwer fassbaren Zustand zu beschreiben, der das Ziel des Somatischen IFS ist – die Qualitäten im Körper zu erfahren. Wir entdecken auch, wenn wir ihn einmal erfahren, dass dieser Zustand vorübergehend ist. Obwohl er immer da ist, verdecken Teile ihn – leider häufig, wenn unser System und jene um uns herum ihn am meisten brauchen. Die letzte Übung bietet bestimmte Aktionen an, die mit jeder der fünf Praktiken verbunden sind, um uns und unsere Klientinnen dabei zu unterstützen, schnell den Zustand der verkörperten Selbstenergie wiederherzustellen.

ÜBUNGEN

Die Qualitäten der Selbstenergie verkörpern

ZIEL: die Qualitäten der Selbstenergie im Körper erfahren. Blockaden der verkörperten Selbstenergie finden und auflösen.

Anleitung

Diese Übung kann allein (bis zu Schritt sieben) oder in der Gruppe gemacht werden.

1. Wählen Sie in beliebiger Haltung eine der genannten Qualitäten der Selbstenergie, um sie in Ihrem Körper zu erforschen. Wo in Ihrem Körper befindet sie sich? Wie erscheint sie? Gibt es bestimmte Empfindungen? Was geschieht mit den Empfindungen, wenn Sie bei diesen bleiben?
2. Was passiert, wenn Sie Ihren Atem in die Körperstelle bringen, wo sich die Qualität zeigt?
3. Was geschieht, wenn Sie der Qualität ermöglichen, sich zu bewegen? Welche Körperteile von Ihnen möchten sich bewegen? Können Sie sich mit der Qualität durch den Raum bewegen?
4. Was geschieht, wenn Sie Berührung an diese Körperstelle bringen?
5. Kann diese Qualität noch stärker gefühlt oder ausgedrückt werden? Was braucht sie, damit sie das tun kann?
6. Gibt es irgendwelche Grenzen oder Blockaden, die dem Ausdruck oder der Ausdehnung dieser Qualität entgegenstehen? Vielleicht zeigen sich die Grenzen zunächst als ein Gefühl oder ein Gedanke. Nimmt Ihr Körper daran teil, diese Qualität zu begrenzen? Was braucht dieser begrenzende Teil, um sich zu entspannen, um damit einverstanden zu sein, dass diese Qualität präsent ist und ausgedrückt wird?

7. Bleiben Sie in der Haltung, in der Sie gerade sind, und sprechen Sie laut die Qualität der Selbstenergie aus, die Sie erforscht haben. Achten Sie auf andere, die womöglich dieselbe Qualität erforscht haben.
8. Bilden Sie eine kleine Gruppe. Jedes Mitglied drückt nonverbal die Qualität aus, die er erforscht hat, während die anderen raten, um welche Qualität der Selbstenergie es sich handelt. Tauschen Sie dann verbal Ihre Erfahrungen miteinander aus.
9. Teilen Sie Ihre Erfahrungen mit der großen Gruppe.

Reflexion

1. Welche Qualität haben Sie gewählt und warum?
2. Auf welche Weise war jede der fünf Praktiken hilfreich, um die von Ihnen gewählte bestimmte Qualität der Selbstenergie zu erforschen?
3. Welche Praktiken können Ihnen vielleicht schnell dabei behilflich sein, sich von einem Teil zu trennen und sich mehr in die verkörperte Selbstenergie zu bewegen?

Rasch verkörperte Selbstenergie herstellen

ZIEL: üben, die Praktiken des Somatischen IFS anzuwenden, um schnell verkörperte Selbstenergie wiederherzustellen.

Anleitung

1. Führen Sie die folgenden, mit jeder der Praktiken verbundenen Übungen aus. Finden Sie heraus, wie schnell Sie sie ausführen können und dennoch von den Vorzügen profitieren. Machen Sie sie direkt vor einer Sitzung. Vielleicht möchten Sie auch Ihre Klientinnen dazu einladen, sie gemeinsam mit Ihnen auszuführen. Vielleicht entdecken Sie, dass eine oder mehrere Praktiken Sie verlässlich in der verkörperten Selbstenergie erden.

2. Körpergewahrsein: Scannen Sie rasch Ihren Körper, beginnend mit den Stellen, die den Boden oder Sitz berühren, und weiter zu Ihrem Kopf und Gesicht. Nehmen Sie dabei Ihre Haut, Muskeln, Knochen und Organe wahr. Falls es Körperstellen geben sollte, die schmerzen oder sich unangenehm anfühlen, bitten Sie sie, sich für den Moment zurückzuziehen, und versprechen Sie ihnen, dass Sie später zu ihnen zurückkehren werden. Lassen Sie sich vom Gewicht Ihrer Knochen helfen, sich auf die Verbindung mit der Erde einzulassen.
3. Bewusste Atmung: Nehmen Sie einige Atemzüge, wobei Sie die Geschwindigkeit, den Rhythmus und etwaige Einschränkungen in Ihrem Oberkörper wahrnehmen. Atmen Sie in die Einschränkungen und atmen Sie lang und vollständig aus. Atmen Sie die Geräumigkeit, die sich um Sie herum befindet, in jene Körperstellen, die sich angespannt anfühlen. Nehmen Sie noch einen Atemzug in Ihr Herz. Spüren Sie die vertikale Energielinie, die Ihnen all die Ressourcen aus dem unendlichen Feld der Selbstenergie unter und über Ihnen zur Verfügung stellt.
4. Radikale Resonanz: Dehnen Sie Ihr Gewahrsein zur Person, die Ihnen gegenübersitzt, aus. Nehmen Sie Empfindungen wahr, die Hindernisse für Ihr offenes Herz anzeigen. Bringen Sie Ihr Gewahrsein, Ihren Atem und Ihre Berührung zu diesen Blockaden, wobei Sie den Teilen, die Ihr Herz beschützen, Wertschätzung und Bestätigung entgegenbringen.
5. Achtsame Bewegung: Bewegen Sie sich geringfügig von einer Seite zu anderen, von vorn nach hinten und beugen und strecken Sie sich, um Ihre Verbindung mit dem Oben und Unten, Ihrem vollständigen, leichten Atem und Ihrem sich öffnenden Herzen zu erleichtern. Scannen Sie Ihren Körper auf unnötige Muskelanspannungen, insbesondere in Bereichen, von denen Sie wissen, dass hier Ihre Teile Anspannung halten. Können Sie eine kleine Bewegung machen, um die Anspannung zu lösen?

6. Einfühlsame Berührung: Ihre Hände können eine Körperstelle berühren, wo Sie durch diese Praktiken einen Teil ausgemacht haben. Kommunizieren Sie dabei Anerkennung und Bestätigung zu diesem Teil.

Reflexion

1. Haben diese Übungen Ihre verkörperte Selbstenergie gesteigert? Wie nehmen Sie das wahr?
2. Wie lange haben Sie dafür gebraucht, alle obigen Übungen auszuführen?
3. Falls Sie nur wenig Zeit haben, beispielsweise von oder während einer Sitzung, welche der Übungen würden Sie anwenden, um schnell verkörperte Selbstenergie wiederherzustellen?

Dank

Obwohl Schreiben für mich ein einsamer Akt ist, habe ich im Verlauf dieser Erfahrung die Präsenz unzähliger Menschen gespürt, die mich umgeben und unterstützen. Von ganzem Herzen geht mein Dank an Beth O'Neil, meine geliebte Gattin und Lebenspartnerin, die vier Jahrzehnte lang – metaphorisch wie auch häufig im wörtlichen Sinne – mit mir gereist ist. Dabei hat sie mich manchmal begleitet und mich beim Unterrichten auf der ganzen Welt unterstützt, manchmal blieb sie zu Hause, um sich um Kind, Zuhause und Haustiere zu kümmern. In der letzten Zeit ertrug sie es, dass ich mich diesem Buchprojekt widmete. Ihre Weisheit und Erfahrung haben die Entwicklung der Somatischen IFS-Therapie mehr beeinflusst, als sie es sich vorstellt.

Spezieller Dank geht an Dick Schwartz, meinen Freund und Mentor, dafür, an mich zu glauben. Sein unermüdlicher Einsatz für IFS hat dazu geführt, dass sich das Modell über den ganzen Globus ausgebreitet hat, dass es als evidenzbasiertes Psychotherapie-Modell anerkannt wurde und IFS eine Bewegung geworden ist, die die Selbstenergie in die Welt bringt. Von unseren frühesten Anfängen an hat er meine Talente willkommen geheißen und mich ermutigt, die erfahrungsorientierten und somatischen Aspekte stärker in die IFS-Arbeit einzubeziehen.

Ich bin meinen zahlreichen Freund:innen und Lehrer:innen dankbar, von denen ich bei der Entwicklung der Praktiken des Somatischen IFS profitiert habe, darunter Vickie Dodd, David Lautenstein, Alan Davidson, Jon Eisman, Ron Kurtz, Morgan Holford, Amina Knowlan, Bobby Rhodes, Susan Aposhyan, Deb Dana, Lisa Clark und Cinda Rierson, die auf unseren regelmäßigen Spaziergängen entlang des Ufers des Lake Michigan niemals versäumte zu fragen, wie mein Buch sich entwickelt. Kay Gardner hat mit mir die Reise von der Hakomi- zur IFS-Lehrerin gemacht, mit Lachen und Weinen auf diesem Weg. Das Herz und die Hände des Körpertherapeuten Barry Krost haben mir geholfen, mich mit meinem Körpergeistsystem und verkörperten Selbst nach Verletzungen, Krankheit und Vernachlässigung neu zu verbinden. Selbst jetzt, während ich diese Dankeszeilen schreibe, erinnert mich meine Hündin daran, ihr für ihre Fähigkeit zu danken, zu spüren, wenn ich zu lange am Computer gesessen habe – und darauf zu bestehen, dass ich aufhöre, auf meiner Tastatur zu tippen, um mit ihr zu spielen.

Mir kam es nie in den Sinn, ein Buch über die Somatische IFS-Therapie zu schreiben, bis verschiedene Menschen in der IFS-Gemeinschaft mich leise und wiederholt anstießen und sogar drohten, es selbst zu schreiben, wenn ich es nicht täte. Ich möchte Lois Ehrmann, Jennifer Baldwin, Mariel Pastor, Mary Steege, Susan Mason und vielen weiteren Freund:innen, Kolleg:innen und früheren Schüler:innen danken, deren Ermutigung und Erfahrung hinsichtlich des Buchschreibens und -publizierens mich während des Prozesses aufrecht hielten. Ich bin North Atlantic Books sehr dankbar, dass sie mein Manuskript publizieren, und meiner Lektorin Gillian Hamel für ihre sanften und respektvollen Vorschläge, die dieses Buch und meine Schreibfertigkeit verbessert haben. Ich fühle mich geehrt, dass mein Buch neben den anderen Veröffentlichungen des Verlags seinen Platz findet, die mich im Lauf meiner Karriere so tiefgehend beeinflusst haben.

Die Kerngruppe meines Teams der Somatischen IFS-Therapie – Nancy Berkowitz, Fran Kolman, Lois Ehrmann – haben ihre Entstehung im Laufe der Jahre bezeugt und beeinflusst, wobei sie viele unserer Schüler:innen unterstützten, sich in höherem Maße in ihrer Selbstenergie zu verkörpern. Ich empfinde tiefe Dankbarkeit für sie wie auch für die Klient:innen und Seminar-, Ausbildungs- und Retreat-Teilnehmer:innen, die mutig ihre Erforschung ihrer Körpergeistsysteme mit uns geteilt haben. Ihre Heilreisen haben mich gelehrt und inspiriert – und ich hoffe, sie werden es gleichermaßen auch bei den Lesern tun.

Über die Autorin

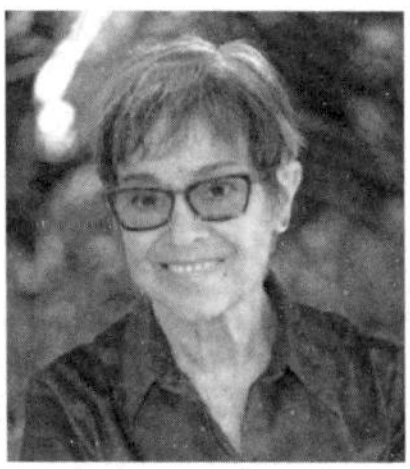

© J. Martin Harris

Susan McConnell ist Hakomi-Therapeutin sowie IFS-Therapeutin und -Ausbilderin. Sie hat maßgeblich zur Entwicklung der Systemischen Therapie mit der inneren Familie beigetragen, indem sie die Körperarbeit in die IFS-Therapie integrierte. Sie leitet weltweit Workshops, Ausbildungen und Trainings zu IFS und Somatischem IFS.

Anmerkungen

1 Ken Dychtwald: *Bodymind*, New York 1986: Tarcher Putnam.

2 Thomas Hanna: *Beweglich sein – ein Leben lang. Die heilsame Wirkung körperlicher Bewusstheit*, München 2016: Kösel.

3 Richard C. Schwartz, Martha Sweezy: *Systemische Therapie mit der inneren Familie.* Vollständig überarbeitete Neuausgabe, Stuttgart 2021: Klett-Cotta.

4 Richard C. Schwartz: *Systemische Therapie mit der inneren Familie,* München 1997: J. Pfeiffer.

5 Susan McConnell: *Embodying the Internal Family,* in: Internal Family Systems Therapy. New Dimensions, hrsg. von Martha Sweezy und Ellen L. Ziskind, New York 2013: Routledge, S. 90–106.

6 Schwartz, Sweezy: *Systemische Therapie mit der inneren Familie.* Vollständig überarbeitete Neuausgabe. Seite 107.

7 Schwartz, Sweezy: *Systemische Therapie mit der inneren Familie.* Vollständig überarbeitete Neuausgabe. Seite 109.

8 Linda Hartley: *Wisdom of the Body Moving,* Berkeley 1995: North Atlantic Books.

9 Susan Aposhyan: *Body-Mind Psychotherapy. Principles, Techniques, and Practical Applications,* New York 2004: Norton.

10 Daniel J. Siegel: *Gewahr sein. Was es heißt, präsent zu sein. Die Grundlagen einer wissenschaftlich fundierten Meditationspraxis,* Freiburg 2020: Arbor.

11 Stephen W. Porges: *»Neuroception: A Subconscious System for Detecting Threats and Safety«*, Zero to Three 24 (2004).

12 Deane Juhan: *Körperarbeit. Die Soma-Psyche-Verbindung,* München 1997: Knaur.

13 Bessel van der Kolk: *Verkörperter Schrecken. Traumaspuren in Gehirn, Geist und Körper und wie man sie heilen kann,* Lichtenau 2021: Probst. Seite 123.

14 Ebenda. Original: S. 123.

15 Antonio Damasio: *The Strange Order of Things,* New York 2018: Pantheon.

16 van der Kolk: *Verkörperter Schrecken.*

17 Lynne McTaggart: *Das Nullpunkt-Feld. Auf der Suche nach der kosmischen Ur-Energie,* München 2007: Goldmann.

18 Shunryu Suzuki: *Zen-Geist – Anfänger-Geist. Unterweisungen in Zen-Meditation,* Bielefeld 2016: Theseus.

19 Blandine Calais-Germain: *Anatomy of Breathing,* Seattle 2006: Eastland.

20 Deb Dana: *Die Polyvagal-Theorie in der Therapie. Den Rhythmus der Regulation nutzen,* Lichtenau 32021: Probst.

21 Aposhyan: *Body-Mind Psychotherapy*

22 Peter Wohlleben: *Das geheime Leben der Bäume. Was sie fühlen, wie sie kommunizieren,* München 2015: Ludwig.

23 Emilie Conrad. *Life on Land. The Story of Continuum,* Berkeley, CA 2007: North Atlantic Books.

24 Wilhelm Reich: *Charakteranalyse,* Köln 2010: Anaconda.

25 Carl Gustav Jung: *Gegenwart und Zukunft,* Zürich 1957: Rascher.

26 Stanley Keleman: *Your Body Speaks Its Mind,* Berkeley, CA 1981: Center.

27 Allan Schore: *Schaltstellen der Entwicklung. Eine Einführung in die Theorie der Affektregulation mit seinen zentralen Texten,* hrsg. von Eva Rass, Stuttgart 2012: Klett-Cotta.

28 Laurie Carr et al.: *»Neural Mechanisms of Empathy in Humans. A Relay from Neural Systems for Imitation to Limbic Areas«,* PNAS 100 (2003), S. 5497–5502, unter: https://doi.org/10.1073/pnas.0935845100 (abgerufen am 20. 12. 2021).

29 Rupert Sheldrake: *Das Gedächtnis der Natur. Das Geheimnis der Entstehung der Formen in der Natur, Frankfurt 32011: Fischer.*

30 Bonnie Bainbridge Cohen: *Sensing, Feeling, and Action. The Experiential Anatomy of Body-Mind Centering,* Northampton, MA 1993: Contact Editions.

31 Daniel J. Siegel: *Der achtsame Therapeut. Ein Leitfaden für die Praxis,* München 2012: Kösel.

32 Siegel: *Der achtsame Therapeut.*

33 Daniel J. Siegel: *Wie wir werden, die wir sind. Neurobiologie und die Entwicklung des Menschen in Beziehungen,* Paderborn 22006: Junfermann.

34 Jack Kornfield: *Das weise Herz. Die universellen Prinzipien buddhistischer Psychologie,* München 2008: Arkana.

35 Thomas Lewis, Fari Amini, Richard Lannon: *A General Theory of Love,* New York 2000: Random House.

36 Thomas Lewis et al.: *A General Theory of Love.*

37 Linda Hartley: *Wisdom of the Body Moving,* Berkeley 1995: North Atlantic Books.

38 Bainbridge Cohen: *Sensing, Feeling and Action.*

39 Bruce H. Lipton: *Intelligente Zellen. Wie Erfahrungen unsere Gene steuern*, Dorfen 2016: Koha.

40 Candace Pert: *Moleküle der Gefühle. Körper, Geist und Emotionen,* Hamburg 32001: Rowohlt.

41 Paul Pearsall: Heilung aus dem Herzen. *Die Körper-Seele-Verbindung und die Entdeckung der Lebensenergie*, München 1999: Goldmann.

42 James Doty: *Der Neurochirurg, der sein Herz vergessen hatte. Eine wahre Geschichte,* München 2017: Scorpio.

43 Joseph LeDoux: *Das Netz der Persönlichkeit. Wie unser Selbst entsteht,* Mannheim 2003: Patmos.

44 Allan Schore: *Right Brain Psychotherapy*, New York 2019: Norton.

45 Charles Darwin: *Der Ausdruck der Gemüthsbewegungen bei dem Menschen und den Thieren*, Stuttgart 1872: Schweizerbart'sche Verlagshandlung.

46 van der Kolk: *Verkörperter Schrecken.*

47 Mabel Elsworth Todd: *Der Körper denkt mit. Anatomie als Ausdruck dynamischer Kräfte*, Göttingen 2017: Hogrefe.

48 Dana: *Die Polyvagal-Theorie in der Therapie.*

49 Susan Cahill: »*Tapestry of a Clinician: Blending Authentic Movement and the Internal Family Systems Model*«, *Journal of Dance and Somatic Practices* 7 (2015), S. 251.

50 Peter Levine: *Trauma-Heilung – Das Erwachen des Tigers. Unsere Fähigkeit, traumatische Erfahrungen zu transformieren*, Essen 1998: Synthesis.

51 Bainbridge Cohen: *Sensing, Feeling, and Action.*

52 Hartley: *Wisdom of the Body Moving.*

53 Aposhyan: *Body-Mind Psychotherapy.*

54 Ann L. Sinko: »*Legacy Burdens*«, in: *Innovations and Elaborations in Internal Family Systems Therapy,* hrsg. von M. Sweezy und Ellen L. Ziskind, Oxford 2016: Routledge.

55 Mic Hunter, Jim Struve: *The Ethical Use of Touch in Psychotherapy*, London 1997: Sage.

56 Sharon Heller: *The Vital Touch. How Intimate Contact with Your Baby Leads to Happier, Healthier Development,* New York 1997: Henry Holt.

57 Ofer Zur, Nola Nordmarken: *»To Touch or Not to Touch: Exploring the Myth of Prohibition on Touch in Psychotherapy and Counseling«, Zur Institute*, unter: www.zurinstitute.com/touch-in-therapy/ (abgerufen am 20. 12. 2021).

58 Sidney Jourard: *»An Exploratory Study of Body-Accessibility«, British Journal of Social and Clinical Psychology* 5 (1966), S. 221–31.

59 Ashley Montagu: *Körperkontakt. Die Bedeutung der Haut für die Entwicklung des Menschen*, Stuttgart 1982: Klett-Cotta.

60 Bainbridge Cohen: *Sensing, Feeling, and Action.*

61 Adam Gopnik: *»Feel Me: What the New Science of Touch Says About Ourselves,« New Yorker*, 9. 5. 2016.

62 Aline LaPierre, *»From Felt-Sense to Felt-Self. Neuroaffective Touch and the Relational Matrix«, Psychologist-Psychoanalyst* 23 (2003).

63 Juhan: *Körperarbeit.*

64 Juhan: *Körperarbeit.*

65 Tiffany Field: *Streicheleinheiten: Gesundheit und Wohlergehen durch die Kraft der Berührung,* München 2003: Knaur.

66 Zur, Nordmarken: *Exploring the Myth of Prohibition on Touch in Psychotherapy and Counseling.*

67 Montagu: *Touching*

68 James W. Prescott: *»Body Pleasure and the Origins of Violence«, Bulletin of the Atomic Scientists,* November 1975, S. 10–20, unter: www.violence.de/prescott/bulletin/article.html (abgerufen am 20. 12. 2021).

69 Edward W. L. Smith et al. (Hg.): *Touch in Psychotherapy: Theory, Research and Practice,* New York 1998: Guilford.

70 Babette Rothschild: *Der Körper erinnert sich. Die Psychophysiologie des Trauma und der Traumabehandlung,* Essen 2011: Synthesis.

71 Courtenay Young: *»Doing Effective Body-Psychotherapy Without Touch«,* Energy & Character 34 (2005), S. 50–60, unter: www.courtenay-young.co.uk/courtenay/articles/B-P_without_Touch_1.pdf (abgerufen am 20. 12. 2021).

72 Lynn Ungar: *Pandemic*, 11. 3. 2020, unter: www.lynnungar.com/poems/pandemic (abgerufen am 20. 12. 2021).

73 Originalquelle: https://usabp.org/USABP-code-of-ethics

74 Mariel Pastor, Dick Schwartz: *The Unburdened Internal System*, 2012, unter: www.marielpastor.com/the-unburdened-system (abgerufen am 20. 12. 2021).

75 Schwartz, Sweezy: *Systemische Therapie mit der inneren Familie*. Vollständig überarbeitete Neuausgabe.

76 Schwartz, Sweezy: *Systemische Therapie mit der inneren Familie*. Vollständig überarbeitete Neuausgabe.

77 Malcolm W. Browne: *»Far Apart, 2 Particles Respond Faster Than Light«*, New York Times, 22. 7. 1997, unter: http://nytimes.com/1997/07/22/science/far-apart-2-particles-respond-faster-than-light.html (abgerufen am 20. 12. 2021).

78 Heinz Pagels: *Cosmic Code. Quantenphysik als Sprache der Natur*, Berlin 1983: Ullstein.

79 Rumi: *Thief of Sleep. 180 Quatrains from the Persian*, übersetzt von Shahram Shiva, Prescott, AZ 2000: Hohm Press.

80 Jack Kornfield: *Nach der Erleuchtung – Wäsche waschen und Kartoffeln schälen. Wie spirituelle Erfahrung das Leben verändert*, München 2010: Goldmann.

81 Jack Kornfield: *Meditationen, die unser Herz öffnen*, München 2011: Arkana.

82 Schwartz, Sweezy: *Systemische Therapie mit der inneren Familie*. Vollständig überarbeitete Neuausgabe.

83 Jorge N. Ferrer: *Revisioning Transpersonal Theory. A Participatory Vision of Human Spirituality*, Albany 2002: State University of New York Press.

Arbor Verlagsprogramm

Umfangreiche Informationen zu unseren Themen, ausführliche Leseproben aller unserer Bücher, einen versandkostenfreien Bestellservice und unseren kostenlosen Newsletter. All das und mehr finden Sie auf unserer Website.

www.arbor-verlag.de

Mehr von Susan McConnell

www.arbor-verlag.de/susan-mcconnell

Arbor Seminare

Die gemeinnützige *Arbor-Seminare gGmbH* organisiert regelmäßig Seminare und Weiterbildungen mit führenden Vertreter:innen achtsamkeitsbasierter Verfahren. Zudem informiert sie über aktuelle Entwicklungen in diesem Bereich und trägt Achtsamkeit auf diese Weise nachhaltig in die Gesellschaft. Nähere Informationen finden Sie unter:

www.arbor-seminare.de

Arbor Online-Center

Mit dieser Plattform hat Arbor einen virtuellen Ort der Inspiration und des Lernens rund um das Thema Achtsamkeit geschaffen. Lernen Sie die Autor:innen unserer Bücher und die Referent:innen unserer Veranstaltungen kennen: in Interviews, Vorträgen, Meditationsübungen, Webinaren, Podcasts sowie Online-Kursen und zahlreichen weiteren Ressourcen.

www.arbor-online-center.de